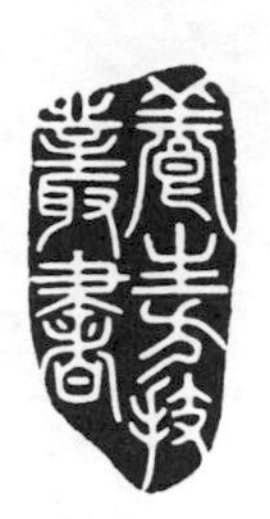

李建民　主編

藥林外史

鄭金生　著

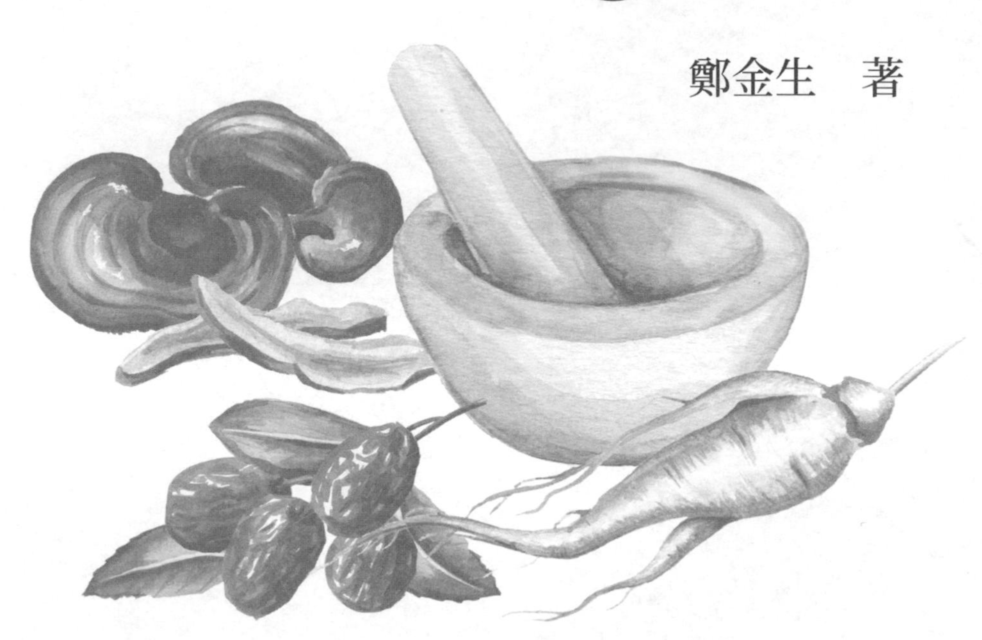

東大圖書公司

「養生方技叢書」總序

這是一套展現人類探索生命、維護身心以及尋求醫治的歷史書系。

中國早期的「醫學」稱之為「方技」。《漢書・藝文志》有關生命、醫藥之書有四支：醫經、經方、房中、神仙。西元第三世紀，漢魏之際世襲醫學與道教醫療傳統的陸續成形，表現在知識分類上有極明顯的變化。《隋書・經籍志》的醫方之學與諸子之學並列，而「道經部」相應道教的成立，其下有房中、經戒、服餌、符籙之書。醫學史整體的趨勢，是逐漸把神仙、房中之術排除於「醫」的範疇之外。

醫學雖與神仙、房中分家，但彼此間的交集是「養生」。中國醫學可以界說為一種「老人醫學」、一種帶有長生實用目的所發展出來的學說與技術。養生也是醫學與宗教、民間信仰共同的交集，它們在觀念或實踐有所區別，但也經常可以會通解釋。中醫經典《素問》的第一篇提出來的核心問題之一即是：「夫道者年皆百數，能有子乎？」養生得道之人能享天年百歲，能不能再擁有生育能力？答案是肯定的。這不僅僅是信念與夢想，歷來無數的醫者、方士、道家等各逞己說、所得異同，逐漸累積經驗，匯集為養生的長河。

醫學史作為現代歷史學的一個分支時間很短。完成於五十年前的顧頡剛《當代中國史學》中只提到陳邦賢的《中國醫學史》一書。事實上，當時的醫學史作品大多是中、西醫學論戰的產物。反對或贊成中醫都拿歷史文獻作為論戰的工具。撰寫醫學史的都是醫生，歷史學者鮮少將為數龐大的醫學、養生文獻作為探索中國文化與社會的重要資源。余英時先生在追述錢賓四先生的治學格局時，有句意味深長的話：「錢先生常說，治中國學問，無論所專何業，都必須具有整體的眼光。他所謂整體眼光，據我多年的體會，主要是指中國文化的獨特系統。」今天我們發展醫學史，不能只重視醫學技術專業而忽略了文化整體的洞見。余先生的話無疑足以發人省思。

如今呈現在讀者面前的醫學史書系，除了有幾冊涉及傳統中國醫學之外，我們還規劃了印度、日本、韓國的醫學史。有些史料第一次被譯介，有些領域第一次被研究。我們也邀請西洋醫學史的學者加入，日後我們也將請臺灣醫學史、少數民族醫學史研究有成的學者貢獻他們最傑出的成果。

我們同時期待讀者通過這一套書系，參與各時代、各地域的人們對生命的探索與對養生的追求，進而反省自己的生活，並促進人類在疾病、醫療與文化之間共同的使命。

李建民

二版序

《藥林外史》於2005年時首次出版，距今已超過十五年了。近日受到東大圖書公司的二版邀請，正好趁此機會對繁體版的全書內容再次核校，並略加增刪，以饗讀者。

有些在初版當中沒有引用的資料，例如田樹仁先生、郭松義教授的研究成果，在「中藥炮製與雷公」、「蒙汗藥、麻沸散與麻藥」等章皆有補充。另外也調整文句的通順度、專業字詞的正確性，期望讓這本書的內容更臻完備。

鄭金生

2021年8月24日於北京

序　言

這本小書名為《藥林外史》。「藥林」一詞如同「儒林」、「武林」、「士林」、「藝林」等詞一樣，重心在前一個字，即「藥」字（本書指中藥）。林者，聚也，所以本書的「藥林」，即彙聚中藥相關內容的意思。之所以不用「藥物」或者「藥學」，是自覺其中內容並未局限在藥物本身或藥學內部，用「藥林」一詞更覺寬泛自由。

「藥林」與「外史」相聯，自然會令人聯想到清・吳敬梓的《儒林外史》。《儒林外史》是小說，講述一些儒林人物的另類故事。而本書並非小說，旨在談史求實，雖然也會涉及到中國藥學史上某些光怪陸離的另類往事，但這些往事皆本諸史料，並無虛構。

既然書名「外史」，則有小說之嫌，為什麼本書還要用它為名呢？這是因為近年史學界（尤其是科技史界）常有「內史」、「外史」之稱。所謂「內史」、「外史」，至今沒有精確定義，一般辭書自然不會收載。筆者揣摩「內史」、「外史」的實質涵義，無非是研究的角度有所偏重而已。以中國醫藥史為例，所謂

「內史」，大抵是指中醫藥學術內部的發展史，其著眼點是中醫學術內容在不同時代的傳承演變。而「外史」則側重從中醫學術的外部環境（社會、文化、人文思想等）去探討中醫藥學發展的歷史與原因。

嚴格地說，史學研究應該內、外史結合，才能完整反映一個學科歷史的真實面貌。但由於研究者所受教育和知識結構的區別、研究角度不同，自然而然會形成偏於「內史」或「外史」的差異。筆者畢業於中醫院校，因此從事醫藥史研究時，自然而然多走「內史」研究的套路，即探討中國醫藥書籍、醫藥技術或學術成就及其相關思想的演變歷史。如本書有幾篇就大致不離「內史」的窠臼。這樣的歷史研究，可能對醫藥專業人員有一定的親和力，但對於非醫藥專業的廣大讀者來說，則不免有一層很深的隔閡。

「藥，治病草」（《說文解字》），它是醫生治病的武器，同時又是中國歷代社會的一種物資，來源十分廣泛（衣、食、住、行所用之物，無不涉及），與社會密切相關。尤其是作為社會流通的商品之一，藥品又要經過許多非醫人之手，遵循商品發展的規律包裝打扮、浮沉漲落。因此中藥的社會性其實非常強烈。歷史上的中藥甚至就像戲劇中的演員，有靠真功夫鑄就的「名角」，也有靠社會風尚捧出、炒出的「明星」。從古到今，社會上不斷出現一波又一波時髦用藥風潮，就像演戲一樣你方唱罷我登場。這一齣齣戲的導演並不是醫生，而是不同時代的社會風尚和思潮的影響。坦率地說，歷代本草書記載的藥物功效，並不全來自醫生的經驗。三教九流，都曾經或多或少對藥物的使用產生影響。同樣的藥物，醫家用來治病，道家用於長生，江湖術士用來變把戲、染家用來染色……多途徑的用藥知識又互相滲透，故「藥林」從來就不是醫藥獨家的領域！

中國藥物受中華民族文化浸染的程度如此之深，以至於但凡有華人的地方，一樣信奉所食之物有寒有熱、有溫有涼，一樣崇尚食用燕窩、銀耳、烏龜、王八（鱉）。走遍世界各國唐人街的中藥店，人參、蛤蚧、鹿鞭、海馬，多是必備之物。而遵古雷公炮製的招牌，飄著陣陣藥香的中藥店，無不透發著它特有的民族氣息，與華人社會的方方面面聲氣相通。

中國歷代社會不僅對中藥功效產生影響，而且也由「藥」衍生出了許多事物。例如民間借藥之名去塑造「藥王」神像。但如果你追溯各地形形色色「藥王」的歷史，就知道十個藥王中，大概有八、九個不是精通藥物的祖師爺。古代的文人學士，也不時借助藥名玩弄些文字遊戲，於是有各種藥名詩應運而生。鄉曲之間，還流傳著藥物劇，於是一個個草木蟲魚之類的藥物，被塑造成不同性格的人物，演繹著一部《草木春秋》。還有諸多小說中出現的蒙汗悶香、仙草靈芝，就如同武術中的點穴氣功一樣，神神祕祕，似真似幻。

以上諸多內容，在所謂「內史」的藥學史研究中，並未被視為主流，但卻真實存在、又為世人所欲知。筆者限於知識結構的缺陷，對藥學「外史」研究本不在行，但既然這些內容屬於中國藥學發展史不可分割的部分，也就嘗試作一些介紹。本書能否配用當今科技史學界所說的「外史」一詞，筆者尚無多大自信，但卻自信其中的內容，可以輔翼中國藥學史的「內史」研究。

中國藥學史上下數千年，博大精深，涉及古今中外。筆者愧領中國藥學會藥學史專業委員會主任委員一職多年，卻一直未能組織起大型《中國藥學史》專著的編纂。這本小書雖然也屬於中藥史著作，卻不敢侵占《中國藥學史》一名，姑且以「外史」為名，作為未來大型《中國藥學史》的外編，似乎更得其實。

本書承叢書主編李建民先生之約，納入養生方技叢書，深致謝忱！

鄭金生

2005年5月15日於北京

藥林外史 目次

神農、本草與歷代本草文獻的演變

中國傳統藥學奉神農為始祖，古代藥學典籍又經常以「本草」命名。兩千多年來，中國出現過上千種本草文獻，數千種藥物，現存的古本草專著也不下三百種，蔚為大觀。其中明代李時珍《本草綱目》更是享譽世界。很有意思的是，本草典籍和藥物雖然很多，卻並不凌亂，幾乎每一書、每一藥的發展源流都歷歷可數，就像一幅長江入海圖一樣，支派分明。

要瞭解中國藥學發展的主流和主體內容，則必須從神農和本草談起。

一、神農及其傳說與遺址

據今人歸納，中國古代傳說中的遠古「三皇」至少有六種說法[1]，其中四種「三皇」說含有神農，可見神農作為遠古帝王的

1. 辭海編輯委員會，《辭海》（上海：上海辭書出版社，1980），「三皇」，頁16。

形像在中國歷史上具有重要地位。但醫藥學界崇奉的「三皇」，卻沒有別的說法，只有一種，那就是伏羲、神農、黃帝。據元代吳澄考證，唐天寶 (742–755) 間建立了三皇廟，將三皇作為古聖祭祀。而元代元貞元年 (1295) 各郡縣醫學校建立的三皇廟，則將三皇作為醫藥的始祖來供奉[2]。這是因為最晚在西漢初，神農已經被作為中國古代藥學的鼻祖。

神農是傳說中的中國農業發明人，他大約生活在原始社會從採集漁獵進步到農耕的轉折時期。一般認為神農就是炎帝，即傳說中上古姜姓部落的首領。炎帝居於姜水（或考即羌水，其流域在今甘肅南部）[3]流域，因此也被作為姜姓的始祖。

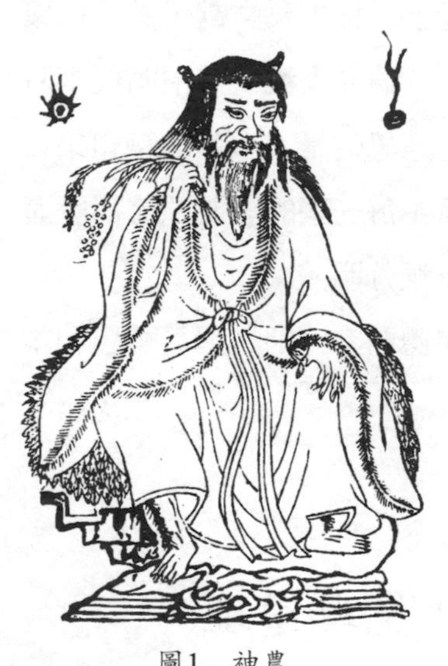

圖1　神農

神農的形像在三皇之中最為特別，據說是「人身牛首」，因此古代許多神農像都畫成神農頭長雙角。後世有的神農造像以樹葉為衣，口嘗藥草，或手持穀物之穗。這般造像，正是為了突出他對中國農業和醫藥的貢獻。

---

2. 〔日〕多紀元簡，《醫賸》（日本《近世漢方醫學書集成》影印本，1973），卷上，頁22、34–35。「多紀」氏為著名日本醫家丹波康賴的後人，故兩者常混用，本書除丹波康賴外，統一採「多紀」以利讀者閱讀。
3. 劉起釪，〈炎黃二帝時代地望考〉，見鄭傑祥《炎黃彙典・文論卷》（長春：吉林文史出版社，2002），頁520。

神農是藥物的發明人，這一說法大約出現在西漢初期或更早。西漢初陸賈《新語》載：「民人食肉飲血，衣皮毛。至於神農，以為行蟲走獸，難以養民，乃求可食之物，嘗百草之實，察酸苦之味，教民食五穀。」[4]陸氏雖然沒有直接提神農發明藥物，但卻與後來漢・劉安（前175–前122）《淮南子・修務訓》記載有相似之處。劉安書載，上古之時，人民茹草飲水，採樹木的果實，生吃螺、蚌之肉，因此很容易被疾病毒物所傷。於是神農最早教導人民根據土地的不同情況，播種五穀。同時他親自「嘗百草之滋味，水泉之甘苦，令民知所辟就。當此之時，一日而遇七十毒」[5]。這就是著名的「神農嘗百草，一日遇七十毒」的故事來源。所謂「辟（避）就」，就是先民在尋找飲食物過程中一種趨利避害的行為。先民在尋找可食物的過程中，會遇到許多毒物，從而逐漸認識食物、毒物的性質，並因勢利導，將它們運用於醫療，由此也就產生了醫藥。鑑於尋求飲食物的過程是發明藥物的途徑之一，因此中國古代素有「藥、食同源」之說。

關於神農發明藥物，還有另外的傳說。例如《史記・補三皇本紀》中云：神農氏「以赭鞭鞭草木，始嘗百草，始有醫藥」[6]。《搜神記》中也有「神農以赭鞭鞭百草，盡知其平毒寒溫，臭味

---

4. 〔漢〕陸賈，《新語・道基篇》，見《諸子集成》7冊（上海：上海書店，1986），卷上，頁1。
5. 〔漢〕劉安，《淮南子・修務訓》，見《諸子集成》7冊（上海：上海書店，1986），卷19，頁331。
6. 〔唐〕司馬貞，《史記索隱・三皇本紀》，見《四庫全書・史部正史類》，卷30，頁23。

所主，以播五穀，故天下號神農也」[7]的記載。赭鞭，是一種塗成紅色的鞭子。據研究，春秋之時，人們已經賦予朱絲以神祕的意義。用朱絲驅邪至少在漢初已經形成[8]。朱絲和赭鞭具有同樣的意義，都是用來驅邪。所以神農不通過口嘗，而運用手中的赭色神鞭來迫使諸藥顯現其性質。這種「以赭鞭鞭草木」而知藥性的傳說當然遠不如「神農嘗百草」更貼近藥物發明的實際。但不論哪一種說法，至少二千多年前，人們已經把無數先民發明藥物的偉大業績歸於神農氏。

不僅如此，後人還把中國最早藥物著作之一的《神農本草經》也冠以神農之名。神農時代還不可能有文字，即便確有神農其人，他所處的時代也無法形成藥物學專著。為什麼《神農本草經》的撰寫人不署自己的名字，卻要歸功古聖呢？這取決於早期中醫藥書形成之時的社會風尚。西漢・劉安認為：「世俗之人，多尊古而賤今。故為道者，必托之於神農、黃帝，而後能入說。」[9]也就是說，當時人們的習俗風尚就是厚古薄今，崇敬古聖。要著書立說，一定要托名神農、黃帝之類的古聖人，其著作才能有影響和號召力。《神農本草經》、《黃帝內經》等早期中醫藥經典著作的命名都是這種「尊古而賤今」習俗的產物，它們產生的年代大約在西漢至東漢之初。藥學史上最早見於正史著錄

7. 〔晉〕干寶，《搜神記》，見《四庫全書・子部小說家類》，卷1，頁1。
8. 胡新生，《巫術》（濟南：山東人民出版社，1998），頁220–221。
9. 〔漢〕劉安，《淮南子・修務訓》，卷19，頁342。

的是《神農黃帝食禁》[10]，則把神農、黃帝都拉扯到一書，以增強它的權威性。自從《神農本草經》在眾多早期藥學著作中脫穎而出之後，它就成為中國藥物文獻發展的實際源頭，神農也就成為中國藥物公認的創始人。

神農雖然冠名於中國現存最早的藥物學經典著作，但在民間，神農並沒有成為藥學界獨尊至上的神。唐代以來，民間供奉的醫藥神主要是隨時代、地區而變化的藥王。元代及其以後的眾多三皇廟中，神農只是作為三皇之一，接受後世醫家的香火，但單獨供奉神農以為醫藥神的廟宇還很少見。

神農留下的活動遺址，主要是傳說中他的出生地或安葬地。神農號烈山氏，一作厲山氏。「烈」、「厲」為同聲之轉。烈山為地名，在湖北隨州（今隨縣），這是歷史上將炎帝出生地改到長江流域的一種說法[11]。另皇甫謐《帝王世紀》記載「神農葬茶陵」[12]。宋・羅泌《路史》載：「崩葬長沙茶鄉之尾，是曰茶陵。」[13] 也就是今湖南省炎陵縣（原名酃縣）。至今在炎陵縣城西十七公里處的鹿原陂有一座頗為壯觀的「炎帝陵」，據說就是炎帝神農安寢之處。這座陵墓經過千百年的風霜，尤其是宋、元、

10. 〔漢〕班固，《漢書・藝文志》（北京：中華書局，1962），卷30，頁1777。
11. 劉起釪，〈炎黃二帝時代地望考〉，見《炎黃彙典・文論卷》，頁525。
12. 〔晉〕皇甫謐，《帝王世紀》，見王貴民，楊志清《炎黃彙典・史籍卷》（長春：吉林文史出版社，2002），頁167。
13. 〔宋〕羅泌，《路史》，見《炎黃彙典・史籍卷》，頁321。

明、清數朝，屢經修葺[14]，直到今天，該炎帝陵廟修繕一新，供後人景仰。此外，據載陝西寶雞有神農廟[15]，又湖北隨縣也有炎帝神農氏遺址，當地還舉行盛大的炎帝神農誕生祭典[16]。中國大陸古代的三皇廟以及與神農有關的藥王廟甚多，但今存者少，無詳細統計。但據載臺灣當今祭祀神農的廟宇有一百二十六處，其中以神農為名的廟就有十八座[17]。當然這些與神農相關的廟宇大多都是以其作為農業之神為主。

神農遺址在中國雖不止一處，但多處偏遠之地。加之神農本來就身兼農業和醫藥兩方面的發明人，因此自古至今的中國醫藥界，並沒有單獨把神農作為藥學鼻祖供奉起來、年年祭祀。倒是東鄰日本，傳統醫藥界特別對神農高度崇敬。日本除繪製和保存了眾多的古代神農畫像之外，還在東京湯島聖堂建有神農廟。湯島聖堂為祭祀孔子，始建於元祿三年 (1690)。元祿十一年 (1698) 在聖堂建立了神農廟[18]。這座不大的神農塑像安放在後山上只有不到十平方公尺的小廟中。每年11月23日，日本漢方醫

14. 周新發，《神州第一陵．炎帝陵》（北京：中國大百科全書出版社，1998），頁44–49。
15. 徐旭生，《中國古史的傳說時代》（增訂本）（北京：文物出版社，1985），頁41。
16. 〔日〕神農五千年刊行委員會，《神農五千年》（東京：斯文會，平成七年），書前彩色插頁3–4。
17. 〔日〕神農五千年刊行委員會，《神農五千年》，第五章第四節「臺灣における神農崇拜」，頁368–373。
18. 〔日〕神農五千年刊行委員會，《神農五千年》，「石川忠久序」，頁10。

藥學界的頭面人物、神農的信仰者等虔誠地舉行隆重的祭祀典禮，然後依次在神農像前頂禮膜拜。1999年筆者有幸參加了一次神農祭祀典禮，切身感受了日本漢方醫藥界對我國藥物始祖神農的無比崇敬。但中國古代醫藥之神黃帝、藥王等，似乎對日本沒有太大的影響，更沒有見過專門的廟宇和祭祀。這是否是日本醫藥家特別注重以神農冠名的《神農本草經》的緣故呢？

那麼，為什麼中國的古代藥物學要用「本草」來命名呢？

二、「藥」與「本草」

中國古代藥物學以「本草」為名的歷史已經有二千多年。古代的藥物著作絕大部分都稱之為本草。為什麼不直接稱為「藥」學，而要採用兩個字的「本草」呢？「本草」的原始涵義是什麼呢？這些問題即便是在古今藥學家中，也是眾說紛紜。若論「藥」字見諸文字記載，其實比「本草」還要早得多。

在我國最古老的典籍中，已經多見「藥」字。例如：

《書經》：「若藥弗瞑眩，厥疾弗瘳。」意思是服藥之後如果不到令人昏沉暈眩的程度，那病就不會好。

《易經》：「無妄之災，勿藥有喜。」意思是意外的災疾，不吃藥還更好。

《禮記》：「醫不三世，不服其藥。」此句「三世」有不同的解釋，但一般認為該句的意思是：不是數代相傳的醫生，不要服用他開的藥。

《周禮》：「醫師掌醫之政，聚毒藥以供醫事。」這裡的「毒藥」實際上就是藥物的泛稱。

以上所引的「藥」，作用似乎都很強烈，令人心存恐懼。這是因為中醫用藥的特點，就是利用藥物的偏性，來糾正人體的偏差。例如人患寒性病，就要用熱性的藥物去治療。而熱性就是此類藥所具有的偏性。藥物的偏性有強有弱，偏性過強，就會出現所謂「毒」的反應。因此古代藥物「毒」的概念與現在有很大的不同，並非現在所說毒性非常強烈的「毒藥」。民間流傳的「是藥三分毒」俗語，說的正是藥物各具偏性。

對古代「藥」字的形、聲來源，後人有多種理解。但無論哪種理解，都無法忽視「藥」字與植物的關係。「藥」字早期的篆字很像一株結有果實的植物。規範後的「藥」字上為草頭，下為木底，還是顯示它與植物的關係。東漢・許慎《說文解字》對「藥」字的解釋是：「藥，治病草，從艸，樂音。」[19]可見「藥」字與其最大來源的植物密切相關。

「藥」字雖然見於先秦多種典籍，但它所指均局限於具體藥物。西漢時表示整體藥物知識時，開始使用「本草」一詞。分析「本草」一詞出現的相關背景，可以知道「本草」一詞的出現，表明中國藥物學已經形成了一個獨立的學科，並在西漢時期達到

19. 〔漢〕許慎撰，〔清〕段玉裁注，《說文解字》（成都：成都古籍書店，1981），「第一篇下」，頁44。

了一定的水準。

「本草」一詞首見於班固 (32–92)《漢書》，且出現了三次。一次是用於組合官名，另外兩次是作為書籍或學科名。漢代已有「本草待詔」[20]一官，唐・顏師古注解說：「本草待詔，謂以方藥本草而待詔者。」漢代徵士，凡特別優異的待詔於金馬門。既有「本草待詔」，說明這是授予本草專家的官職，由此也說明「本草」作為一門專門的學問在當時已經得到朝廷的重視。

漢元始五年 (5)，漢平帝用很高的禮遇，「徵天下通知逸經、古記、天文、曆算、鍾律、小學、史篇、方術、本草、以及五經、《論語》、《孝經》、《爾雅》教授者」，聚集京師，據載「至者數千人」[21]。其中本草和天文、曆算等學科並列，可見已經占有相當重要的學術地位。當時被徵集到京師的數千位各科學者中，有多少是本草學家，已不可得知，但《漢書》確實記載了一位精通本草的醫藥學問家樓護。樓護是西漢末人，字君卿，其父為世醫。樓護從小隨父行醫於長安，活躍在上層社會，能「誦醫經、本草、方術數十萬言」[22]，學術聲譽很高。樓護後來改醫從政，河平年間（前28–前25）開始任官吏。從樓護的經歷可以知道，至少在西漢末，「本草」已經和「醫經」、「方術」完全分離，成為一個獨立的醫藥學分科。

上述《漢書》三次出現的「本草」一詞，都不是指具體的

20. 〔漢〕班固，《漢書・郊祀志》，卷25，頁1258。
21. 〔漢〕班固，《漢書・平帝紀》，卷12，頁359。
22. 〔漢〕班固，《漢書・游俠傳》，卷92，頁3706。

藥物，而是指藥學知識（包括學科或書籍）。由此可知，「本草」就是中國傳統藥物學特稱，所以古代藥物著作大多用「本草」為名。「本草」一名的使用源遠流長，但其命名的原始涵義則古今又有多種說法。

後蜀(934–965)・韓保昇對「本草」的解釋最早，影響也最大。他說：「按藥有玉石草木蟲獸，而直云本草者，為諸藥中草類最多也。」[23]也就是說因為藥物來源以草類藥最多，所以叫「本草」。這種說法寓有「以草為本」的意思。此後北宋・掌禹錫另出一說：「蓋上世未著文字，師學相傳，謂之本草。」[24]這種說法相當含混：上世以來的知識都沒有文字記載，靠師傅、徒弟口口相傳，為什麼獨獨藥物學叫「本草」呢？明代謝肇淛從神話故事入手，謂「神農嘗百草以治病，故書亦謂之本草。」[25]其實這也只解釋了「草」字，與韓保昇的說法沒有什麼太大的不同。所以「本草」最難解釋的，是為什麼在「草」字前面加個「本」字。

既然「本草」產生於二千年前，那就應該依據那個時代的用字取名習慣，必須考察當時對某些學科命名的方式。古人取名，質樸無華。以中醫學科名稱為例，在先秦兩漢之時，就經常使用某學科最常見的代表物來命名。例如用「湯液」（湯、液分別是兩

23. 〔宋〕唐慎微，《重修政和經史證類備用本草》（北京：人民衛生出版社，1955），卷1，頁25。
24. 〔宋〕唐慎微，《重修政和經史證類備用本草》（北京：人民衛生出版社，1955），卷1，頁25。
25. 〔明〕謝肇淛，《五雜俎》（明德聚堂刻本），卷11，頁30。

種劑型）稱呼方劑學內容，用「按摩」、「推拿」（按、摩、推、拿分別是不同的手法外治名）作為手法外治總稱等等。「本」的原始意義是根，「草」則既可泛指植物，也可以指草本植物，甚至是草本植物的地上部分。因此，如果從原始意義來推究，「本草」可以理解為根根、草草[26]。用藥物最常見的根根草草作為整體代稱，亦可作為解釋「本草」命名之一說。

此外，先秦出現的中醫經典著作《靈樞經》中，有「本神」、「本輸」、「本藏」等篇名。其中的「本」字用作動詞，有推本、查究的意思。如果按此命名法，「本草」也完全可以理解為這樣一類知識：「推本研究以草（植物）為主的藥物。」

有關「本草」命名的原始涵義，以後可能還會有新的說法，但這個詞使用起來卻比較單一：或作為古代傳統藥學的特稱，或用以命名藥書，卻不能作為藥物的代名詞（如不能將「百種藥物」稱之為「百種本草」。「百種本草」即指一百種藥物書）。古代稱為「本草」的書籍，大都與藥物相關，但不是所有的藥書都必須嵌入「本草」二字，也有直接用「藥」字名書的，如《藥錄》、《藥訣》之類。

從漢代樓護能誦醫經、本草數十萬言的記載來看，最晚在西漢末，已經形成了本草專著，而且內容相當豐富。下此以往，本草著作層出不窮、綿延不絕，成為中醫藥寶庫的重要組成部分。

---

26. 尚志鈞，林乾良，鄭金生，《歷代中藥文獻精華》（北京：科學技術文獻出版社，1989），頁15。

三、本草文獻的起源

萬里長江也有源，歷代本草文獻的源頭在哪裡？

古人多把《神農本草經》作為源頭，當今的學者也不乏持此論者。從現存南北朝以下的歷代本草著作發展過程來看，要說《神農本草經》是其源頭應該是可以成立的。但問題是：《神農本草經》的源頭又在哪裡？

筆者以為，無論《神農本草經》還是其他早期的本草著作，其素材都源於原始的醫療記錄。現存最早、最可靠的中醫早期醫藥書，是馬王堆出土的一批抄錄於公元前四世紀到前三世紀的醫學文獻[27]。其中使用藥物的有《五十二病方》、《養生方》、《雜療方》等多種。這些當今可以歸為方書的著作中，實際上是當時治療某類疾病的用藥經驗總結。其內容不僅涉及藥物使用法，而且偶爾會記載藥物的產地、形態等內容。

例如《五十二病方・癃病》中就記載了關於藥物「毒堇」的採集時間、加工及儲藏方法、藥用部位、原植物形態（莖葉大小、顏色、葉脈）、味道、結實的時間、生長環境等[28]。可以毫不誇張

27. 馬繼興，《馬王堆古醫書考釋》（長沙：湖南科學技術出版社，1992），頁8。

28. 馬繼興，《馬王堆古醫書考釋》，頁451。其文為：「毒堇不暴，以夏日至到××，毒堇陰乾，取葉、實並冶，裹以韋藏。用，取之。歲更取毒堇。毒堇×××，堇葉異小，赤，莖葉縱纗者。×葉、實苦，前日至可六七日秀，××××澤旁。」

地說，只要摘取這些描述，補充功效主治，就可以撰寫出本草專著中的「毒堇」這一藥的條文。

在醫藥發展的早期，人們記錄下治療經驗，互相抄傳。為了使這些經驗更易於推廣，撰寫或抄傳者在某些藥物之下，注明其別名、形態、產地生境，以便於運用。這種情況不僅在馬王堆醫書可以見到，後世許多方書，尤其是民間的驗方抄本中，經常可以看到插入藥物描述的記載。例如宋・聞人耆年《備急灸法》(1226) 一書記載了不見於當時本草的民間草藥三葉豆、雀梅藤，還繪兩幅藥圖（鷺鷥藤、三葉豆）[29]。後世本草從方書輯取素材也是司空見慣的事。

隨著歷史的推移，藥物不斷增多，在經驗方中簡單注解藥物知識的做法難以適應醫藥學的發展，於是就會有人專門總結歸納藥物知識，寫出藥物專書，而這些經驗方中的藥物記載就成了最好的素材。

中國最早的本草專書產生於何時，已經很難確考。但從《史記》（前104–前91）記載淳于意得公乘陽慶傳授的《藥論》[30]、《漢書》記載樓護誦本草的史實，本草專著最晚應當在公元前二世紀已經產生。其時正是《淮南子》所說世俗「尊古而賤今」、喜歡托名神農、黃帝而後著書立說的時代。如果其時有本草書出

---

29. 〔宋〕聞人耆年，《備急灸法》（十瓣同心蘭室藏版，是書菲薄，無頁碼）。

30. 〔漢〕司馬遷，《史記・扁鵲倉公列傳》（北京：中華書局，1959），卷105，頁2794。

現，托名神農、黃帝是很自然的事情。漢代的文獻中，還沒有直接見到《神農本草經》書名，但該書實際上已經在流傳。三國時《吳普本草》(約三世紀上半葉)就是在《神農本草》基礎上再加損益而成[31]。

但是，《吳普本草》同時也收載了和《神農本草經》同時代其他本草著作的若干內容。除直接引用「神農」之外，該書還引用了「黃帝」、「岐伯」、「雷公」、「桐君」、「扁鵲」、「醫和」、「李氏」等七家之說。這七家之中，除李氏是三國稍早於吳普的李當之(據載李氏與吳普同為華佗弟子)而外，其餘六家均為傳說中的上古醫藥聖賢。本草著作冠上這些人名，目的和托名「神農」一樣，指望「而後能入說」。通過吳普的引述，可知這些早期本草著作對藥物性質、功效等方面的認識並不完全相同，例如：「桔梗：神農、醫和：苦，無毒。扁鵲、黃帝：鹹。岐伯、雷公：甘，無毒。李氏：大寒。」[32] 此外，早期本草還有《子義本草經》，而子義(一作子儀)據載是扁鵲弟子，可見這也是托名的本草書。

有鑑於此，筆者揣測，大約在戰國末期到西漢，是為本草著作萌芽期，可能存在好多家托名古代醫藥聖賢的藥物專著，形成

---

31. 〔宋〕唐慎微，《重修政和經史證類備用本草》，卷1「補注所引書傳」，頁39。《吳氏本草》條下有掌禹錫注說：「魏廣陵人吳普撰。普，華佗弟子，修《神農本草》。」可見在三國以前，《神農本草》實際已經存在。

32. 〔魏〕吳普，《吳普本草》(尚志鈞等輯)(北京：人民衛生出版社，1987)，草木類，頁49。

百家爭鳴、百花齊放的局面。東漢及其以後，經專家整理的本草書（或托名、或署作者真實名）才陸續見於記載，如《吳普本草》引錄的各家本草，以及署名的《蔡邕本草》、《李當之本草》、《吳普本草》等。托古聖賢之名的眾多早期本草著作在流傳的過程中，優勝劣汰，結果《神農本草經》在自然競爭中脫穎而出。魏・吳普選擇《神農本草經》為主體進行補注，梁・阮孝緒《七錄》首次著錄《神農本草》五卷而不收錄托名其他古聖的本草，梁・陶弘景選擇《神農本草經》、整理其多種傳本而成《本草經集注》，這些都說明《神農本草經》在當時的本草著作中已經占據了領軍地位。

至於今天所見的《神農本草經》傳本產生的年代，爭論甚多，莫衷一是，實在難以繁引。但比較可信的年代是在西漢到東漢之間。至於該書產生的準確年代、作者是誰，既難以確定，也就無須妄猜了。總之《神農本草經》在經過長時期的歷史考驗之後，終於成為東漢以後本草發展的實際源頭。

四、以《神農本草經》為核心的本草主流

當《神農本草經》在諸多早期本草中獨占鰲頭之後，它就成為此後本草發展的核心。東漢末以後的主流本草文獻，幾乎都是圍繞這個核心，不斷進行擴充、增補、修正而成。這一過程，很

像是珍珠的形成：最初是一個珍珠核（本文將《神農本草經》比喻成「本草珍珠核」），隨著時間的增加，在它的外面不斷包被新的珍珠質，最後形成一顆晶瑩圓潤的大珍珠。

古本草這顆「大珍珠」層層包裹的過程，層次非常清晰。展示歷代古本草文獻發展逐漸遞進的歷程，就可以瞭解本草發展的主流和各時期主要本草文獻的特色，同時也就可以很容易地知道古代本草典籍的結構。

（一）朱墨分書（第一層）

本草百家爭鳴的時代（約戰國末一西漢），書籍的形式主要是竹簡、木牘或帛書，書籍的傳播則全靠手抄筆錄。即便是已經基本定型的書籍，在抄寫過程中也很容易出現錯誤脫漏。抄寫者也可能在抄寫時夾帶自己的注釋、評論、發揮。《神農本草經》的早期抄傳也不例外，因此幾乎不可能有完全相同的兩個傳本（包括文字和藥物的數目）。但由於《神農本草經》托名神農，又有「經」的地位，因此抄傳者可能出於景仰崇敬，在增補內容時，採用了一種在當時堪稱方便的區分辦法：朱墨分書。用朱（紅）、墨（黑）二色區別不同來源的文字，在三國時恐怕是一種很普遍的方式。三國時的董遇喜讀《左氏傳》，曾用朱墨二色批點該書（所謂「朱墨別異」[33]）。因此，《神農本草經》在此前後的

33. 〔劉宋〕裴松之注，《三國志・魏書・王肅傳》（北京：中華書局，1959），卷13，頁420。

多種傳本也採用朱書《神農本草經》原文，墨書後人增補內容的方式，是當時的一種習慣或曰風氣。從此本草文獻的記錄開始具有涇渭分明、本末不亂的傳統。這墨筆補充的條文就是「本草珍珠核」外的第一層珍珠質。後世把墨書內容稱之為名醫所錄，故又用《名醫別錄》來概括這部分內容。

儘管如此，在口傳手抄的時代，社會上流傳的《神農本草經》傳本還是相當混亂。李當之、吳普等魏晉時的醫藥學家在抄傳《神農本草經》時，每有增刪訂補。這樣一來，就出現了多種面貌的《神農本草經》傳本。有的傳本載藥五百九十五種，有的傳本載藥四百三十一（或作四百四十一）種，還有三百一十九種的傳本。至於裡面的分類、內容就更加混亂[34]。所以儘管東漢以後《神農本草經》的主導地位已經確立，但社會上流傳的此書傳抄本並沒有形成一個權威的定本，這就令使用者無所適從，難以發揮該書的藥學核心作用。直到梁・陶弘景 (456–536) 撰《本草經集注》，這種局面才有所改觀。

（二）《本草經集注》的規範整理（第二層）

梁・陶弘景是六朝著名的道家、醫藥學家，字通明，號隱

---

34. 〔梁〕陶弘景，《本草經集注》（尚志鈞等輯）（北京：人民衛生出版社，1994），卷1「序錄」，頁3。陶弘景：「魏、晉以來，吳普、李當之等，更復損益，或五百九十五，或四百卌一，或三百一十九。或三品混糅，冷熱舛錯，草石不分，蟲獸無辨。」

居，又號華陽居士、華陽真人，丹陽秣陵（今江蘇南京）人。他是一位通才，知識非常淵博，既有治國韜略，又精通天文、曆算、地理、醫藥等學科。他的思想主要源於道家，但也兼曉儒、佛。東漢以後，由於紙的發明，書籍的傳播更加方便。但因經過三國、兩晉六朝數百年的世局變動，《神農本草經》的傳本越來越多，混亂情況有增無減。因此陶弘景在隱居茅山、煉氣養生的同時，潛心研究本草藥性[35]。他搜集了當時多種傳世的《神農本草經》傳本，進行了一番前所未有的大整理，從藥數、體例到內容，重新規範、訂補，完成了在藥學史上具有里程碑意義的《本草經集注》（約500）。

首先是藥物數量，《本草經集注》中屬於《神農本草經》的藥物達三百六十五種。這是受「道法天地」的影響，藥數「法三百六十五度，一度應一日，以成一歲」[36]。也就是這三百六十五種藥與一年的三百六十五天相對應。另外該書還有後世名醫補充的藥品（所謂「名醫副品」）三百六十五種，故藥物總數達七百三十種。這增加的藥物以及陶弘景補充的許多解說內容，就是「本草珍珠核」外的第二層，也是相當厚實錚亮的一層珍珠質。

陶弘景是一位極為優秀的本草文獻整理者，他繼承了儒家注經的優良傳統，制定了一系列的規範體例。經陶弘景規範後的《神農本草經》及「名醫副品」的藥物條文，其藥物解說體例整

35. 〔梁〕陶弘景，《本草經集注》（尚志鈞等輯），卷1「序錄」，頁1。
36. 〔梁〕陶弘景，《本草經集注》（尚志鈞等輯），卷1「序錄」，頁7。

齊劃一：藥名→藥味→藥性→良毒→功效主治→別名→產地→採集時間→藥物七情等。陶弘景沿襲了古本草朱墨分書的傳統，將《神農本草經》的藥物正條用紅筆書寫，名醫後進的副品及補充內容則用墨筆寫。藥性屬於熱性者加紅點，屬寒性者加墨點。陶弘景自己對藥學內容的注解，用小字增注的形式附在正文之後。《本草經集注》嚴謹的編纂體例，至今可從敦煌出土的殘卷中見其一斑。陶氏整理本草的嚴謹體例，被此後千百年來本草整理者所繼承，從而使歷代本草內容多而不亂，源流明晰。此外，陶弘景將《神農本草經》原有簡單的理論綱領置於書前，並逐條闡釋訂補，且創設了一些新的理論項目，使本草理論更加豐富。

後世本草所依據的《神農本草經》（含《名醫別錄》內容）主要來自《本草經集注》。但在類書（如宋《太平御覽》等）中，也保留了許多《神農本草經》的條文。這些條文和陶弘景《本草經集注》所引，無論行文體例還是內容，都有一定的差異。這說明，《本草經集注》和《太平御覽》所依據的《神農本草經》傳本可能不同。若論對後世本草的影響，自然以《本草經集注》為大。《本草經集注》成功地整理了散亂的早期本草文獻，在本草發展史上發揮了重要的承上啟下作用。此後唐代官修的《新修本草》，就是在該書基礎上再加增補而成。

（三）官定《新修本草》（第三層）

陶弘景個人的才華睿智，使他完成了整理早期散亂本草的歷史任務，寫就了劃時代的《本草經集注》。但陶氏在考訂本草內容方面仍有不足之處。他處於南北朝中國分崩離析的時代，地域和個人學識的局限，使他無法瞭解並解決所有藥物的來源、產地等問題[37]。藥物種類是否正確，直接關係到藥物的安全、有效。數百年戰亂引起的地域阻隔，使藥物種類混亂不堪。隋、唐一統之後，總結前人的用藥經驗、考訂藥物的正確來源，成為當時藥學領域迫切需要解決的學術前沿問題。這一使命，光靠個人是難以勝任的。

唐顯慶二年 (657)，大臣蘇敬奏請重修本草，得到朝廷的許可。蘇敬組成了二十多人的編修班子，在陶弘景《本草經集注》的基礎上，重新修訂而成《新修本草》（即《唐本草》）五十四卷。該書除將《本草經集注》全部包裹外，又另增第三層「珍珠質」，就是新增的藥物、大量的注說、藥圖與圖經（藥圖的解說）。

《新修本草》新增一百一十四種藥物，共載藥八百五十種（含重新調整《集注》的藥物）。新增藥從總數來說並不算很多，但這些新藥（很多外國傳入的良藥，如鬱金、胡椒、茴香等）都經過嚴格的篩選。許多落選的藥物後來被唐・陳藏器作為「拾遺」品載入《本草拾遺》(739)，拾遺藥物達六百九十二種。

政府干預本草編修，可謂前無古人，其優勢在於能借助國家的力量展開調查。據記載當時為編本草，「普頒天下，營求藥

37. 〔唐〕孔志約，〈唐本序〉，見《重修政和經史證類備用本草》，卷1「序例」，頁28。「梁・陶景……然而時鐘鼎峙，聞見闕於殊方；事非僉議，詮釋拘於獨學。」

物」[38]、「徵天下郡縣所出藥物，並書圖之」。這次全國徵集藥物的範圍非常廣，至少涉及十三道一百三十三州。在藥物普查基礎上形成的《新修本草・藥圖》（二十五卷，目錄一卷）及《圖經》（七卷），雖然早已散失殆盡，但今存正文的注說中，仍然保留了許多當時調查所得資料。此外，由於該書是集體編纂，編纂者之間能展開討論，因此對藥物的來源種類及其他內容進行了全面的訂正。其範圍和深度比陶弘景又勝一籌。

《新修本草》保留了《本草經集注》的體例（包括朱墨分書）和內容，新增加的內容則用文字標記來源。例如《新修本草》的注解文字冠以「謹按」二字，附於陶弘景小字注文之後；新增的藥品條文之末，綴以「新附」。這樣的改進，就使《神農本草經》的朱墨顏色標記、《本草經集注》的大小字標記，進化到《新修本草》的文字標記。這種標記法給後世很大的影響，使各時期本草文獻的積澱一目了然。唐代官修本草能採用這樣的修書法，可能和當時儒家注經的方法有一定的關係。漢、唐儒家注經，是「注不破經，疏不破注」，即後人保留、尊重前人的言論。這一傳統影響到本草，就形成了《新修本草》嚴謹的體例。

在中醫各科文獻中，《新修本草》最早得到政府支持，集體纂修。後世以其官修，遂認定這是中國乃至世界的第一部藥典。客觀地說，該書內容與一般本草書並無本質區別，且不能作為法律依據，故譽其為現代意義的「藥典」，難副其實。此書開創的

---

38. 〔唐〕孔志約，〈唐本序〉，見《重修政和經史證類備用本草》，卷1「序例」，頁28。

官家集體修書、全國普查藥物等先例，對後世本草發展具有極為深刻的影響。北宋期間多次官修本草，都遵循著唐代的先例。

（四）本草印本的開端（第四層）

唐《新修本草》雖是官修之書，但在書籍靠手抄傳播的時代，它的流傳仍然十分有限。《新修本草》組成部分之一的《藥圖》最先散失，就是因為這些圖為彩繪，難以複製。正文部分雖然流傳下來，但經四百多年的反覆傳抄，到北宋之初，連官府所藏的《新修本草》也已經是「朱字墨字，無本得同；舊注新注，其文互闕」[39]。也就是說原來標記詳明、內容豐富的《新修本草》，已經部分失真。五代後蜀曾經由翰林學士韓保昇會同醫藥學家對《新修本草》及其《圖經》進行過一次校正訂補，撰成《蜀重廣英公本草》（即《蜀本草》，約938–964），但終因地處一隅，影響不大。

北宋之初，中國發明的印刷術給本草典籍的印刷提供了必要的技術條件。但是，在手抄本草轉向版刻本草的歷史轉折關頭，怎樣才能保持本草編纂的優良傳統？已歷千年、十分清晰的本草發展軌跡怎樣才能延續？本草學是幸運的！明智的北宋開國帝王、博學而又富有歷史眼光的編修者，出色地解決了這些問題。

中國歷史上，沒有哪個王朝的帝王能像宋代某些帝王那樣

39. 〔宋〕唐慎微，《重修政和經史證類備用本草》，卷1「序例・開寶重定序」，頁28。

關注醫藥。宋太祖趙匡胤、太宗趙光義都是醫藥的熱愛者[40]。因此在北宋立國才十三年 (973)，政府就下令編修本草。這次官修本草班子的組成和唐代、後蜀一樣，都是由飽學文臣和著名醫藥學家聯袂合作。開寶七年 (973) 編成《開寶新詳定本草》、開寶八年 (974) 編成《開寶重定本草》，後世統稱《開寶本草》（二十卷）。參與其事的儒臣有劉翰、李昉、扈蒙、盧多遜等名士，又有精通醫藥的道士馬志及翰林醫官配合，使《開寶本草》在手抄轉向版刻之時，完成了承上啟下的歷史使命。

《開寶本草》全部保留唐《新修本草》的內容，連卷次、分類也完全相同。該書的功績首先在於「盡考（《新修本草》）傳本，刊為定本」，使經過四百多年傳抄走形的《新修本草》有了正確的印刷定本。其次是把唐代官修本草未載或者此後產生的本草著作（如《本草拾遺》、《本草音義》等）的精華萃取到《開寶本草》中來。該書增補藥物一百三十四種，其中有至今沿用的丁香、使君子、白豆蔻、天麻等，使全書的藥物達到了九百八十四種。此外還補充了若干注解，以糾正前人記述的錯誤。該書新增的內容又為中國本草這顆明珠裹上了第四層珍珠質。

手抄本草時代，區分不同時代的本草內容依據顏色、字體大小和文字記載三種形式。為適應早期雕版印刷，《開寶本草》有所改革：以白字（陰文）取代朱色、黑字（陽文）代表墨色。保留大小字（大字表示藥條正文，小字表示注文），強化文字標記。不同時

40. 鄭金生，〈宋代政府對醫藥發展所起的作用〉，《中華醫史雜誌》，18:4 (1988.10)，頁200。

代增補的內容都用特定文字標記，例如唐《新修本草》增補的藥物，在其後綴以「唐附」，開寶新增的藥物綴以「今附」，注解的文字則冠以「今按」、「今附」。這一改革為北宋嘉祐年間再次校正本草提供了標記文獻出處的範例。

（五）《嘉祐本草》新創意（第五層）

《開寶本草》以後，本草典籍通過印刷傳播，極大地促進了本草學的發展。但《開寶本草》編撰之時，國家初定，編撰倉促，無法切實反映北宋時的藥學進展。北宋實行文治主義，武功無可稱道，科學技術卻有了很大的發展。因此在北宋中期的嘉祐二年(1057)，國家成立校正醫書局以後的第一項工作，就是奉詔校修本草。這是中國歷史上組織最嚴密、編寫最嚴謹、也是成效最大的一次官修本草。

負責嘉祐年間重修本草的是兩位大臣和著名科學家，掌禹錫、蘇頌。掌禹錫(990–1066)，字唐卿，許州郾城（今屬河南）人。他官至光祿卿直秘閣，學問淵博，精通地理。蘇頌(1019–1101)，字子容，泉州南安（今福建同安）人。他是北宋時著名的科學家，對天文和本草卓有研究。嘉祐重修本草與眾不同的是，將重修任務分成互相輔翼、各有側重的兩個部分。一部分是側重文獻資料的彙輯整理，另一部分是反映全國藥物大調查的成就。前者由掌禹錫主持，會同儒臣醫官，編修《嘉祐補注神農本草》(1060)，後者由年輕的蘇頌（其時僅三十九歲）執筆，將全國藥物普查的成果撰成《本草圖經》(1061)。之所以作出如此分工，是因為他們認為：考求群書，需要大家討論才能完成；而把調查所得材料寫成論著，要是人多手雜，反而文體不一[41]。事實證明這樣的分工是很明智的。

掌禹錫《嘉祐補注神農本草》（以下簡稱《嘉祐本草》）是在《開寶本草》基礎上再擴充文獻資料而成。經過北宋政府近百年的搜尋，已經發現了很多此前的珍貴醫藥文獻。利用國家的收藏，《嘉祐本草》從五十多種醫藥、經史書中摘取了大量的本草資料。其中前人的本草文獻就有十六種，非常重要的有《吳氏（普）本草》（約三世紀上半葉）、《藥性論》（撰年不詳，約七至十世紀間）、《食療本草》（約715–741）、《南海本草》（約九世紀末）、《日華子諸家本草》（簡稱《日華子本草》，約908–923）、《蜀本草》（約938–964）等。上述本草典籍成書時間跨度達八個世紀，內容各有特色，成為促進此後本草發展、考察古代本草史極為珍貴的資料。該書共載藥一千零八十二種，新增九十九種。新增藥裡八十二種輯自前人本草，僅十七種是北宋時使用、諸書不載的藥物。可見該書的主要成就，在於彙輯了大量的前人本草資料。

因為引用文獻甚多，掌禹錫制定了非常嚴謹的體例。其書在《開寶本草》基礎上，不變卷數和分類，但將引文出處的文字標記更進一步地細緻化：所有屬於《嘉祐本草》新補輯的資料，

41. 〔宋〕唐慎微，《重修政和經史證類備用本草》，卷1「序例．本草圖經序」，頁27。

都冠以「臣禹錫等謹按」字樣，其下再次第出示所引之文的名稱。前代本草除《本經》仍保持使用白字（陰文）之外，其餘文獻基本上都使用文字標記。一貫直接附在《本經》及《名醫別錄》（即陶弘景所輯「名醫副品」）後的小字注文，也被冠以「陶隱居曰」。其他如《新修本草》則稱之為《唐本》、《蜀重廣英公本草》則稱之為《蜀本》[42]……該書如此嚴格的文獻標注，是中國古本草文獻發展脈絡井然有序的又一保證。

除此以外，該書編纂法還有幾個「首次」：首次注重從「經史百家」類的非醫藥書搜取本草資料，首次設「補注所引書傳」，介紹該書所引十六種本草文獻的情況。這些「首次」創設的項目對後世本草編纂有很大的影響。

蘇頌「博聞強識，白首好學」[43]，尤其是熟悉古今典故，以至於當時有「古事莫語子容」的民諺，因為只要涉及古代的事，他「必令人檢出處」[44]。正是由於他的這一特長，使他能從前人修纂本草經驗中汲取可借鑑之處。

借鑑之一來源於唐《新修本草》：「唐顯慶 (656–660) 中詔修本草，當時修定注釋本經外，又取諸般藥品，繪畫成圖，及別撰

42. 〔宋〕唐慎微，《重修政和經史證類備用本草》，卷1「序例．嘉祐補注總敘」，頁25–26。
43. 〔宋〕岳珂，《寶真齋法書贊》，見《叢書集成初編》（上海：商務印書館，1935），卷15，頁227。
44. 〔清〕杜文瀾，《古謠諺》（北京：中華書局，1958），卷53，頁651引《澄懷錄》。

《圖經》等，辨別諸藥，最為詳備。」[45] 但當時從全國範圍調查基礎上繪製的《藥圖》及配套的《圖經》均已失傳，於是蘇頌等決定重新開始全國藥物普查。他們借助政府的命令，讓諸路州縣產藥區懂藥的人，仔細辨認所產藥物的形態，逐件畫圖，並記載該藥開花結果、收採時間、所用功效。外國所產藥品，就派人詢問榷場商船，將所得資料與採集到的藥物標本，密封送到京師，供繪圖之用。通過這樣的辦法，蘇頌搜求到各地大量的藥物種類及用藥經驗，還有九百三十三幅藥圖。僅據現存藥圖所冠地名，這次全國藥物調查就涉及一百五十個州軍[46]。這些藥圖採用版刻方式，編入《本草圖經》（或稱《圖經本草》），是為中國第一部版刻藥物圖譜。

借鑑之二來源於唐《天寶單方藥圖》：《天寶單方藥圖》題為唐明皇（李隆基）撰，成書於天寶年間 (742–755)。該書在北宋時只殘剩一卷，但蘇頌窺豹一斑，從這一卷中看到了該書的優點是：「敘物真濫，使人易知；原診處方，有所依據。」[47] 也就是其內容將鑑別藥物（藥圖及解說）和臨床用藥（單方）結合起來。於是由蘇頌一人執筆，將各地採訪所得的用藥經驗、藥圖與解說揉合起來，撰為《本草圖經》。此書成功地將用藥與辨藥融為一

---

45. 〔宋〕唐慎微，《重修政和經史證類備用本草》，卷30，頁547補注本草奏敕。
46. 鄭金生，〈宋代本草史〉（提要），《中華醫史雜誌》，12.4（北京，1982.2），頁204。
47. 〔宋〕唐慎微，《重修政和經史證類備用本草》，卷1「序例．本草圖經序」，頁26。

體，可讀性強，內容非常實用。同時這樣的編書法也避免重蹈唐《新修本草》將內容三分（正文、藥圖、圖經）、容易散失的覆轍。

蘇頌《本草圖經》收藥七百八十種，新增藥一百零三種。同時在六百三十五種藥物之下，附圖九百三十三幅[48]。該書彌補了唐代藥物調查結果失傳的損失，總結了大量的民間用藥、辨藥知識，集中了北宋本草的精華，因此其學術價值得到了後世很高的評價。明・李時珍稱讚該書「考證詳明，頗有發揮」[49]。日本本草學家宮下三郎認為：「北宋蘇頌《圖經本草》達到了世界（藥學）的最高水準。」[50] 日本科技史家藪內清更進一步指出：「《本草圖經》已經遠遠超越了它作為《補注本草》的補充附圖的意義，而是（一部）全新的科學的本草書。」[51]

嘉祐年間先後編纂的《嘉祐本草》與《本草圖經》實際上是各有分工的姐妹編。前者重在彙集文獻資料，後者注重調查宋代實際用藥、辨藥經驗。這兩書在新創意下所取得的成就，為中國本草大明珠包上了厚厚的第五層珍珠質，將本草學推向了一個新的高峰！

---

48. 尚志鈞，林乾良，鄭金生，《歷代中藥文獻精華》，頁212。
49. 〔明〕李時珍，《本草綱目》（北京：人民衛生出版社，1982），卷1，頁8。
50. 〔日〕宮下三郎，〈本草の図について〉，《本草綱目》附圖上冊（東京：春陽堂，1979），頁9。
51. 〔日〕藪內清，〈宋元時代にすける科學技術の展開〉，《宋元時代の科學技術史》（東京：中村印刷株式會社，1967），頁9。

（六）集大成的《證類本草》（第六層）

前述《嘉祐本草》與《本草圖經》雖是姐妹編，但畢竟是獨立分開的兩書，使用起來還是不夠方便。因此陳承在元祐七年 (1092) 將兩書合併，再加入他個人的解說，編成《重廣補注神農本草并圖經》二十三卷[52]。陳承是著名的醫藥學家[53]，其解說「皆可稽據不妄」[54]，但數量卻很少，僅四十四條。差不多與陳承同時，唐慎微也進行了合併《嘉祐本草》、《本草圖經》的工作，但唐氏增補的內容卻大大超過了陳承。

唐慎微，字審元[55]，蜀州晉原[56]（今四川崇慶，一說成都華陽，即今四川雙流，兩處相距甚近）人，後遷居成都。醫學活動在元祐 (1086–1093) 前後。唐慎微是本草史上的一位奇人！據其同鄉宇文虛中描述[57]，他面相醜陋，語言樸訥，但內秀聰明，治病百不失一。他是當時成都的名醫，對患者不分貴賤，有招必往，不避

---

52. 〔宋〕唐慎微，《重修政和經史證類備用本草》，卷1「林樞密重廣本草圖經序」，頁40。
53. 鄭金生，〈陳承的籍貫、生平及其對醫藥學的貢獻〉，《浙江中醫雜誌》，11、12 (1982.12)，頁529–530。
54. 〔宋〕唐慎微，《重修政和經史證類備用本草》，卷3「丹砂」，頁80。
55. 〔宋〕唐慎微，《重修政和經史證類備用本草》，書末「翰林學士宇文公書證類本草後」，頁549。
56. 〔宋〕趙與旹，《賓退錄》，見《學海類編》81冊（上海：涵芬樓據清晁氏本景印，1920），卷3，頁15。
57. 〔宋〕唐慎微，《重修政和經史證類備用本草》，書末「翰林學士宇文公書證類本草後」，頁549。

寒暑雨雪。他性格頗為古怪，與人看病，談證候不過三言兩語，病人要是纏著細問，就怒而不應。他雖是一名臨床醫生，但對本草卻特別用心。由於身分和地域的限制，他無法像官修本草人員那樣能看到國家收藏的珍祕圖籍，但他有自己收集資料的特殊辦法。他給士人看病不要錢，只需要贈送給他名方祕錄。士人特別喜歡這樣的交換方式，因此只要在經史諸家書中得到一藥一方的記載，一定抄下來告訴唐慎微。靠著廣泛發動群眾搜集資料，因此唐慎微能順利完成資料積累，在合併《嘉祐本草》、《本草圖經》的基礎上，補充了大量的資料，撰成著名的《經史證類備急本草》（以下簡稱《證類本草》）三十卷。據考其書大約撰於元豐五年 (1082) [58]，其後至紹聖四年 (1098) 後尚有增補[59]，至大觀二年 (1108) 才正式出版。

《證類本草》最大的特點是在包容嘉祐間兩大官修本草基礎上，增補了許多極為重要的本草資料、拓展了本草學的內容，並繼續保持出處詳明的傳統。

北宋嘉祐間官修本草雖然也廣徵散佚典籍，但畢竟無法盡得散存在民間的本草資料。唐慎微所處的四川成都，民間收藏非常豐富。尤其是產生在四川的本草要籍，其時還有孑遺。該書收錄的《海藥本草》就是「蜀中土生波斯人」李珣所撰。又《唐

58. 〔日〕渡邊幸三，《本草書の研究》（大阪：杏雨書屋，1987），頁44。

59. 〔日〕岡西為人，《中國醫書本草考》（大阪：南大阪印刷センター，1984），頁405。

本餘》據考就是後蜀韓保昇《蜀重廣英公本草》的「重廣」部分[60]。此外該書補入的內容還有隋（一說劉宋）・雷斆《雷公炮炙論》、唐・陳藏器《本草拾遺》、孟詵《食療本草》等。《雷公炮炙論》首次進入本草主流，從此炮製成為本草的重要內容。唐代《本草拾遺》的地位僅次於《新修本草》。宋開寶、嘉祐兩次官修本草雖都曾摘引該書，但捨棄內容也很多。唐慎微拾取前人遺棄的部分，僅藥物就達四百八十八味，從而使後人能得知《本草拾遺》的基本面貌。《食療本草》雖經《嘉祐本草》引錄，但唐慎微補充摘引的內容更多。由於唐慎微的徵引，《證類本草》的總藥數達到了一千七百四十四種，比嘉祐二本草的總藥數多出了五百二十七種。

《證類本草》引用的書籍達二百四十餘種[61]，已是前無古人了。除醫藥書籍外，唐氏又從經史、地志、筆記、詩賦、佛書、道藏等書引錄藥物資料。其中從八十餘種方書中摘引方劑二千九百餘首[62]。像這樣從非醫藥書中引用藥物資料、在本草書中附入相關方劑、以方證藥的本草編纂法，為明・李時珍所仿效。李時珍稱讚唐慎微：「使諸家本草及各藥單方，垂之千古，

---

60. 鄭金生，〈《證類本草》中的「唐本餘」的考證〉，《浙江中醫雜誌》，19：6（杭州，1984.6），頁282–283。

61. 《證類本草》所引書籍種數，據《政和本草》（晦明軒本）「證類本草所出經史方書」所列書名為二百四十七種，渡邊幸三《本草書の研究》統計實際為二百三搬五種，尚志鈞等《歷代中藥文獻精華》統計為二百四十三種。

62. 〔日〕渡邊幸三，《本草書の研究》，頁45。

不致淪沒，皆其功也。」[63]該書不僅資料豐富，體例也很嚴謹。它保留了《嘉祐本草》的全部出處標記，又把《本草圖經》的藥圖放在每一藥最前面，而把文字置於「臣禹錫等謹按」（此下為《嘉祐本草》所引）內容之後。凡是唐慎微增補的內容，其前均冠以「墨蓋子」（或稱黑魚尾）。從前人書中輯補的藥物則稱「某某餘」，如「陳藏器餘」則表示此藥輯自陳藏器《本草拾遺》。

唐慎微《證類本草》之後，再也沒有一種本草書能這樣大規模地補輯宋以前的本草資料。該書上起《神農本草經》，下至北宋，已綿延千年。其間本草內容的發展如海蚌孕珠，層層包裹，步步擴展，紋絲不亂。《證類本草》的產生，標記中國本草這顆大明珠已經孕成。有此一書，千年本草知識即在掌握之中。為了直觀地展現此書中歷代本草內容，今取其一藥，按前述各層次標記如圖2。

唐慎微一介醫生，要出版六十餘萬言的《證類本草》並非易事，所以「其書不傳，世罕言焉」[64]。但所謂「不傳」，只是說不能刻版廣泛流傳而已，實際上此書仍在民間有傳抄。大觀二年(1108)，此書由艾晟（時任杭州仁和縣尉管句學事）校刊問世，名為《經史證類大觀本草》（以下簡稱《大觀本草》）三十一卷。艾晟校的是唐慎微《證類本草》，但又補入陳承的（即前述《重廣補注神農

63. 〔明〕李時珍，《本草綱目》（北京：人民衛生出版社，1982），卷1，頁8。

64. 〔宋〕唐慎微，《大觀經史證類備急本草》（武昌：光緒三十年柯逢時影宋刻本，1904），「艾晟序」。

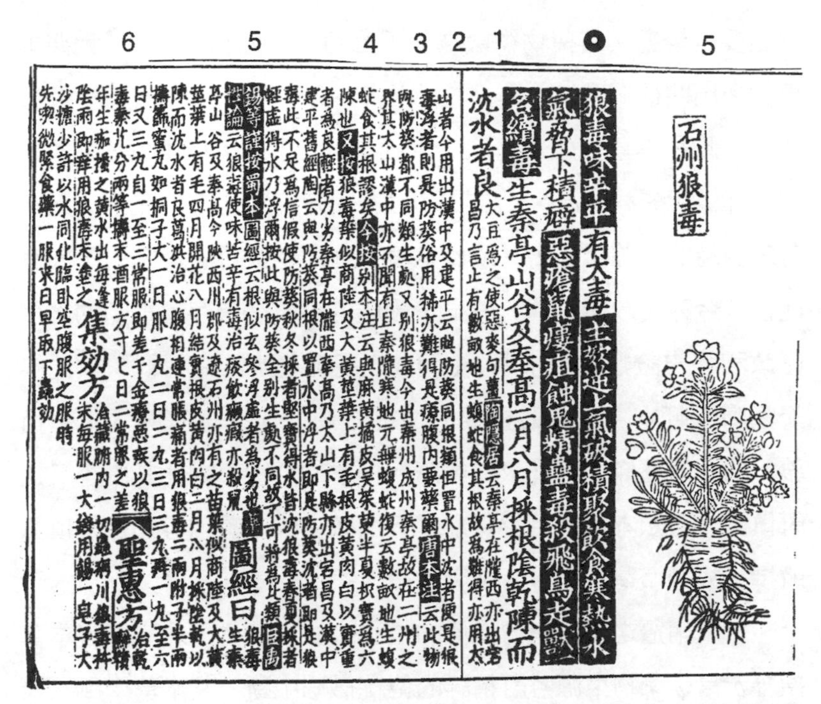

狼毒味辛平有大毒主欬逆上氣破積聚飲食寒熱水氣脅下積癖惡瘡鼠瘻疽蝕鬼精蠱毒殺飛鳥走獸一名續毒生秦亭山谷及奉高二月八月採根陰乾陳而沈水者良大豆為之使惡麥句薑 陶隱居云秦亭在隴西亦出宕昌乃言止有數畝地生蝮蛇食其根故為難得亦用太山者今用出漢中及建平云與防葵同根類但置水中沈者便是狼毒浮者則是防葵俗用稀亦難得是療腹內要藥爾 唐本注云此物與防葵都不同類生處又別狼毒今出秦州成州秦亭故在二州之界其太山漢中亦不聞有且秦隴寒地元無蝮蛇復云數畝地生蝮蛇食其根謬矣 今按別本注云與麻黃橘皮吳茱萸半夏枳實為六陳也 又按狼毒葉似商陸及大黃莖葉上有毛根皮黃肉白以實重者為良輕者力劣秦亭在隴西奉高乃太山下縣亦出宕昌及漢中建平舊經陶云與防葵同根以置水中浮者即是防葵沈者即是狼毒此不足為信假使防葵秋冬採者堅實得水皆沈狼毒春夏採者輕虛得水乃浮爾按此與防葵全別生處不同故不可將為比類 臣禹錫等謹按蜀本圖經云根似玄參浮虛者為劣也 藥性論云狼毒使味苦辛有毒治痰飲癥瘕亦殺鼠 圖經曰狼毒生秦亭山谷及奉高今陝西州郡及遼石州亦有之苗葉似商陸及大黃莖葉上有毛四月開花八月結實根皮黃肉白二月八月採陰乾以陳而沈水者良葛洪治心腹相連常脹痛者用狼毒二兩附子半兩擣篩蜜丸如桐子大一日服一丸二日二丸三日三丸再一丸至六日又三丸自一至三常服即差千金療惡疾以狼毒秦艽分兩等擣末酒服方寸匕日二常服之差 【聖惠方】治乾癬積年生痂搔之黃水出每逢陰雨即痒用狼毒末塗之 集効方治藏腑內一切蟲病川狼毒杵末每服一大錢用餳一皂子大沙糖少許以水同化臨臥空腹服之服時先喫微緊食藥一服來日早取下蟲効

圖2　《證類本草》引書層次圖　黑底白字為《神農本草經》文；1.黑大字為《名醫別錄》；2.「陶隱居」下為《本草經集注》；3.「唐本注」下為《新修本草》；4.「今按」（或「今注」）下為《開寶本草》；5.「臣禹錫等謹按」下為《嘉祐本草》，「圖經曰」及藥圖為《本草圖經》；6.墨蓋子「【」下為《證類本草》所引書。

本草并圖經》）解說，冠以「別說云」為標記，還補充了少量艾氏自家的注解。

《大觀本草》刊行以後，影響甚大，引起了官府的注意。朝廷認為該書搜羅廣泛、義明理博，遂命醫官曹孝忠等再次校正，成書於政和六年 (1116)，更名為《政和新修經史證類備用本草》（以下簡稱《政和本草》）三十卷。該書雖然以「新修」為名，實際上主要是校勘。其藥物總數為一千七百四十八種[65]，比《大觀本草》多出四種。

《政和本草》成書不久，就逢靖康之變 (1126–1127)。金人攻占了汴梁（今河南開封），將該書的版片擄掠到北方。在金、元與南宋對峙的百餘年間，《政和本草》在北地流行，南宋人不知有此書。今存《政和本草》最早、最佳的刻本是張存惠重刊的《重修政和經史證類備用本草》(1249)。張氏堂號為晦明軒，故此本又名晦明軒本。此本最重要的增補是將北宋・寇宗奭《本草衍義》的內容逐條插到《政和本草》相應的位置，因此其內容又比唐慎微《證類本草》更為豐富。但因該本的主體內容仍是唐慎微所撰，故習慣還是題作者為唐慎微。

宋室南遷之後，南方流傳的是《大觀本草》。北宋主流本草搜羅宏富、藥物來源考訂精詳的傳統徹底中斷。其本草學風一變而為書求簡約、藥求實用。紹興年間，醫官王繼先、太醫局教授高紹功、柴源、張孝直等奉詔校定《大觀本草》，成書於紹興二十九年 (1159)，名為《紹興校定經史證類備急本草》（以下簡稱《紹興本草》）。該書在《大觀本草》基礎上，又於若干種藥物之後[66]，補充「紹興校定」的內容。「紹興校定」主要是校定藥物

---

65. 《政和本草》補充《大觀本草》脫漏的五個《本草圖經》藥（石蛇、黑羊石、白羊石、金燈、天仙藤），但該書脫「人口中涎及唾」一藥。
66. 《紹興本草》今僅有殘本存世，故其中有「紹興校定」藥物數難以確考，筆者1991年自印該書的輯校本中，從各種殘本及《永樂大典》殘本中，輯得三百七十五條。近又從《本草品彙精要》中補輯二條，總計三百七十七條。

的寒熱補瀉、有毒無毒，以及介紹該藥在當時臨床運用的情況。該書校定的言語不多，甚至被譏諷為「辨說淺俚，無高論」[67]，但在本草記載的藥物功效不斷增多、卻無臨床實用評價的情況下，該書全面考訂藥性、藥效，突出當時常用有效藥物，對臨床用藥有所裨益[68]。另該書有「紹興新添」（即新增藥）藥六味。《紹興本草》的領銜校定者王繼先是南宋初有名的佞臣。可能是由於政治鬥爭方面的原因[69]，《紹興本草》書成之後流傳甚少，至今中國已無原本存世，目前只有數十種日本抄本，均殘缺不齊，以藥圖為主，文字較少。

上述大觀、政和、紹興三種本草，內容主體都是唐慎微的《證類本草》。其中《紹興本草》殘缺不堪，流傳不廣，所以後世言《證類本草》，實際上是指《大觀本草》或《政和本草》。但這兩種本草已分別增補了宋人的本草，並非唐氏之舊。其中晦明軒《政和本草》因併入了《本草衍義》，故內容更加豐富，堪稱北宋集大成之本草。在李時珍《本草綱目》問世以前，《證類本草》一直是本草淵藪。

---

67. 〔宋〕陳振孫，《直齋書錄解題》（武英殿聚珍版），卷13，頁5。
68. 鄭金生，〈神谷本《紹興本草》的初步研究〉，《中醫雜誌》，22：2（北京，1981.2），頁59–61。
69. 〔元〕脫脫，《宋史》（北京：中華書局，1977），卷470，頁13686。王繼先「又欲得節鉞，使其徒張孝直等，校本草以獻。給事中楊椿沮之，計不行」。

（七）古代本草的巔峰《本草綱目》

北宋《證類本草》以後，四百餘年間不曾有大型後續性本草問世。直到明弘治十八年(1505)，由另一位歷史上著名的佞臣、太醫院判劉文泰領銜編纂了《本草品彙精要》。該書的主體內容仍然是《證類本草》，但其體例已變。宋代及其以前主流本草層層包裹式，一變而為分項說藥式。該書圖文並茂，體裁新穎，但卻逆本草潮流而動，採用了當時不便印刷的彩繪藥圖形式，故編成之後，深鎖宮廷，重蹈唐《新修本草・藥圖》難以傳世的覆轍。直到二十世紀初，該書從清宮流出，世人才得見此書。該書之精華主要在其彩色本草圖，參見本書〈本草插圖的演變〉。

真正接續《證類本草》一脈，並發揮促進明清本草發展作用的是明・李時珍《本草綱目》(1578)。

李時珍(1518–1593)，字東璧，晚號瀕湖。蘄州（今湖北蘄春）人。他和宋代的唐慎微一樣，以個人之力，成就了本草大業。其父李言聞，以醫為業。李時珍從小習儒，十四歲補諸生，但此後卻三次鄉試不中，遂以醫為業。他以出色的醫術，被楚王聘為奉祠，掌良醫所事[70]。後來又被推薦到京師太醫院，據說任太醫院院判[71]，一年即歸。李時珍為什麼在太醫院供職才一年就

70. 〔清〕顧景星，《白茅堂文集》（清光緒二十八年刻本），卷38〈李時珍傳〉。

71. 顧景星《白茅堂文集》稱「薦於朝，授太醫院判」。但對此爭論頗多，參見錢遠銘等《李時珍史實考》（廣州：廣東科技出版社，1988），頁18–23；郎需才，〈也談李時珍任院判之爭〉，《湖北中

回湖北老家，至今是一個疑案。他三十歲時開始校訂本草。嘉靖壬子 (1552)，他正式編纂《本草綱目》，至萬曆戊寅 (1578) 完成。此後該書又經十多年修潤，並謀求刻版印刷。萬曆二十一年 (1593) 金陵胡承龍刻書甫成，李時珍即亡故[72]。

《本草綱目》以《證類本草》作為基礎，故其書稱《證類本草》為「舊本」。但其編纂體例有很大的變革，這種變革體現在李時珍把藥物從分類到每一藥的內容，都納入了一個嚴謹的「綱目」體系。「綱」是網上的總繩，「目」是網眼，綱舉則目張，如圖所示：

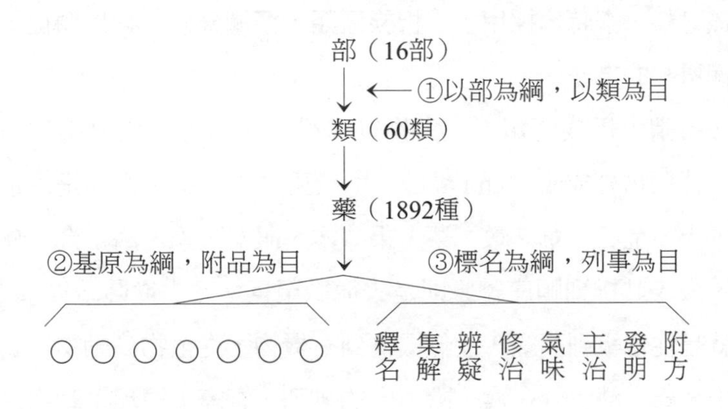

這一「綱目」體系分三個層次。

1. 以部為綱，以類為目：隨著本草資料急劇增多，至《本草

醫雜誌》，2（武漢，1986.2），封三；又吳佐忻，〈李時珍生平年表〉，見中國藥學會藥史學會，《李時珍研究論文集》（武漢：湖北科學技術出版社，1985），頁25–26。

72. 〔明〕李時珍，《本草綱目》，卷1，頁11；又「進本草綱目疏」，頁7。

綱目》，藥物已經達一千八百九十二種，方劑上萬首，舊本草分類體系已難敷用。在《神農本草經》時代，藥物有限（三百六十五種），所以可按藥性粗放地分成上、中、下三品分類：上品養命、應天，無毒；中品養性、應人，無毒或有毒；下品治病、應地，多毒。至《本草經集注》，則採用自然屬性分類法，分藥物為玉石、草木、蟲獸、果、菜、米食六類。此分類法歷經唐、宋官修本草擴充，變為玉石、草、木、人、禽、獸、蟲魚、果、米穀、菜等類。但李時珍認為這樣的分類還是弊病甚多：「舊本玉、石、水、土混同，諸蟲、鱗、介不別。」[73]為了科學有序地組織材料，李時珍採用了「析族區類，振綱分目。物以類從，目隨綱舉」的方法。

所謂「析族區類」、「物以類從」，是考察區分藥物的種類，將藥物分成十六部（綱）、六十類（目）。這十六部是：水、火、土、金石、草、穀、菜、果、木、服器、蟲、鱗、介、禽、獸、人。其排列順序總原則是「從微至巨」、「從賤至貴」[74]。也就是從低級到高級，從無機物到有機物，從植物到動物。動物之中，蟲、鱗、介、禽、獸、人的排列，實際上體現了動物進化從無脊椎到脊椎動物的進化規律，最高等的靈長類動物排在最後。所以李時珍的十六部實際上也是自然物質的分類法，在當時具有先進性。

十六部是總綱，其下的六十類目使藥物分類更加細化。例如

---

73. 〔明〕李時珍，《本草綱目》，「凡例」，頁17。
74. 〔明〕李時珍，《本草綱目》，「凡例」，頁17。

藥物最多的草部，又被劃分為山草、芳草、隰草、毒草、蔓草、水草、石草、苔草、雜草九類。這六十類目的劃分依據藥物的形態、習性、生境、氣味、毒性、來源、經濟用途等，從而將一千八百九十二種藥物組合在一個有條不紊的部、類二級分類系統之中。儘管這種分類法的精細程度和科學性比不上現代通行的動、植、礦物分類法，但在四百多年前的中國本草學中，這已經相當先進。在西方分類學傳入中國以前，李時珍的部類法一直影響著本草分類。李時珍的敏銳觀察其實已經發現了許多現代分類體系中的近緣物種，例如他把葫蘆科的植物歸於「蓏類」，豆科歸於「菽豆類」，許多同科（如桔梗科、傘形科、薑科、菊科等）的植物被排在一起。所以，李時珍的「綱目」體系，不僅是書籍編纂法的改革，也體現了他科學認識物質世界所能達到的高水準。

2. 基原為綱，附品為目：本草書計算藥物種數是一個難題，因為自古缺乏一個標準。同樣來自某一動、植物身上的東西，由於部位不同，可以算成一藥，也可以算成數種藥。例如《證類本草》與牛相關的藥物就有四條：牛黃、牛乳、牛角䚡、犢子臍屎，這樣必然造成查找不便、藥物重出重注等問題。

李時珍解決的辦法是：「但標其綱，而附列其目。如標龍為綱，而齒、角、腦、胎、涎，皆列為目；標粱為綱，而赤、黃粱米皆列為目之類。」[75] 也就是以該藥基原（物種來源）為綱，以相

75. 〔明〕李時珍，《本草綱目》，「凡例」，頁17。

關的各部位、各栽培或馴養品種等為目。前述《證類本草》中牛的四個藥，有三種歸併到「牛」條（病理產物「牛黃」另立條）。「牛」就是這個藥的「綱」，其下牛的肉、頭、蹄、鼻、皮、乳、血等三十八個相關部位或物件都屬於「目」。這樣就理順了藥物基原和附屬品的關係。

3. **標名為綱，列事為目：**這一層的「綱目」關係牽涉各藥內容的鋪陳。《證類本草》藥物內容是以所引文獻為單位，層層包裹，後一書包裹前一書。「層層包裹」好處是文獻來源脈絡清晰，在本草資料積累期，採用這樣的體例是明智的。但當本草資料空前豐富，再固守舊例，必有繁冗重複之弊，難查難閱。因此李時珍採用「標名為綱，列事為目」法，就是藥名之下再將事（內容）分項解說。其事分八項：釋名、集解、辨疑、修治、氣味、主治、發明、附方。每一項中，再大致按時代先後摘引資料，注明出處。這樣的列事分項說藥法並不是李時珍的創造，其法始於南宋《纂類本草》[76]，但李時珍分八項解說藥物，繁簡適中，值得稱道。

以上就是李時珍「綱目」體系的主要內容，也是《本草綱目》最值得稱道的成就之一。此外，李時珍在資料彙集、考訂藥物方面是值得稱道的。

在資料搜求彙集方面，李時珍「漁獵群書，搜羅百氏。凡子史經傳，聲韵農圃，醫卜星相，樂府諸家，稍有得處，輒著數

---

76. 鄭金生，〈宋代本草史〉（提要），頁206。

言……歲歷三十稔，書考八百餘家，稿凡三易」[77]。李時珍從醫藥及非醫藥書中搜羅資料，很明顯是受宋代唐慎微的影響，但其範圍和數量都大大超過了唐慎微。更為難得的是，李時珍憑個人之力，費時三十年，終於使他的《本草綱目》成為本草的金谷之園、龍君之宮。

在本草取材方面，李時珍又深受唐代陳藏器的影響[78]。他認為陳藏器「其所著述，博極群書，精核物類，訂繩謬誤，搜羅幽隱，自本草以來，一人而已」[79]。陳氏《本草拾遺》(739) 十卷，其中序例一卷，拾遺六卷，解紛三卷[80]。十卷中有六卷的篇幅用來拾掇唐官修的《新修本草》遺餘之品，多達六百九十二種[81]。但對陳藏器拾遺之舉，有人「誚其僻怪」，獨唐慎微、李時珍特別重視其拾遺之品。對此，李時珍認為：「天地品物無窮，古今隱顯亦異，用舍有時，名稱或變，豈可以一隅之見，而遽譏多聞哉！」意思是時代不同，古今藥物的使用也有浮有沉、有興有廢，不能因為當時的一己之見，去譏諷陳藏器的廣採博收。他

77. 〔明〕李時珍，《本草綱目》，「本草綱目序」（王世貞），頁1。
78. 鄭金生，〈試論《本草綱目》編纂中的幾個問題〉，《李時珍研究論文集》，頁74–77。
79. 〔明〕李時珍，《本草綱目》，卷1，頁5。
80. 〔宋〕唐慎微，《重修政和經史證類備用本草》，卷1，頁39。
81. 《本草拾遺》所收藥品：那琦，謝文全，林麗玲，《重輯本草拾遺》（臺中：華夏文獻資料出版社，1988），頁48，考察為共收藥品八百八十八種，但未分別拾遺藥、解紛藥。尚志鈞輯，《本草拾遺》（蕪湖：皖南醫學院科研科油印，1983），輯得拾遺藥六百九十二種，解紛藥二百六十一種，合計九百五十三種。

舉了莎草（香附）為例，說梁・陶弘景不識此藥，但到明代已經成了日用要藥，「乃知古今藥物興廢不同。如此則本草諸藥，亦不可以今之不識，便廢棄不收，安知異時不為要藥如香附者乎？」[82] 所以李時珍編纂本草取材的原則是「不厭詳悉」[83]。《本草綱目》收藥一千八百九十二種（其中新增藥三百七十四種），即與此思想有關。

但李時珍和唐慎微不同的是，唐慎微《證類本草》增補資料雖多，卻沒有個人的考訂意見，所以後人批評他「備錄諸家異同，亦不能斷其是非」[84]。李時珍則不然，他認為「醫者貴在格物」[85]，因此在藥物分項中，設立「辨疑・訂誤」、「發明」等項，都是為了考訂藥物鑑別和使用的相關問題。他認為廣採博收的同時，必須注意「立言以破惑」。一個最生動的例子是關於「人肉」的記載。「人肉」最早見於唐・陳藏器《本草拾遺》記載，謂可「治瘵疾」。此後有人把割股療親的習俗歸咎於陳藏器。如宋・張杲《醫說》批評陳藏器：「載人肉療羸瘵，自此閭閻有病此者，多相效割股。」[86] 李時珍對此不以為然。他認為在陳藏器記載人肉療瘵之前，就有人割股割肝，問題不在記載與

82. 〔明〕李時珍，《本草綱目》，卷14，頁888。
83. 〔明〕李時珍，《本草綱目》，卷1，頁5。
84. 〔宋〕王繼先等，《紹興校定經史證類備急本草》（日本神谷克楨抄本，1836），序，頁3。
85. 〔明〕李時珍，《本草綱目》，卷14，頁839。
86. 〔宋〕張杲，《醫說》（上海：上海科學技術出版社，1984），卷4，頁12。

否，關鍵是陳藏器沒有「立言以破惑」[87]。因此，李時珍雖然廣採博收，但對荒誕之說，很注意批評謬誤。如萬曆時盛行的紅鉛方，就遭到李時珍極為嚴厲的抨擊。在《本草綱目》中，記載了李時珍大量的藥論。他親自觀察藥物的形態、習性，又精於臨床用藥，善於格物窮理，因此李時珍在《本草綱目》中，表述了大量的真知灼見。

李時珍《本草綱目》嚴密的「綱目」體系、大量的文獻資料，以及李時珍個人眾多精詳考訂，將該書推向了古代本草的巔峰。

《本草綱目》之後，明末、清代的本草發展傾向於臨床藥學，臨床實用本草書興起，再也沒有出現能和《本草綱目》媲美的大型綜合性本草。清・趙學敏《本草綱目拾遺》(1765–1803) 十卷可以稱之為《本草綱目》的續編。趙學敏也是一位醫藥大家，著述甚富。他在《本草綱目拾遺》的「正誤」項下糾正《本草綱目》錯誤三十四條，且認為「人部」的藥物「非云濟世，實以啟奸」，所以不取任何「人部」之藥。該書拾遺的藥物有正品七百十六種，附品二百零五種，總計九百二十一種。該書參引文獻六百餘，採訪二百餘人，可見其收羅廣博，不在李時珍之下。該書總結了清中期以前的藥物。所收藥物中，地方草藥居多，且有許多少數民族用藥及海外傳入之品（如金雞勒、日精油等），彌足珍貴。但因該書注重拾遺，不涉及《本草綱目》已有之藥，故整

---

87. 〔明〕李時珍，《本草綱目》，卷52，頁2968。

體內容還是比較單薄。

另清代吳其濬 (1789–1846) 著《植物名實圖考》三十八卷及《植物名實圖考長編》二十二卷。《植物名實圖考》收植物一千七百十四種（新增品五百十九種[88]），附圖精細，考訂名實來源精詳，堪稱連接古代和現代植物學的橋梁。但吳氏之作畢竟為植物專著，故醫藥知識較少。

以上介紹了古代主流本草從小到大、從不完善到逐步完善的發展軌跡。古代主流本草典籍共同內容都是綜合性的，能代表它們產生時代的藥學水準，而且互相之間有密切的傳承關係。瞭解這些主流本草文獻的形成和發展，可以看出中國主流本草發展的主要脈絡，也有利於順利閱讀這些古本草。

下面附一簡圖，以表示古代主流本草文獻之間的傳承關係。

---

88. 陳重明，〈吳其濬和《植物名實圖考》〉，《中華醫史雜誌》，10.2（北京，1980.11），頁65–70。

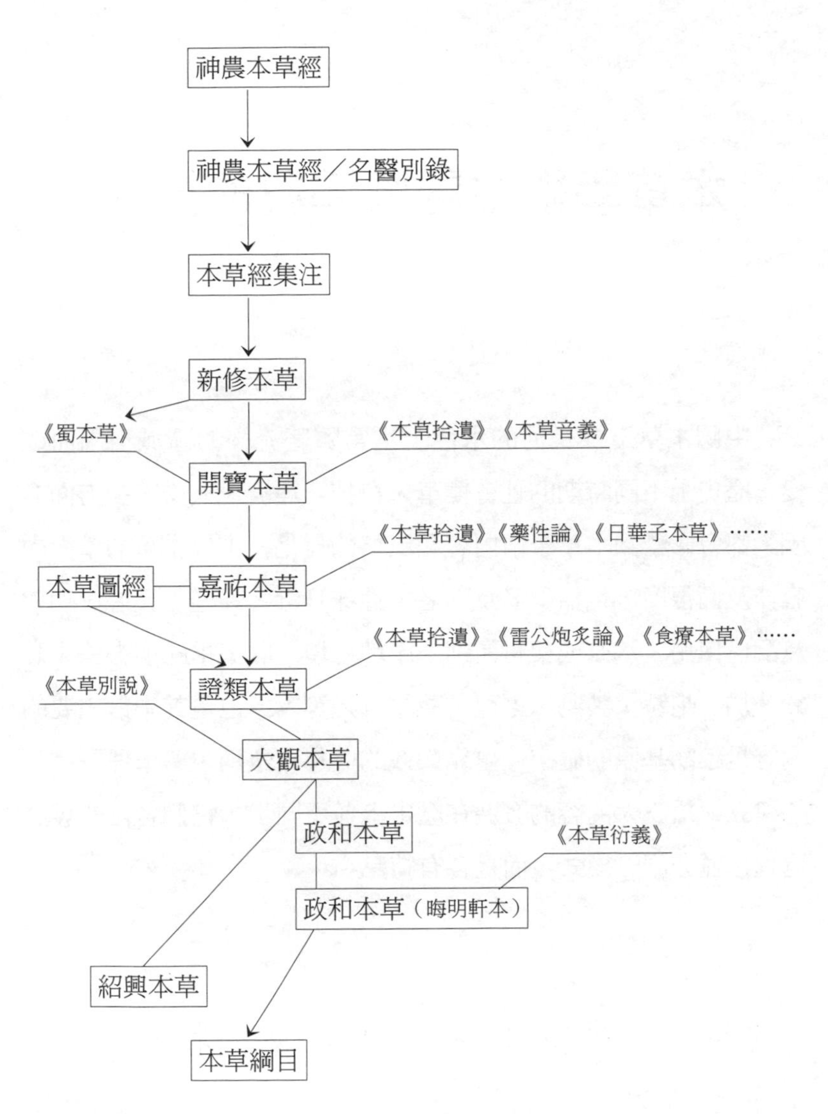

圖3　中國古代主流本草文獻傳承關係示意圖

本草學術主題與學風的變遷

中國本草這條長河的水色，常常隨著流經的區域不同而改變。歷史上不同時期的社會變革、科技、經濟、人文等多方面的因素都會影響到本草學術內容和風格的變化。古代本草的學術內容涉及面很廣，包括藥名及別名、性味良毒、歸經、畏惡、功效及配伍使用、基原或藥材鑑別、產地生境、收集季節與方法、貯藏、加工炮製、製劑、藥理、藥物分類等等。但是其中最主要的內容是藥物基原的確定、可靠藥效的收集和甄別、藥學理論體系的建立。這三大內容的發展在歷史上並不同步，它們各自的發展過程也並非同一模式，而是各有特點。

一、早期本草著作的草創特徵

藥物知識的積累經歷了漫長的歲月之後，才出現了本草專著。最晚在漢代及魏晉之間，第一批早期本草著作問世。但這些著作早已失傳，我們只能從現存的《神農本草經》、《吳普本草》等書中對其學術內容窺知一二。

藥物數量較少、內容簡單，是早期本草共同的、也是表面的特點。但在簡單之中，又有不簡單的成分。例如早期本草中的多數藥物都有一個或幾個別名，這些別名在早期寥寥數十字的藥條中確實占了不小的比例。別名眾多說明早期本草是綜合各地藥物知識而成的。例如《吳普本草》「署豫」（即山藥）條載：「一名諸署，秦、楚名玉延，齊、越名山羊，鄭、趙名山羊，一名玉延，一名修脆，一名兒草。」[1] 這一記載提示：眾多的藥物別名，來自戰國時期不同的國家。早期本草之所以注重出示各種別名，就是為了方便各地用藥者確定藥物來源，交流藥物知識。後世本草著作中，藥物別名雖然也會不斷地出現，但已經不是很顯眼的內容。

與藥物別名眾多迥然不同的是，早期本草關於產地的記載卻出奇地簡略。例如《神農本草經》多數只記載生長環境，如生川谷、山谷、平澤、平原、丘陵等，或者只記載大地名，如太山、東海、北海、南海、河東、漢中、冤句等。此外，有少數藥物的名稱中含有地名，例如戎鹽（戎，西北各族泛稱）、代赭（代為代郡，今山西代縣一帶）等。產地名稱的稀少，可能意味著當時無法調查瞭解藥物眾多的產地。從現存早期本草的佚文看來，似乎越是早

1. 〔宋〕李昉，《太平御覽》（北京：中華書局影印，1960），卷989「署豫」，頁4378。

期的本草，越難以記錄藥物在全國範圍的分布。而越晚出的本草，產地的記載就越多。至三國時的《吳普本草》，具體地名就已經甚為多見了。本草產地記載趨於細緻，說明隨著國家的統一，人們對藥物的分布出產有了更多的瞭解。

理解早期本草著作是彙集各地散在藥物知識而成，就更容易解釋《吳普本草》中諸多托名（神農、黃帝、岐伯、醫和、桐君、雷公、扁鵲等）的本草書在藥物性、味、良毒方面的認識差異，甚至對藥效認識的矛盾意見。例如《太平御覽》在「桑」條引《本草經》云：「桑根旁行出土上者名伏蛇，治心痛。」又引《神農本草》：「桑根白皮……出見地上者名馬領，勿取，毒殺人。」[2] 同樣露出地面的桑根，名稱近似的本草所載作用出現對立：一說可以治心痛，一說有毒能殺人。而這些內容不見於經過陶弘景整理的《神農本草經》，只是在《名醫別錄》有桑根白皮「出土上者殺人」[3] 的簡單記載。類似的例證還有許多。這表明早期本草內容並不都是某一本草的增補注解本，它們可能分別是不同地區、不同時期作者的經驗彙集。即便是書名相同或近似的本草，由於傳抄造成傳本的差異，也有可能內容不同。

經梁・陶弘景整理之後的《本草經集注》，不僅統一了《神農本草經》的某些行文體例，也同時將《神農本草經》改造成一個貌似完整的一家之言。本草學發展雖然沒有經過像

2. 〔宋〕李昉，《太平御覽》，卷955「桑」，頁4242。
3. 〔宋〕唐慎微，《重修政和經史證類備用本草》，卷13「桑根白皮」，頁315。

漢武帝罷黜百家、獨尊儒術那樣的過程，但陶弘景選定《神農本草經》進行整理，實際上就已確立了獨尊《神農本草經》的局面。雖然我們無法再看到陶弘景在整理《神農本草經》時所見過的各種傳本，也無法窺視他整理時「苞綜諸經」所參考的「諸經」內容，僅從宋《太平御覽》等早期類書所引的諸多早期本草佚文，已經可以知道在南北朝以前的《神農本草經》，實際並沒有一個完好的定型本，否則就無須勞動陶弘景去整理了。即便是經過陶氏整理的《神農本草經》，我們仍然可以看出它的草創特徵。

例如今存《神農本草經》序例有十四條理論性論說，其中提到藥有「寒、熱、溫、涼四氣」。但在各論三百六十五個藥條之中談到具體藥性，卻只有寒、大寒、微寒、熱、溫、微溫，沒有一個藥是涼性的[4]，卻有很多藥為平性。對於一部完善的本草書來說，序例與各論如此脫節似乎是不應該的。又總論有「藥有陰陽配合，子母兄弟」，但在該書具體藥物中，卻從來沒有見到任何藥物條下有「子母兄弟」的具體說明。對藥有「子母兄弟」最早的解釋是後蜀・韓保昇，但這距離早期本草成書之時已久，其說難以得到公認[5]。該書序例和各論內容的不相呼應，正是早期本草處於草創階段的特徵。

4. 尚志鈞，《神農本草經校點》（蕪湖：皖南醫學院科研處出版，1981），頁296。
5. 〔日〕森立之，《本草經考注》（北京：學苑出版社，2002），「序錄」，頁14；又，渡邊幸三，《本草書の研究》，頁161–166。

從早期本草開始，藥物功效主治的積累一直是貫穿整個本草學發展的主線。早期本草多載先民使用藥物的經驗。例如麻黃「治中風傷寒出汗」、黃連治「腸澼腹痛下痢」、恆山（常山）治「溫瘧」、大黃「蕩滌腸胃」、綸布（昆布）主「癭瘤」、海藻「治癭瘤氣、頸下核」等，都是顛撲不破的真實療效。後人之所以重視《神農本草經》，與其功效記載大多屬樸素經驗有很大的關係。但在藥物發展的早期，藥效苦少，故有效必錄，並不追究各功效有無內在聯繫，也未遑甄別是非、闡釋產生藥效的原理，因此一藥的各功效主治之間不免散漫無羈、良莠畢集。這也正是早期本草藥效記載多經驗、少理論的特徵。

受秦漢方士服食藥物以求延年的影響，在《神農本草經》等早期本草著作中，上品藥「輕身、不老、延年」、「不饑」、「能行水上」之類的功效記載非常之多。有的藥物根本就不是醫家所用，所以陶弘景注解中要區分哪些藥物是醫家所用，哪些是《仙經》所載。中國早期醫藥的發展有一個巫、醫混同的漫長歷史時期，因此巫醫用藥的內容也會遺留在早期醫方本草之中。馬王堆出土的《五十二病方》就有許多巫藥。早期本草也不例外，也有「髮髲」的「自還神化」（頭髮可以回歸身體發揮神奇的作用）、「玉泉」的「人臨死服五斤，死三年色不變」、「升麻」的「殺百精老物殃鬼」等巫藥色彩的功效。這些非醫家用藥經驗的藥效，正說明早期的本草並不是專門為醫家所用，同時也為方士、道家，甚至巫醫所用。只是因為經過後人整理，《神農本草經》中的巫藥及其功效已經降到了很低的程度。但在唐代《本草拾遺》所收載的藥物內容中，也還包括許多早期本草中巫藥，如死人枕及席、男子陰毛、婦人褌襠等。

綜上所述，早期本草處於經驗積累的初期，其產生的時代大致在秦漢一統之時。出於整合各地藥名、藥性、藥效的目的，早期本草具有藥物別名眾多、藥效多源於經驗的特徵。其時受外界因素影響的藥效記載，主要是秦漢時期方士追求長生不老的服食藥，以及醫藥發展早期的巫藥殘餘。

二、綿延千年的藥物基原考訂

本草知識的核心追求，是保證藥物的安全、有效。為此就必須確保藥物基原（藥物的原動、植、礦物）的準確、藥性功效的切實、用量的適當、以及採集、儲藏、炮製方法的正確。要保證藥物基原準確，光憑羅列各地藥名是不行的。解決異名同藥、同名異藥，以及準確鑑別形態相似藥物，是保證藥物安全有效的一個最突出的學術前沿問題。在本草史上，解決這一關鍵問題花了一千多年。

前面已經提到，西漢以前成書的《五十二病方》已經有關於藥物形態的零散記錄。在《神農本草經》中，若干藥名已經表現了藥物的鑑別特徵（如水銀、大黃、甘草、紫草、白及、滑石、丹砂等）。三國時《吳普本草》中，藥物形態描述明顯增多。例如細辛：「如葵，葉赤色，一根一葉相連。」[6]甚至有的早期本草專門探討藥物形態。例如《桐君採藥錄》（一作《桐君藥錄》）的內容是「說其花葉形色」[7]。從該書現存於《本草經集注》中的少量佚文來看，當時已經注意到植物的葉刺、根汁、花從葉出、莖皮的縱橫紋理等特徵。雖然早期本草已經含有藥物基原形態鑑別的內容，但總體看來，對藥物基原形態的描述很不全面，有關藥物鑑別的知識非常少見。

從梁・陶弘景《本草經集注》開始，藥物來源（種類和產地）的鑑別成為本草的一個非常重要的內容。用陶氏自己的話來說，就是「分別科條，區畛物類，兼注銘時用土地所出」。例如萹蓄：「布地生花，節間白，葉細綠。」許多藥物主要描述藥用的部位。例如藜蘆，「根下極似葱而多毛」；常山，「細實黃者，呼為雞骨常山」[8]。儘管由於陶氏囿於個人所處的地域和見識，對某些藥物基原的考訂未必完全正確，但從此書開始直到明代《本草綱目》，一千多年來，注重藥物基原的考訂，成為主流本草的首要內容。

唐代本草繼承了陶弘景的傳統，在搜羅散在藥物文獻知識的同時，把考訂藥物的正確種類作為主要內容。其代表作《新修本

6. 〔宋〕李昉，《太平御覽》，卷989「細辛」，頁4378。
7. 〔宋〕唐慎微，《重修政和經史證類備用本草》，卷1「陶弘景序」，頁30。
8. 〔宋〕唐慎微，《重修政和經史證類備用本草》，卷10「藜蘆」，頁251；「常山」，頁253；卷11「萹蓄」，頁268。

草》把解決藥物「本土」（道地藥物）、「採摘」、「名實」作為中心任務。該書〈孔志約序〉提到：

> 竊以動植形生，因方舛性；春秋節變，感氣殊功。離其本土，則質同而效異；乖於採摘，乃物是而時非。名實既爽，寒溫多謬。

其中談到藥物產地、採摘時節不同，則藥物雖然是一樣，但療效已有差異。如果藥物的「名」和「實」（正確的藥物種類）有誤差，就會引起藥性的根本錯誤。所以當時發動全國進行藥物調查，繪成藥圖、編寫與藥圖配套的藥物鑑別專書《圖經》，都是為了解決一個藥物正確種類來源的問題。《新修本草》的注解中，藥物的鑑別是其中的主要內容。例如惡實（牛蒡子）條，陶弘景說「方藥不復用」，而《新修本草》的注解中則云：「其草葉大如芋，子殼似栗狀，實細長如茺蔚子。」[9] 比較準確地描述這味常用的藥物。唐代本草不僅重視藥物的基原，而且注重藥物的產地。唐・孫思邈《千金翼方》中專門列了「藥出州土」一節，介紹當時十三道、一百三十三州的特產藥物，並聲明「其餘州土皆有，不堪進御」[10]，就是當時注重藥物特定產地的表現。後世

9. 〔宋〕唐慎微，《重修政和經史證類備用本草》，卷9「惡實」，頁218。
10. 〔唐〕孫思邈，《千金翼方》（北京：人民衛生出版社，1955），卷1「藥錄纂要」，頁5–6。

「道地藥材」一詞即源於此。唐《新修本草》的後續性著作《蜀本草》中，藥物基原的考訂依然是主要內容。

北宋本草發展態勢基本沿襲了唐代的風格。除繼續廣泛搜集前人藥物資料以外，其最突出的成就就是考訂藥物的基原。宋代通過全國調查所得的藥物辨認知識以及大多數根據實物和標本繪成的藥圖，為此後本草學鑑定藥物種類提供了最豐富的材料。這些成果集中在蘇頌《本草圖經》中。蘇頌在藥物的解說中，詳細地描述了它們的形態。仍以前述「惡實」為例，蘇頌云：「葉如芋而長，實似葡萄核而褐色，外殼如栗梂，小而多刺。鼠過之則綴惹不可脫，故謂之鼠黏子，亦如羊負來之比。根有極大者，作菜茹尤益人。」[11] 與唐《新修本草》比較，宋《本草圖經》的藥物描述更加細緻準確。更為可貴的是，《本草圖經》中保留了中國最古的版刻藥圖，對此後藥物基原鑑定發揮了巨大的作用，也促進了此後的本草繪圖發展（參本書〈本草插圖的演變〉一篇）。

北宋有兩位藥學家對藥物基原鑑定貢獻最大，一是蘇頌，另一位是著名藥物學家寇宗奭。寇氏是一個小官員（承直郎澧州司戶曹事），對醫藥卻非常熱愛。他在為官南北之時，每到一處，就要實地考察當地藥物的情況，並親自診療民間百姓的疾患。他把自己的考察所得，對照《嘉祐本草》的有關記載，用類似讀書筆記的文體，撰成《本草衍義》二十卷 (1116)。寇氏很有科學頭腦，從不迷信書本記載，注重實際考察，所以使《本草衍義》

---

11. 〔宋〕唐慎微，《重修政和經史證類備用本草》，卷9「惡實」，頁218。

具備一種以實驗為主的獨特風格[12]。古代本草中會有一些很離奇的記載，例如陶弘景說鸕鷀不生蛋，「口吐其雛」。這一說法很流行，以至於民間懷孕的婦女不敢吃鸕鷀。寇氏就在一棵有鸕鷀群集的樹下「日夕觀之」，發現鸕鷀「既能交合，兼有卵㲉布地」[13]，根本不是從口裡吐出幼鳥。又如斑鳩（一作斑鷦），《嘉祐本草》說此鳥春分就化為「黃褐侯」，秋分則化為「斑鷦」。寇宗奭為了驗證此說，親自養斑鳩數年，並不見春秋分化的現象。倒是發現斑鳩有有斑、有無斑、有大有小、有灰色者，但都能補氣益虛[14]。《本草衍義》中記載了很多類似的觀察或者實驗結果。像寇氏這樣具有科學考察學風的學者，本草史上屈指可數。

正因為《本草衍義》在藥物基原研究等方面的真知灼見，使該書受到世人的高度重視。政和六年 (1116)，荊州北路提舉劉亞夫以此書送呈尚書省，太醫學博士李康鑑定後認為此書「委是用心研究，意義可採」，申報皇帝。同年十二月奉聖旨，「特轉壹官，依條施行，添差充收買藥材所辨驗藥材」。也就是說，因為他在辨識藥材方面的造詣很深，皇帝特地委命他在「收買藥材所」擔任「辨驗藥材」一職。像他這樣從一名行政官員，變成藥物檢驗專職技術官員，實屬罕見。所以臺灣本草學家那琦慨嘆：

---

12. 周夢白，冉小峰，〈介紹十二世紀偉大的科學家寇宗奭及其本草衍義〉，《上海中醫藥雜誌》，8（上海，1957.8），頁10–15。
13. 〔宋〕唐慎微，《重修政和經史證類備用本草》，卷19「鸕鷀」，頁404。
14. 〔宋〕唐慎微，《重修政和經史證類備用本草》，卷19「斑鷦」，頁403。

「此蓋為本草學者（生藥鑑定學者）以其專門之工作領域出任政府官吏之空前史實！」[15] 其實寇宗奭的《本草衍義》在開拓中藥藥理探討新風方面也很有造詣，下文還將述及。

寇氏《本草衍義》成書後不久，北宋滅亡，宋室南渡，本草學中考訂藥物基原這一任務的主導地位，遜讓於藥性理論和臨床藥效提煉。但這並不等於說中國本草學已經基本解決了藥物基原考訂問題。宋以後也有少數本草著作涉及藥物基原考訂，例如元代朱丹溪《本草衍義補遺》、明代朱橚《救荒本草》等，但直到明代李時珍《本草綱目》，才將本草學沿襲千年的藥物基原考訂主題，作出了最高水準的總結。

李時珍全面細緻地考訂了幾乎所有藥物的基原，出色地解決了許多歷代紛爭的問題。他考訂的主要手段，一是實際考察，二是文獻考據，或者將文獻記載與實際考察緊密結合，用以甄別前人是非。例如中醫常用的石膏，自古以來就有軟、硬之分。從南北朝陶弘景開始，唐、宋許多本草大家都以硬者為石膏，軟者為寒水石，只有元代朱丹溪認為「有膏」者為石膏。李時珍經過仔細觀察，詳盡地描述了軟、硬兩類「石膏」形態，最後指出朱丹溪之說「後人遵用有驗，千古之惑始明」，最終將石膏、理石、長石、方解石四種藥一一區分[16]。又如薔薇科的蓬虆，由於多種植物形態近似，自古以來說法紛

15. 那琦，《本草學》（臺中市：全壘打字印刷有限公司，1976），頁56。

16. 〔明〕李時珍，《本草綱目》，卷9「石膏」，頁544。

紜、莫衷一是。李時珍親自採集植物，對照《爾雅》所載，最後結論是「諸家所說，皆未可信」[17]。經過他的仔細辨析，將蓬虆、覆盆、懸鈎子、蛇莓、藨五種植物清晰地區分開來。

李時珍考訂藥物基原，並未停留在觀察階段。他也曾做實驗，也曾親自服藥體察藥後的反應（見曼佗羅、花蕊石條）。例如他鑑別「石膽」（即膽礬，含水硫酸銅），「但以火燒之成汁者必偽也。塗於鐵及銅上燒之紅者真也。又以銅器盛水，投少許入中，及不青碧，數日不異者真也。」[18]這已經是簡單的化學測試法了。

李時珍鑑別藥物，特別注意考察歷史文獻。例如凝水石，唐、宋諸家常把石膏、方解石誤作凝水石，而李時珍通過追溯《名醫別錄》等醫藥文獻，指出凝水石就是鹽精石（礦物白鈉鎂礬與其他鹽類的集合體），而唐、宋以來這種凝水石「絕不知用，此千載之誤也」。李時珍對這一考證結果頗為自得，謂「凝水之誤，非時珍深察，恐終於絕響矣！」[19]李時珍認為，歷代藥物種類混淆的原因，「蓋未深加體察，惟據紙上猜度而已」。他考證藥物基原，雖然也離不開紙上的記載，但卻能以他淵博的知識，進行嚴密的考證。例如《名醫別錄》有一「勒草」，因為無人能識，退到「有名未用」一類去了。此後唐《新修本草》又出了一個「葎草」。李時珍從方言的角度進行考證：「此藥莖有細刺，善勒人膚，故名勒草，訛為葎草。」[20]至今南方還把「刺」呼之為

17. 〔明〕李時珍，《本草綱目》，卷18「蓬虆」，頁1242。
18. 〔明〕李時珍，《本草綱目》，卷10「石膽」，頁600。
19. 〔明〕李時珍，《本草綱目》，卷11「凝水石」，頁639。
20. 〔明〕李時珍，《本草綱目》，卷18「葎草」，頁1327。

「勒」，可見李時珍把「勒草」、「葎草」合為一條是絕對正確的。他還用同樣的辦法，將唐《新修本草》的赤爪木、宋《本草圖經》的棠梂子、元《本草衍義補遺》的山楂三物合併為一，即當今藥、食兩用的山楂。李時珍對藥物運用歷史之熟悉，千古以來一人！他考證龜甲藥用部位為「古者上下甲皆用之」[21]，後世卻專用底板（龜下甲），造成藥材大量地浪費。雖然李時珍出示的依據很少，但筆者對此曾加以研究，證明李時珍所說完全正確[22]。當代藥典已經將「龜板」糾正為「龜甲」[23]，使數百年廢棄不用的龜上甲重新入藥，李時珍之功不可沒。

中國本草中的藥物基原確定的問題，歷經千餘年的不懈努力，終於在李時珍《本草綱目》中基本解決。下此以往，雖然也有少數醫藥學家對某些藥物來源種類作一些修正（如清・趙學敏《本草綱目拾遺》等），但終屬零星修補。醫藥分家，造成了臨床醫生和藥業人員分道揚鑣。明代像李時珍這樣醫藥兼通的大家，已經是鳳毛麟角。在藥物基原考訂歷程中，一般來說早期側重於原動、植、礦物全體的考察，只有少量的藥材（可藥用的部分）考證。明代後期，由於醫藥嚴重分家，即便是懂得藥物的醫家，也很少進行野外調查基原生長形態，充其量只進入藥房考察藥材形

21. 〔明〕李時珍，《本草綱目》，卷45「水龜」，頁2492。
22. 鄭金生，〈龜甲、敗龜、龜板考辨——論龜甲當用上下甲〉，《中醫雜誌》，3（北京，1982.2），頁56–58。
23. 中華人民共和國衛生部藥典委員會，《中華人民共和國藥典》（1990年版，一部）（北京：人民衛生出版社、化學工業出版社，1990），頁152。

狀而已。在這種背景下，產生了以鑑別藥材為主的明・李中立《本草原始》十二卷 (1612)。該書出示的藥圖多為藥材乾品圖，藥物形態的解說也是以藥材為主。其解說中汲取了大量的藥工辨藥經驗及術語（如蠶頭當歸、馬尾當歸、鳳眼降香等），也涉及到藥材的商品規格和產地。此書的出現，表明藥物基原考訂由針對基原全體，進入到藥材部位的考證。此後明・倪朱謨《本草彙言》(1624)、清・郭佩蘭《本草匯》(1666) 等書的藥圖，也都是以藥材圖為主。藥材鑑定從此成為中國本草學的一個重要的組成部分。

由於古代藥物基原的問題得到較好的解決，所以臨床醫家才有條件放心地致力於臨床藥學的研究，並進而探討藥性理論，將本草學上升到一個更高的層次。

三、藥效積累與藥、方結合

從《神農本草經》奠基到本草學發展的樞紐時期北宋，本草學在考求藥物基原的千餘年間，也在不斷地汲取各時代取得的藥物治療經驗。在此期間本草書中的藥物功效主治記載總趨勢是不斷累積增長。唐、宋官修本草遴選新藥比較嚴格，入選新藥絕大多數都是當時常用的有效藥物。新增加的藥物功效主治也基本上擺脫了巫醫或方士用藥的影響。可以說，從《本草經集注》以後，歷次官修本草新增的藥物及效用，多以醫家臨床實踐為基礎。唐《本草拾遺》增加的許多藥物後來也進入了主流本草中，但這些藥物及其效用產生的年代實際都比較早，不能反映當時醫家用藥的真實情況。

唐宋之間最能反映當時醫家臨床用藥經驗的著作是《藥性論》和《日華子本草》，它們為本草藥物效用增添了許多鮮活的內容，同時將與藥物相關的藥方納入本草，使藥、方結合、以方證藥成為此後本草學的一個傳統。

《藥性論》四卷，晚到《嘉祐本草》才被引錄。這是一部年代不明、作者佚名、專談藥物性味、君臣、主治功效的臨床藥學書。據說該書托名陶隱居（陶弘景），但其內容卻不像是陶氏所撰[24]。明・李時珍《本草綱目》認為該書就是《藥性本草》，乃唐・甄權 (541–643) 所撰，可是沒有出示文獻依據。李時珍之說在古代頗為流行，但近代以來中日本草學者對此多持異議。本草學家尚志鈞綜合諸家之說，又加考證，認為該書並非唐初之作，很可能是五代時的作品[25]。

《藥性論》原書已散失，今存佚文可以知其大概。此書各藥名之下一般都注明君、臣、使，少數藥物條下有藥物歸經絡、歸臟腑的記載，如龍膽歸心，蓼實歸鼻，牛蒡達十二經脈等。該書注重藥物的臨床運用，除補充功效主治外，有的藥物還附載了相

24. 〔宋〕唐慎微，《重修政和經史證類備用本草》，卷1「補注所引書傳」，頁39。
25. 尚志鈞輯校，《藥性論》（蕪湖：皖南醫學院科研科油印，1983），頁70–74。

關藥方。例如「虎杖」條記載了「治大熱煩躁，止渴，利小便，壓一切熱毒」的功效，又介紹虎杖和甘草煎水，色如琥珀，味道甘美。將虎杖、甘草湯裝瓶放入井中冷卻，就成了當時一種夏季飲料，名為「冷飲子」[26]，據說在當時比茶還要受器重。類似這樣的簡單附方在《藥性論》中還有許多。

早期本草知識源於民間經驗方。但當早期本草專著形成之後，一般都只記載藥物的性味、功效、別名、形態、產地、採集等，並不涉及處方。本草書加入簡單附方，以唐《天寶單方藥圖》(742–755) 和《藥性論》為早。本草附方，既可擴大藥書應用範圍，又可印證藥物的功效（所謂「以方證藥」）。宋《本草圖經》、明《本草綱目》等都採用了本草附方的體例。李時珍甚至認為藥下無方，是「有體無用」。《藥性論》附入臨床藥方，表明本草文獻進一步朝適應醫家用藥的方向發展。

和《藥性論》齊名的是《日華子本草》（全稱《日華子諸家本草》）。《嘉祐本草》首次引錄此書時，稱讚其「言近用功狀甚悉」，可見它的內容最接近當時的用藥實際。但對該書作者，《嘉祐本草》只說是宋初開寶時四明人撰，「不著姓氏，但云日華子大明序」[27]。據此簡介及書中內容，尚志鈞考證日華子為五代吳越國 (895–978) 四明（今浙江寧波）人，其成書約在吳越天寶

26. 〔宋〕唐慎微，《重修政和經史證類備用本草》，卷13「虎杖」，頁333。
27. 〔宋〕唐慎微，《重修政和經史證類備用本草》，卷1「補注所引書傳」，頁40。

年間 (908–923)[28]。明・李時珍根據《千家姓》，推斷日華子姓大名明[29]，故《本草綱目》常簡稱本書為《大明本草》。這部書和《藥性論》一樣，其作者並不出名，甚至不留名，但他們肯定是精於用藥的醫家，所以他們的著作能記載大量的臨床藥學知識。

《日華子本草》和《藥性論》一樣，補充了許多新的功效主治，也包括一些簡單的相關藥方。但該書所載藥物性味頗有特色，其一是記載了涼、冷、溫、暖、熱、平六種性質的藥性，其中涼性藥是首次記載。其二是藥味在五味之外，又增添了澀、滑、瘀味。該書記載的藥物功效主治與唐代本草有很多不同之處，反映的是十世紀初的臨床治療經驗，如木通下乳、藕節消瘀治產後血暈等。其中所載的許多功效，為後世採用。此外，比較新穎的是，該書記載了若干同一基原的藥物，因入藥部位不同，藥性也不同的例子，如李子溫、李樹根涼、李樹葉平等。同時也記載了不同炮製方法可引起藥性變化，如謂乾地黃日乾（曬乾）者平、火乾者溫等等。這些記載對後世本草有很大的影響。

上述兩種臨床藥學著作，大大豐富了藥物的功效主治，使藥性藥效更貼合當時的用藥實際。但它們也有一個共同的特點，就是只注意積累藥物使用經驗，卻不解釋為什麼會出現這些療效。換言之，其內容與同時代或更早的本草著作一樣，還是處於積累用藥經驗的階段，並沒有提高到理論用藥的水準。這一狀況在北

28. 尚志鈞輯校，《日華子本草》（蕪湖：皖南醫學院科研科油印，1983），頁3–4。
29. 〔明〕李時珍，《本草綱目》，卷1「歷代諸家本草」，頁8。

宋中期以後逐步得到改變，至金、元之時，藥性理論探討更達到了一波高峰。

四、金元藥理探討新風的由來與進展

北宋醫藥書籍由於印刷技術的介入而大量傳播。嘉祐二年 (1057) 成立的校正醫書局又提供了十一種精心校正的醫學經典著作，為北宋中期興起的醫學校提供了重要教本和參考書。其時醫學校的考試非常嚴格，尤其重視理論與實踐結合。醫經、本草是考試醫官的主要內容[30]。現存宋代的醫學考試題集《太醫局諸科程文格》中展示了當時考試的內容。其命題分為六類，包括基礎理論、診斷、假設病例的診治、方劑組成意義等。該書「搜括近年合格程文」[31]，也就是從當時合格的考卷中選優秀者作為範文。考試中要解答病源，並引用醫經、本草、藥物出產州土、主治及性味畏惡、炮製過程、君臣佐使、輕重奇偶等來應對治療原理。這樣的考試模式，必然引導學醫者將醫學理論和用藥聯繫起來，探討藥物治療的原理，促使經驗用藥上升到理論層次，從而

30. 〔元〕脫脫，《宋史・仁宗紀四》（北京：中華書局，1977），卷12，頁238。

31. 〔宋〕太醫局，《太醫局諸科程文格》，見《四庫全書・子部醫家類》，「序」，頁743–745。

豐富了中藥的藥理內容。

「藥理」一詞，最早見於《本草經集注》（約500）[32]。屬於中藥藥理內容的四氣五味、有毒無毒、君臣佐使、七情合和等基本理論內容，則最早見於《神農本草經》。但直到北宋，本草書各藥之下雖注明性味良毒、君臣、七情等，並沒有將藥效與上述理論原則聯繫起來。倒是巫藥、道家用藥的一些零星理論解釋還散見於先秦以來的典籍之中[33]。可以說，中藥理論的發展遠遠滯後於醫學理論。將《神農本草經》中的簡單藥理原則用於解釋具體藥效的藥理體系，直到北宋才肇始。北宋初年的《開寶本草》，已經運用性味藥理解釋藥效。例如「龍眼」條解釋其別名「益智」，「蓋甘味歸脾而能益智」[34]。不過類似的藥效解釋比較零散，沒有體系化。北宋末，宋徽宗趙佶《聖濟經》(1118) 中專門設有〈藥理篇〉，為中醫最早的藥理專論。

《聖濟經・藥理篇》的藥理說可歸納為「性味」和「法象」兩大部分。「性味」論就是《神農本草經》所載的四氣五味之類，屬於藥物的內在性質。而「法象」則是藥物的外部現象，其中既包括藥物基原外部特徵（外形、顏色、質地等），也涉及基原的習性、作用、自然界物種之間的克制關係等。例如虻蟲飲血為生，故用於治血。弩牙（弩箭的扳機）用於順利快速分娩，就是利

---

32. 〔梁〕陶弘景，〈本草經序例〉，轉引自《重修政和經史證類備用本草》，卷1，頁73。「藥理既昧，所以不效。」
33. 鄭金生，〈中藥早期藥理考略〉，《大陸雜誌》，98：6（臺北，1999.6），頁15–35。
34. 〔宋〕唐慎微，《重修政和經史證類備用本草》，卷13「龍眼」，頁330。

用它一發而不收的作用。鸕鷀制（制服）魚，所以用來治魚骨鯁喉；老鷹制狐，所以用來治療狐魅邪祟[35]。諸如此類的藥理解釋在《聖濟經》中大量出現。

「法象」藥理是中醫早期「援物比類」思維法[36]的產物。這部分內容在《神農本草經》中非常薄弱。但巫藥的「萬物有靈」、道家用藥的「假（借）外固內」等用藥思想與「援物比類」有千絲萬縷的聯繫。《聖濟經・藥理篇》通過「性味」和「法象」二名，將以往本草家和非本草家的用藥理論融於一爐。筆者將「性味」藥理說稱之為「經驗藥理」，而把「法象」藥理說稱之為「文化藥理」。後者著眼於藥物的外部特徵或附屬的文化特質（由象形比類產生的各種思維聯想），其內容經常隨不同時代的文化薰染而變更。「法象」藥理堂而皇之地進入中藥藥理殿堂，和科學性較強的「性味」藥理各占一席之地，從而使中藥藥理具有很強的人文特徵。北宋儒學重格物窮理，此風也滲入醫藥界。「法象」藥理的介入，無疑擴大了格物窮理的範圍。但「法象」藥理畢竟不是中藥藥理的主流。故當時的醫家認為：「古人究

35. 〔宋〕趙佶，《聖濟經》（北京：人民衛生出版社，1990），卷9，頁173–174。「有因其性而為用者，有因其用而為使者，有因其所勝而為制者，其類不同，然通之皆有權，用之皆有法也」。其例如：「蟬吸風，用以治風；虻飲血，用以治血。」「弩牙速產，以機發而不括也；杵糠下噎，以杵築而下也。」「鸕鷀制魚，以之下鯁；鷹制狐，以之袪魅」等等。

36. 〔唐〕王冰注，《黃帝內經素問》（北京：人民衛生出版社，1963），「示從容篇第七十六」，頁552。「夫聖人治病，循法守度，援物比類。」

物，取形色法象者眾；良醫用藥，取形色配合者稀。」[37]

《聖濟經》以徽宗的名義頒行，其影響自然不可小覷。但影響更大的是北宋末藥學家寇宗奭的《本草衍義》。前面已經介紹過寇氏在藥物基原考訂方面的見地，其實寇氏在中藥藥理方面也有許多創見，對金元藥學影響甚大。他將《內經》中的基礎理論運用於解釋中藥藥理，又結合個人臨床用藥實際經驗，對張仲景醫方進行理論分析，堪稱中藥理論探討的先行者。

寇氏對《神農本草經》的四氣五味提出了異議。他認為「凡稱氣者，即是香臭之氣；其寒熱溫涼則是藥之性」。這就將「四氣」更正為「四性」，同時也將藥物內在性質的「氣臭」（嗅覺感知）納入了藥理範圍。寇氏在具體藥物之下，較多地探討了藥效產生的原理。例如桂枝條：「《素問》云：辛甘發散為陽，故漢·張仲景桂枝湯治傷寒表虛，皆須此藥，是專用辛甘之意也。《本草》第一又云：療寒以熱藥……獨有一字桂，《本經》言甘辛大熱，此正合《素問》辛甘法散為陽之說。」[38] 這就把《素問》、《傷寒論》、《神農本草經》三者結合起來。寇氏的藥理解說雖然還是沒有成體系，但他以《素問》和張仲景醫書為基礎來探討藥效原理，和此後金、元藥理說是相通的[39]。甚至有人認為寇氏的藥理新探索，使金、元的「東垣、丹溪之徒，多尊信

37. 〔宋〕太醫局，《太醫局諸科程文》（當歸草堂醫學叢書本，光緒四年，1878），卷1，頁12。

38. 〔宋〕唐慎微，《重修政和經史證類備用本草》，卷12「桂」，頁290。

39. 〔日〕岡西為人，《本草概說》（東京：創元社，1977），頁151。

之。本草之學，自此一變」[40]。

寇宗奭《本草衍義》成書不久，宋室南遷，此後中國出現了長達一百多年的南北分裂。社會和地域的長期阻隔，導致本草學術在各自不同的環境中形成南北不同風格。雖然當時無論南北，本草學術的重心都已轉向臨床藥學，但北方金、元地區的藥理探討卻是這一時期本草學術最突出的進展。北方中原地區雖然改朝換代，卻無法割斷文化淵源。金代醫家成無己《注解傷寒論》(1144)，雖說是注解方劑，實際上也在闡發藥性。其書「彰顯藥性之主」、「別氣味之所宜」[41]，其藥效論說之詳，比寇宗奭又更進一步。成氏在他的《傷寒明理論》中，除闡發了「一物之內，氣味兼有；一藥之中，理性具焉」[42]的思想之外，還以《素問》中的理論作為重要依據，逐方解釋處方用藥之理。

成無己雖然在藥效解釋方面取得了重要進展，但其說畢竟散在於《傷寒論》的注釋中，並沒有專門歸納成篇。金・劉完素則不然，他對中藥藥理進行了初步的歸納。劉氏的《素問藥注》今已不存，但其《素問病機氣宜保命集・本草論》(1186) 中可以充分表達他的藥理觀。劉氏《本草論》與成無己《傷寒明理論》一樣，都是將《素問》中的相關理論用來闡釋藥理，其中最突出的

---

40. 〔清〕楊守敬，《日本訪書記》，卷9，轉引自李茂如等《歷代史志書目著錄醫籍彙考》（北京：人民衛生出版社，1994），頁1015。
41. 〔金〕嚴器之，〈注解傷寒論序〉，見成無己《注解傷寒論》（北京：人民衛生出版社，1963），頁6。
42. 〔金〕成無己，《傷寒明理論》（上海：上海衛生出版社，1957），「序」，頁2。

是藥物氣味厚薄補瀉說的推衍。《神農本草經》中的四氣五味，在藥物達到上千種的宋、金之時，已經滿足不了解釋藥效之需。因此《素問・陰陽應象大論》的氣味厚薄陰陽論，就被引用到藥理解釋中來。例如劉完素說：「附子、乾薑，味甘溫大熱，味純陽之藥，為氣厚者也；丁香、木香，味辛溫平薄，為陽之陰氣不純者也。故氣所厚則發熱，氣所薄則發泄。」[43] 也就是說，過去的藥物性味，又增加了厚（濃烈）薄（淡薄）、陰（寒涼、酸苦鹹為陰）陽（溫熱、辛甘淡為陽）的區分，多了一個層次。

除此以外，劉完素還在《素問病機氣宜保命集・藥論》中繪製了藥理辨析原則的示意圖[44]。該圖把藥物的「性味」和「法象」揉合在一起，主幹為「形、色、性、味、體」藥理五要素。然後右側支又再細分五形（金木水火土）、五色（青赤黃白黑）、五性（寒熱溫涼平）、五味（辛酸鹹苦甘）、五體（虛實輕重中）；左側支則將五要素又一分為二：形分真假、色分深淺、性分急

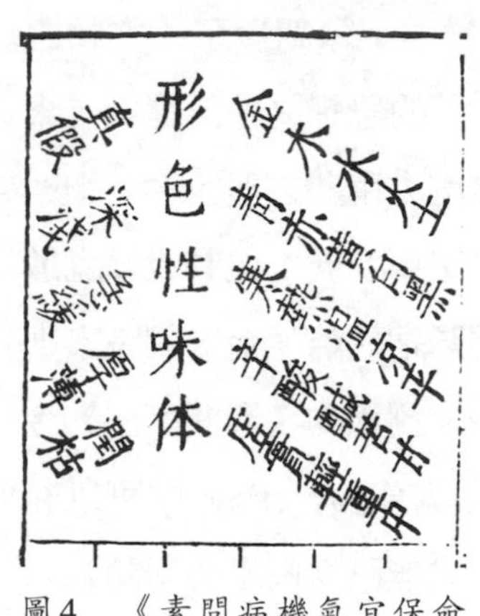

圖4　《素問病機氣宜保命集・藥論》示意圖

---

43. 〔金〕劉完素，《素問病機氣宜保命集・本草論》，見《金元四大家名著集成》（北京：中國中醫藥出版社，1995），頁117。另李時珍《本草綱目》謂此書乃張元素撰，後人誤作劉完素撰。但從該書藥論內容考辨，與張元素之作並不一樣，故不取李說。

44. 〔金〕劉完素，《素問病機氣宜保命集・藥論》，明《醫統正脈全書》刻本，卷下，頁48。

緩、味分厚薄、體分潤枯。這實際上是將藥理五要素用陰陽、五行又再細劃分。如此體系，自然比早期簡單的四氣五味要豐富得多，也比《聖濟經・藥理篇》要實用得多。因此，劉完素可以說是金元藥理體系化的帶頭者。

金元藥理體系構建中最富有成效的是易水學派領軍人物張元素及其弟子李東垣。張元素在《珍珠囊》中提出的藥理體系[45]，有很多新的總結，分出了更多的層次。他把用藥與時、卦、季節等聯繫在一起，用一個圖構成了他獨特的藥理模式。其中最突出的進展有如下幾個方面：

1. **建立了藥物的歸經、引經體系：**所謂藥物「歸經」，就是某藥能入某經發揮治療作用；而「引經」（或名「引經報使」）則是某經之病，可由某藥的指引，帶領其他藥共同奏效。藥物歸經、歸臟腑，甚至歸身體某一部分的記載在北宋及其以前早已有之（見《藥性論》、《本草圖經》等書），但都是零星記載。在金代張元素之後，歸經才成為後世本草中藥物性味之後的一個重要內容。決定藥物歸屬何經，主要依據實際療效，但也可以從其形色氣味等推導而來。至於引經藥物，則是張元素、李東垣等根據諸藥主治而人為賦予的功能。

2. **講求藥物的升降浮沉：**藥物各有其作用趨勢，或上行、或下降。這種升降浮沉又與藥物的氣味厚薄、質地輕重等有密切的關係。

---

45. 〔金〕張元素，《珍珠囊》，見《醫藥集覽》（明刊經廠黑口本），插頁。

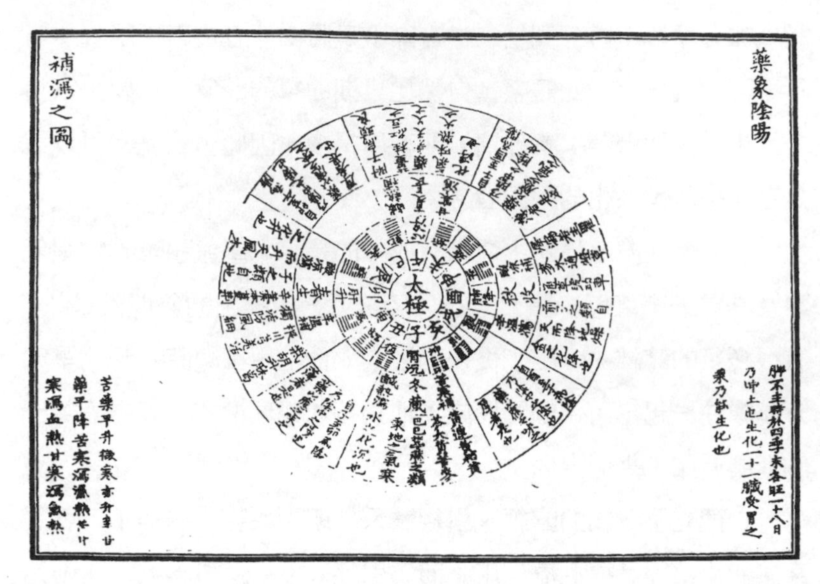

圖5 《珍珠囊》藥象圖

3. 將人身法象和藥物法象相聯繫：也就是根據藥物的外形來推導它與人身相應部分的治療關係。李東垣繼承了張元素的藥理說，他在「用藥根梢身例」中提出：「大凡藥根有上中下。人身半已上，天之陽也，用頭；在中焦用身，在身半已下，地之陰也，用梢。述類象形也。」[46] 像這樣的藥理說，即把自然界、人身、藥物的「法象」結合在一起，用於推導藥物的功能和主治範圍。

李時珍對張元素《珍珠囊》非常推崇，認為他「辨藥性之氣味、陰陽、厚薄、升降浮沉、補瀉、六氣、十二經，及隨證用藥

46. 〔元〕李東垣，《藥類法象》，見〔元〕王好古《湯液本草》（北京：人民衛生出版社，1987），卷1，頁8–11。

之法……大揚醫理，《靈》《素》之下，一人而已！」[47]

張元素、李東垣的藥理說在其弟子王好古《湯液本草》中得到了系統的總結。從中可以看出，易水學派的藥理說，基本上是將具體藥物的功效作為《素問》中的氣味厚薄陰陽清濁與四時、臟腑苦欲的關係，五運六氣中的五味補瀉等學說的注腳。受「法象」藥理的影響，金元醫家也利用迹類象形思維法，根據藥物外在的「法象」來推導藥物產生效用的原理。這樣的藥理模式曾風靡一時。但必須看到的是，地處北方的金元幾位醫學大家的藥理說，重心是在建構體系、形成某種藥理格套。奇怪的是，當他們介紹藥物具體功用的時候，卻很少像寇宗奭、成無已那樣闡釋藥效的機理，只是停留在藥效的簡化和提煉的階段上（只言某藥治某病、某病需某藥）。這就為明清之時藥學家抨擊金元藥理模式埋下了伏線。

元代南方的醫學大家朱震亨（即朱丹溪，1282–1358）的藥理探討方式顯然不同於劉完素、張元素等北方醫家。朱氏並不刻意於用藥名為《素問》某些學說作注腳。在朱氏的《本草衍義補遺》藥物條下，傳統的性味地位降低了，藥物的五行屬性被放在首要的位置。例如「半夏：屬金、屬土」；「常山：屬金而有火與水」等等。[48] 但這些藥物的五行屬性是根據什麼來定的？朱丹溪並沒有解釋。這些五行屬性又與功效有何聯繫？為什麼有這些聯

47. 〔明〕李時珍，《本草綱目》，卷1，頁9。
48. 〔元〕朱震亨，《本草衍義補遺》（〔明〕方廣《丹溪心法附餘》，正德丁卯存德堂刊，1507），卷首，頁5。

繫？朱丹溪也很少解釋。他似乎根本沒有受到劉完素、張元素等北方醫家講究氣味厚薄、升降浮沉的影響，而只是硬性地分配給藥物五行屬性，再根據自己的臨床用藥經驗，突出各藥的主要功效，並略為解釋其產生功效的原因。

總而言之，金、元醫家從《素問》等早期醫學理論著作汲取營養，構建起了藥理體系。氣味厚薄陰陽、歸經引經、五臟苦欲補瀉、升降浮沉、四時用藥等許多用藥原則，再加上藥物的「法象」，使本草學中原本很簡單的四氣五味理論變得層次繁複，從而為解釋藥物功效的機理提供了很多途徑。醫之門戶分於金、元，但在藥理闡發方面，似乎並無門戶之見。金、元醫家在理論上各立門戶的同時，也創立了許多新方來支持其理論。藥理學說的進展為其創設新方提供了武器。甚至可以說，許多新方就是醫理和藥理結合的產物。從這個角度來說，金元藥理學說促進了中醫從經驗用藥走向理論用藥。但也必須看到的是，金元藥理模式的建立帶有很大的人為因素，看似周密、通俗易行的藥理模式其實頗為機械，導致了藥物功效認識的淺顯平庸化，其結果必然影響到深入考求藥物功效的機理，也阻礙了中藥功效研究在臨床實踐和實驗中的創新。正因為如此，在明、清之際才出現一股反金、元醫家論藥模式的風潮。如清・徐大椿批評金、元歸經說的弊病：「至張潔古、李東垣輩，以某藥專派入某經，則更穿鑿矣！」[49]

49.〔清〕徐大椿，《醫學源流論・本草古今論》，見《中國醫學大成本》（上海：大東書局，1936–1937），卷上，頁44。

金、元時期在藥理探討的同時，實際也進行了藥效的簡化和提煉過程。在這方面，南宋本草也有同樣的表現。

五、精煉藥效與南北本草的交融

藥物功效主治的積累和甄別是臨床藥學的主要內容。北宋以前，藥效苦少，所以有效必錄。北宋唐慎微《證類本草》問世以後，藥效的積累已經到了一個較高的水準。對於臨床醫家來說，面對千百年來堆積下來的藥物功治，必須進行提煉以適應臨床所需。北宋滅亡以後，此後的封建王朝再也組織不起像樣的官修本草。本草學術舞臺上一度搶眼的儒臣、醫官逐漸讓位於臨床醫生。宋代以後醫、藥分家越來越嚴重，以至於民諺云：「賣藥者兩隻眼，用藥者一隻眼，服藥者全無眼。」[50]意思是賣藥的人既懂藥又知醫，當醫生的人只知道用藥，而病人什麼都不知道，任由醫藥人員擺布。醫不識藥到明代已經是很普遍的事。像李時珍那樣通醫懂藥的大家非常稀少。因此，從總體上來說，北宋以後的本草學術研究重心越來越集中於臨床藥學。

金、元醫家在構建藥理體系的同時，也進行了大量的藥物和藥效精簡提煉。金・張元素在《珍珠囊・諸品藥性主治指掌》出

50. 〔明〕陳嘉謨，《本草蒙筌》（北京：人民衛生出版社，1988），「總論」，頁3。

示的藥物不過九十味。各藥條的內容全在藥效的總結歸納。例如：

> 羌活：味苦甘平，微溫，無毒。升也，陰中之陽也。其用有五：散肌表八風之邪，利周身百節之痛，排巨陽肉腐之疽，除新舊風濕之證。乃手足太陽表裡引經藥也。

對照《證類本草》所載，可知《珍珠囊》中的功效不僅簡練，且所用術語也很通俗，並且有金元時新創立的「引經」內容。金元臨床藥學代表作《湯液本草》所載藥物不過二百四十二種，其中所引金、元醫家論藥之言也非常簡單。所以在元代一統之後，經金元醫家遴選過的藥物、提煉過的藥效得以大行於世。

南宋的本草學術發展沒有金、元那樣波瀾起伏，他們主要是吃著北宋《證類本草》的老本，做一些零敲碎打的加工。現知南宋也曾出現過十幾種本草書，但大多是在《證類本草》基礎上刪繁撮要，少有新的理論創見。南宋醫學風氣崇尚「易簡」[51]，這一風氣在本草學術上也有種種體現。南宋出現過多種節要本草，以適應臨床醫生所需。此外在若干醫方書的前後，還可見一類附錄式的本草卷篇。這些本草卷篇依托某一醫方書，輯錄與該書相關的藥物炮製法，或常用藥的主要功效。例如許叔微《本事方》(1132) 後附有〈修治制度總例〉、張銳《雞峰普濟方》(1133) 卷

---

51. 廖育群，傅芳，鄭金生，《中國科學技術史·醫學卷》（北京：科學出版社，1998），頁342。

一之後也附有一百六十五種藥物炮製法、劉昉《幼幼新書》(1150) 末卷附錄了一百五十八種藥物等等。這樣附錄式的本草卷篇內容極為簡單，但卻與其原書內容緊密貼合。

南宋的本草學術並非一無成就。從臨床實際出發，評論前人所記載的藥效，是這一時期本草學術的一個焦點。南宋唯一的一次官修本草是《紹興校定經史證類備急本草》(1159)，該書主體內容是《大觀本草》，而最有價值的是各藥之後編者所附按語（冠以「紹興校定」）。編纂者主要是醫官，他們在文獻彙集、基原考訂方面都無法與其前輩相比，但其特長是熟悉各藥在南宋時的使用狀況，所以「紹興校定」中對許多藥物的使用實況進行了評論。例如：

> 紹興校定：瞿麥：性味主治具載本經。雖云採實陰乾，今方家入藥，莖、葉、實皆用，但去其根矣。治諸癃閉有驗。味苦、辛、寒、無毒是也。又雷公有藥殼莖葉并使，令人氣咽、小便不禁之說，無所據。[52]
> 紹興校定：何首烏……但療風濕諸疾，頗驗。在滋下益精方亦用之。今當從本經，味苦澀、微溫、無毒者是矣。[53]

綜觀今存的「紹興校定」條文，可知其重點是突出各藥最主

52. 蕭源等輯，《永樂大典醫藥集》（北京：人民衛生出版社，1986），卷22182，頁1123。
53. 蕭源等輯，《永樂大典醫藥集》，卷2346，頁439。

要的療效以及其他使用範圍，此外也介紹藥物的力量強度、配伍、禁忌等，確定藥物的性味良毒。其語言雖然淺近俚俗，但卻沒有任何雕飾虛玄之處。像《紹興本草》這樣直截了當地評論藥物的臨床實效，介紹當時用藥狀況的本草書，在本草史上寥若晨星。可惜的是該書由於主編的名聲狼藉，導致藏書家的偏見垢評，稱該書「每藥為數語，辨說淺俚，無高論」[54]，進而導致該書在中國失傳，使之不曾對本草學發展產生促進作用，這是本草史上的一個損失。

另一部值得稱道的南宋本草書是陳衍《寶慶本草折衷》(1248) 二十卷。該書是依托《證類本草》刪補而成的綜合性本草書，很多方面還保持北宋本草重視文獻出處、注意收集新藥物資料的傳統。但該書獨特的編排方式、取材的審慎、考訂和評論藥物的精詳，使之有別於《證類本草》，更適合臨床使用。該書遴選實用藥七百八十九味，精選各藥實用的知識，並附加上作者自己的考訂意見。在陳氏考訂中，與《紹興本草》一樣，陳衍客觀地介紹了各藥在當時的使用狀況，以及自己的使用經驗。例如他指出丁香「今治嘔逆多用。惟胃脘寒積凝滯，食入即嘔，服之無不的中。倘或熱嘔，此性既熱，必致膈截上焦，反為僭燥，尤宜審寒熱之宜」[55]。此書雖然流傳不廣，引用者少，但其內容卻是南宋臨床用藥實際的真實反映。

---

54. 〔宋〕陳振孫，《直齋書錄解題》，轉引自李茂如等《歷代史志書目著錄醫籍彙考》（北京：人民衛生出版社，1994），頁426。
55. 〔宋〕陳衍，《寶慶本草折衷》（元刻本），卷12，藥序號379。

此外，南宋本草還有一個值得稱道的亮點是本草編纂體例的改革。北宋《證類本草》層層包裹式的編纂法顯然不適合臨床醫家所用。金、元本草內容全為臨床實用內容，每藥寥寥數語，一目了然，無須在編排上下功夫。南宋本草繁簡程度則介乎兩者之間，因此再沿用《證類本草》體例，必然不便實用。改革編纂法就必須拋棄以本草書為單位的資料累積法，而採用以內容為單元的分項說藥法。提倡這種分類法的是《纂類本草》(1165–1173)。該書主張打破《證類本草》的正文和注文的區分，用「名、體、性、用」四字來歸納藥物的內容[56]。所謂「名」即藥名，其下分「體」（介紹藥物的出處、形態和顏色等）、「性」（藥物的性味）、「用」（藥物的功能和使用法）。至於藥物的名實異同、炮製、畏惡等內容，則集中在卷首設專題進行討論（相當於總論）。這種分項說藥的藥書編纂法在現代已經是司空見慣，但從本草發展的歷程來看，卻首先出現在南宋。此後明代的《本草品彙精要》(1505) 將藥物內容分二十四項、《本草綱目》將藥物分八項，已經是三百多年以後的事了。

南宋滅亡以後，蒙元一統中國，南北的不同本草風格逐步開始融合。但學術的融合不像國家版圖那樣可以很快歸於一統，因此在元代初中期，南北的本草學術風格仍然有所區別。北方王好古的《湯液本草》（約1298）、忽思慧《飲膳正要》(1330) 等書，明顯地與南方同時代產生的周天錫《圖經備要本草詩訣》

56. 〔宋〕陳衍，《寶慶本草折衷》（元刻本），卷20「群賢著述年辰·緡雲纂類本草」。

(1294)、胡仕可《本草歌括》(1295)、吳瑞《日用本草》(1331) 等有著顯著的風格差異。除反映的藥物來源有南北之分外，金、元北方地區盛行的藥理學說在南方本草中還很少有反映。這一狀況直到元末明初才逐步改善。徐彥純 (?–1384)《本草發揮》已經將北方張潔古（元素）、李東垣（杲）、王海藏（好古），南方朱丹溪（震亨）的藥論集於一書。明代中後期，這種南北本草的交融才最終完成。這種交融表現在明代本草著作越來越多地汲取金、元醫家的藥理說，同時又汲取南宋本草改進後編纂法，刪繁去複，分項說藥。例如王綸《本草集要》(1496) 既大量吸取金元藥理內容，在本草編纂法又明顯與金元本草不同，且對藥物分類作出重大改革，以「人為萬物之靈」，而將「人部」藥放在最後。經過二百多年之後，南北本草已經水乳交融，並積累了大量的辨藥用藥經驗。最後由偉大的醫藥學家李時珍撰成《本草綱目》，將《證類本草》以來五百多年的本草知識融會於一書。該書中又加入李時珍個人許多卓越的見解，終於把本草學術推向了古代本草的巔峰。

李時珍《本草綱目》畢竟是一部綜合性的本草巨著，該書可以代表明代藥學的最高水準，卻不是明代醫家廣為使用的實用本草書。儘管《本草綱目》在藥物基原考訂、藥理學說體系化、臨床藥效總結和甄別三大方面都達到了前所未有的高度，但本草學術從北宋以來，以臨床藥學為中心的狀況並沒有改變。在醫家之間流傳的仍然以小型實用臨床藥書為主。供初學者使用的《藥性賦》、《本草歌括》之類的入門書充斥市場。在《本草綱目》

之前，水準較高的普及性本草甚少，只有陳嘉謨《本草蒙筌》(1565) 值得稱道。其他本草書多摘引拼湊前人的藥學資料，略加補充，很少有新的創見。直到明代末期繆希雍 (1546–1627)《神農本草經疏》(1624) 首創「開鑿經義」[57]（發掘闡釋《神農本草經》的義理），此後的本草學術才在臨床藥學研究方面出現了新的氣象。

六、臨床藥學研究與尊經之風

繆希雍字仲淳（或作仲醇），明萬曆年間名醫。他與明代著名科學家李時珍、徐霞客、徐光啟、宋應星等均生活在明代末期。這一時期歐洲文藝復興正如火如荼地開展，而此時的中國，政治日益腐敗，商品經濟卻有了很大的發展，出現了資本主義的萌芽。在江南水陸交通發達的地區，人文薈萃，思想活躍，湧現出了許多科學技術人才。此時的醫藥學也出現了一派小復興的景象，名醫輩出，繆希雍就是其時的名醫之一。

繆希雍時代的醫藥學，受到金、元醫學的影響很大。由於師學傳承的關係，社會上的醫生對金、元醫家各有尊崇對象，其中又以李東垣、朱丹溪的學說最為盛行。醫學家們或倡滋陰，或倡溫補，一直沉浸在金、元醫學理論爭鳴的餘波之中。雖然金、元

---

57. 〔清〕張璐，《本經逢原》，見《張璐醫學全書》（北京：中國中醫藥出版社，1999），「小引」，頁771。

醫家各自的理論建樹，大都以《素問》等經典醫著立論，但他們的處方用藥，卻已經大不同於古人。明·王綸曾這樣評論當時的醫學界：

> 近見東垣、丹溪之書，大行於世。今之醫者，見其不同古方，率皆效顰，治病輒自製方。然藥性不明，處方之法莫究，鹵莽亂投，反致生無甚有，變證多端，遂難識治。[58]

可見當時社會上的一般醫生以追隨金、元醫家為時髦，忽視了早期醫學經典的研究，導致「聖賢之學變而為腐爛時文」[59]。本草學術在明代的發展，同樣出現這樣的現象。金、元藥理學說及簡化後的藥性功效大行於世，《神農本草經》的研究則少人問津。即便是《本草綱目》，也不過「僅以《本經》主治冠列諸首」[60]。繆希雍將這種捨本求末的學風稱之為「學無原本，不明所自」[61]。為扭轉世風，從明末肇始，延及清朝前半期，醫學界興起了一股尊經復古之風。這股風氣的主要表現是注重古代經典醫學著作（《內經》、《傷寒論》、《神農本草經》等）的研

---

58. 〔明〕王綸，《明醫雜著·東垣丹溪治病方論》（南京：江蘇科學技術出版社，1985），卷3，頁105。
59. 〔清〕徐大椿，《醫學源流論·醫學淵源論》，見《中國醫學大成本》（上海：大東書局，1936–1937），卷下，頁46。
60. 同57。
61. 〔明〕繆希雍，《神農本草經疏》（北京：中醫古籍出版社，2002），卷1，頁36。

究，排斥金、元醫家的某些學說。繆希雍的《神農本草經疏》就產生在這樣的背景之下。

在繆氏之前，李時珍《本草綱目》各論的「發明」項下已經有很多臨床用藥研究的成果。李氏闡釋藥效機理，主要依據藥物的性味、形色、歸經等，並根據自己的臨床用藥經驗，評論前人藥論的是非。至於所論藥物或藥效，李時珍並不問出自何書。繆希雍則不然，他認為《神農本草經》是古「三墳」之一，「觀其嘗藥別味，對病主治，施之百世，無可逾越」，但「從未有發其所以然者」[62]。於是繆氏打著尊崇《神農本草經》的大旗，從事藥性藥效等方面的探索。

《神農本草經疏》雖以《神農本草經》為名，但並不是嚴格意義的《神農本草經》注釋本。書中無論藥物還是藥效，都沒有局限於《神農本草經》，也涉及少量的《證類本草》中所載的宋代及其以前的本草著作。因此該書經常提到的「本經」，有時是《神農本草經》的簡稱，但有時卻是其所依據的《證類本草》藥物大字本文而已。繆氏藥物各論，每藥首列經文，次為「疏」（疏解經文要旨），又次為「主治參互」（補充列舉藥物配伍及主治），末為「簡誤」（訂正謬誤）。其中的「疏」是該書的特色所在。

在繆氏以前，《神農本草經》雖是中國本草的核心，但後世只是圍繞核心增補藥性功治，考訂藥物來源、產地等，沒有一家是針對《神農本草經》條文逐字逐句闡釋其「所以然」。繆氏則

---

62. 〔明〕繆希雍，《神農本草經疏》，「自序」，頁5；「凡例」，頁11。

是以「經文」為對象，依次解釋其性味、功效的原理。例如「黃精」的經文內容是：「味甘，平，無毒。主補中益氣，除風濕，安五藏。久服輕身延年不饑。」繆氏首先疏解其性味：「純得土之沖氣，而稟乎季春之令，故味甘氣和，性無毒。」然後依次闡釋其功效之理：「其色正黃，味厚氣薄，土位乎中，脾治中焦，故補中。脾土為後天生氣之源，故益氣。中氣強，脾胃實，則風濕之邪不能干，故除風濕。五臟之氣皆稟胃氣以生，胃氣者，即後天之氣也。斯氣盛則五臟皆實，實則安，故安五臟。臟安則氣血精三者益盛。氣滿則不饑，久服輕身延年，著其為效之極功也。」[63]

由此例可見，繆氏解釋藥物性味，主要是從其生成季節與環境入手。解釋功效則依據藥物的氣味厚薄、形色、歸經，結合人體的生理功能、病因病機，以及他個人的臨床經驗。繆氏並不排斥金、元時盛行的氣味厚薄、歸經入臟等理論，但對金、元盛行的五運六氣論病倒是不屑一顧。雖然繆氏的某些疏解也有隨文衍義、牽強附會，甚至強詞奪理之處，但他畢竟系統地研究了古代藥學經典著作中的性味功治，把各藥散漫無羈的功效通過串講聯繫起來。繆氏是一位臨床經驗非常豐富的醫家，他在闡釋藥性功治時，特別關注藥物實際效用以及藥物種類的考訂，故其議藥時出新見，對臨床用藥頗多裨益。該書一出，立即引起了明末醫家的關注，推動了臨床藥學研究向縱深發展。

---

63. 〔明〕繆希雍，《神農本草經疏》，卷6，頁7。

明代末期，醫林之間的交流已經比較普遍。尤其是江浙一帶的醫家，互相交往切磋，故學術風氣也每多近似。此時杭州的盧復、盧之頤父子和名醫繆希雍、王紹隆等均有往來，學術思想也非常接近。盧復（字不遠，萬曆時人）尊經崇古的情結又在繆希雍之上。他編有著名的醫學叢書《醫種子》(1616)，集中了多種醫學經典著作。《醫種子》之名的來由，是他認為醫理源自黃帝、岐伯，《靈樞》、《素問》是醫學的根源，由此衍生出醫學中的各種「種子」，包括醫經種子、醫論種子、醫方種子、醫案種子。《神農本草經》和《難經》被列為「醫經種子」。為此，他完成了《神農本草經》的輯佚，該輯本也是現存最早的《神農本草經》輯本。和繆希雍一樣，盧復也從事藥性功治的探討，但所論之藥不是太多。

盧復之子盧之頤（字子由，一作子繇），受家學薰陶，潛心鑽研醫藥，撰有《本草乘雅半偈》(1647)。該書各藥分「氣味」、「主治」、「覈」（考訂藥物基原相關內容）、「參」（討論藥性功治等）四項，其中「參」是全書的重心。盧之頤論藥，不看重氣味厚薄與歸經，而從藥物的名稱、生態、「法象」（外部特徵）等入手，結合《內經》、張仲景醫書以及個人經驗來探討藥理。盧之頤通儒信佛，所以在論藥理之時，又多夾儒理、佛理。《四庫全書》肯定了該書「考據該洽，辨論亦頗明晰」，但同時又指出其「辭稍枝蔓」的不足[64]。該書也可能是因為文辭過於艱澀，一般

64. 〔清〕永瑢等，《四庫全書總目》（北京：中華書局，1965），卷104，頁879–880。

醫生難以讀懂，所以對此後臨床藥學研究影響不大。

和盧氏父子同鄉的倪朱謨，完成了另外一部本草名著《本草彙言》。該書初成於天啟甲子 (1624)，後又經增補，由其子孫開刻於清順治二年 (1645)，約刻成於康熙初。倪氏此書的特色，在於他親自採訪當時的醫藥人士至少一百四十八人[65]，彙錄他們的藥學言論，故其書名為《本草彙言》。他所請益的醫家中，屬於倪氏師長輩的有十二人，其中包括繆希雍、張遂辰、王紹隆、盧復、盧之頤、潘楫、方谷、馬更生等名家。該書看似綜合性本草（內有藥物產地形態及附方等內容），但精華部分是其中的藥論。與繆希雍相比，他們共同之點都是論藥求理，但繆氏之論，圍繞「經」藥、「經」言展開；倪朱謨則無意「尊經」，不管藥物來源、不拘《本經》舊論，唯求實效。倪氏之書廣集諸家論藥精萃，非一家之言，其論藥涉及面廣，既解釋用藥之理，又圍繞臨床用藥實際，討論藥物配伍、使用禁忌、同類藥比較等內容。因此該書藥論最能反映明末臨床藥學研究水準。

上述明末諸家在臨床藥學研究方面各有建樹。明亡入清之後，臨床藥學研究並沒有因此而中斷或衰頹，反而在社會安定之後更加蓬勃。箇中原因，是因為滿清滅明之後，大批士人遁跡醫林。清初名醫張璐 (1617–1699) 說：「壬寅 (1662)，儒林上達，每多降志於醫。醫林好尚之士，日漸聲氣交通，便得名

65. 〔明〕倪朱謨，《本草彙言》（清順治二年刻本，1645），卷首「師資姓氏」、「同社姓氏」，頁1–2。

噪一時，於是醫風大盛，比戶皆醫。」[66]意思是清初許多儒林飽學之士，棄儒業醫。儒醫成為此後醫學界一支非常活躍的力量，他們為扭轉醫學平庸化，打起了尊經復古的旗幟，將他們的儒學功底用於闡釋醫藥理論。張璐本人就是一位棄儒業醫的名醫。他受繆希雍《神農本草經疏》的影響，撰《本經逢原》(1695)，以闡釋《本經》大義為主，兼帶討論張仲景、孫思邈等諸家用藥法，「庶使學人左右逢原，不逾炎黃繩墨」[67]。張璐雖尊崇《本經》，但並不蔑視後世本草，所以其書收藥近八百味，並不局限於《本經》藥。他也不像繆希雍那樣對《本經》藥效逐個議論一番，而是突出各藥主要療效，講述臨床運用要點。與清代其他尊經復古派的醫藥家相比，張璐論藥比較溫和折衷，並不偏激。

明末清初醫藥學最活躍的地區就是江浙一帶。錢塘（今杭州）更是名醫輩出。清初醫家張志聰（號隱庵，1619–1674?），曾師事明末名醫張遂辰（卿子）。張遂辰在經典醫籍《素問》、《靈樞》、《傷寒論》的注釋方面成果斐然。張志聰和弟子高世栻(1637–1696?) 對當時的本草著作「不明《本經》，但言某藥治某病，某病須某藥，不探其原，只言其治」[68]感到不滿，於是他們合撰《本草崇原》，針對《神農本草經》二百餘種藥物，逐項闡

66.〔清〕張璐，《張氏醫通》，見《張璐醫學全書》，「醫通自序」，頁5。

67.〔清〕張璐，《本經逢原》，「小引」，頁771。

68.〔清〕張志聰注釋，高世栻纂集，《本草崇原》，見《張志聰醫學全書》（北京：中國中醫藥出版社，1999），序，頁1089。

釋藥物的功效主治。該書解釋藥效的方法，也是從藥物的命名、生成習性、形色、性味、五行屬性等入手，結合《內經》中的有關論說、張仲景等醫家的用藥經驗，闡釋《本經》中的藥物功效主治，也對藥物的基原進行了比較多的考訂。由於該書較多地引用《內經》、《傷寒論》、《金匱要略》等經典醫書之論，故後人評價此書的特點是「以經解經」[69]。該書對後世本草影響較大，乾隆時陳修園著《本草經讀》，「半師其說」[70]，但陳氏也指出張志聰論藥「專言運氣，其立論多失於蹈虛」[71]。清末仲學輅（字昴庭）又纂《本草崇原集說》(1909)，以《本草崇原》為綱，而將學術風格近似、同樣以闡釋《神農本草經》的一類著作中的論說附載於其後。這些著作包括題為葉天士的《本草經解要》、徐大椿《神農本草經百種錄》、陳修園《本草經讀》，以及張志聰《侶山堂類辨》、高世栻《醫學真傳》等書中的藥論。

上述諸書中，《本草經解要》題為葉天士撰，實際作者為姚球 (?–1735)[72]。書商圖利，將其書托名當時著名醫家葉天士，故此書得以廣泛流傳。該書名為《本草經解要》，實際上在所解一百七十四味藥中，只有一百十六味《本經》藥。姚氏論藥的特

---

69. 〔清〕仲昴庭，《本草崇原集說》（北京：人民衛生出版社，1997），卷上，頁2。
70. 〔清〕章炳森，〈本草崇原集說序〉，見《本草崇原集說》，頁5。
71. 〔清〕陳修園，《神農本草經讀》，見《陳修園醫學全書》（北京：中國中醫藥出版社，1999），「凡例」，頁767。
72. 〔清〕曹禾，《醫學讀書志》（北京：中醫古籍出版社，1981），頁131。

點是使「藥與疾相應」[73]，先敘述與該藥所治疾病相關的病因病機、臟腑生理病理變化，然後根據藥物的氣味等，分析藥物取效的原委，逐項解說《本經》的功效主治。該書論藥比較簡單，符合臨床醫家口味。清代名醫陳修園 (1753–1823) 對此書頗為推崇，但也指出此書有「囿於時好，其立論多失於膚淺」的弊病[74]。

陳修園是清代著名儒醫。他治學尊崇古代經典著作，但又能深入淺出、返博為約，撰寫了許多通俗明晰、風靡一時的入門醫書。陳修園對《神農本草經》推崇備至，謂其「字字精確，遵法用之，其效如神」。因此他的《神農本草經讀》中，取《本經》藥一百一十八種，自詡「逐字疏發，經中不遺一字，經外不溢一辭」。他能看得起的後世本草，只有同樣尊經的《本草崇原》和《本草經解要》等少數藥書。除此而外的本草，在他眼中都是垃圾。例如他竟說後世諸書，「最陋是李時珍《綱目》，泛引雜說而無當」[75]；他把《本經》遭受冷落的罪過，都歸咎於李時珍：「自時珍之《綱目》盛行，而神農之《本草經》遂廢。」揚言「學者必於此等書焚去，方可與言醫道」[76]。至於李士材、汪昂等人的本草書，陳修園更是深惡痛絕。陳氏這般尊古賤今，清代只有黃元御可以與之為伍。

但平心而論，陳修園論藥確實有他的高明之處。他在解釋

73. 〔清〕姚球，《本草經解要》（清雍正二年 (1724) 嵇古山房刻本），「附餘」，頁2。

74. 〔清〕陳修園，《神農本草經讀》，「凡例」，頁767。

75. 〔清〕陳修園，《神農本草經讀》，「凡例」，頁768。

76. 〔清〕陳修園，《神農本草經讀》，卷1，頁773。

《本經》藥效時，能從與《本經》時代接近的張仲景醫書中尋求例證，再加上他自己的臨床用藥經驗，因而其論藥每每能抓住要害，突出藥物的功效特點。例如人參，清代通行的說法是可以回陽，獨陳修園見解不同：

> 余細味之，（《本經》）無一字言及溫補回陽。故仲景於汗、吐、下陰傷之症，用之以救津液，而一切回陽方中，絕不加此陰柔之品，反緩薑、附之功。故四逆湯、通脈四逆湯為回陽第一方，皆不用人參。而四逆加人參湯，以其利止亡血而加之也；茯苓四逆湯用之者，以其在汗、下之後也。[77]

陳氏還將張仲景所有使用人參的醫方挑出來，分析比較各方的適應症，指出人參有挽救陰津之功。像陳氏這樣的論藥法，可以說是獨闢蹊徑，說服力極強。

陳氏雖然看不起《本經》之外的後世之藥，但還是在附錄中解說了四十七味藥物。從其解說中，可以看出陳修園見解超群。例如他認為何首烏的真實功效是治療久瘧久痢，此外還可治疽瘡、瘰癧等疾病，惟獨烏鬚髮、益精髓、延年等效，「皆耳實之誤」。陳修園針砭用藥時弊的例子很多，例如他認為時醫有「徇名」（望名生義）之誤。有人因「鬱金」有「鬱」字，用它治氣

77.〔清〕陳修園，《神農本草經讀》，卷1，頁773。

鬱，「數服之後，氣鬱未解而血脫立至矣」[78]。他還剖析「誤信招牌上誇張等語」，盲目濫用福建神曲的各種危害。這些論說，至今對臨床用藥有指導作用。陳修園過分尊經，肆意貶斥後世本草家的做法雖不可取，但其論藥之法卻令人耳目一新。

清代與陳修園一樣尊經崇古的醫藥家大有人在，撰有本草著作者就有徐大椿、黃元御，他們也同樣利用注釋《神農本草經》的機會討論臨床用藥。

徐大椿（字靈胎，1693–1771）是清代著名的醫學思想家。在藥學方面，他的代表作是《神農本草經百種錄》(1736)。此外在他的醫論專著《醫學源流論》中，也有不少藥物論說專篇，如〈用藥如用兵論〉、〈本草古今論〉、〈藥性變遷論〉、〈藥性專長論〉等，都有很多真知灼見。他雖然尊經崇古，認為後世所增補的藥物功用雖多，「皆不若《神農本草》之純正真確」，但不像陳修園那樣偏激。他精闢地分析了後世某些藥效不可憑信的多種原因。例如誤將一方之效作為一藥之效：「或古方治某病，其藥不止一品，而誤以方中此藥為專治此病者。」這種移方效作藥效的錯誤做法即便在現代仍然存在。此外，還有「以己意推測而知者，又或偶愈一病，實非此藥之功而強著其效者，種種難信」[79]。對金、元醫家創立的歸經引經，在徐大椿看來更是主觀「穿鑿」。像這樣一針見血分析中藥某些效用的不可憑信之處，千古之下，唯有徐大椿！徐氏對研究本草提出了四個要點：一、

---

78. 〔清〕陳修園，《神農本草經讀》，「本草附錄」，頁804–805。
79. 〔清〕徐大椿，《醫學源流論・本草古今論》，卷上，頁45。

以《神農本草經》為本，再審擇他說；二、必驗之於病而後信；三、必考古人方所曾用；四、不忽視所謂「奇藥」（草藥或外來藥）。徐氏注重前人經驗藥效，強調以臨床實踐檢驗藥效，注意汲取新的有效藥物，為清代臨床藥學指明了方向。

《神農本草經百種錄》論藥僅百種，每藥言語不多，也不旁徵博引，但大多數言論都切於實用，能突出藥物最主要的效用。徐氏論藥與繆希雍、盧之頤、陳修園等尊經派醫家相比，更為實在，不是每藥必錄、每效必解、每解必圓。前人論藥，動輒羅列藥物的氣味、形色、質地、歸經、五行屬性、產地生境等。徐大椿卻認為：

> 凡藥之用，或取其氣，或取其味，或取其色，或取其形，或取其質，或取其性情，或取其所生之時，或取其所生之地。各以其所偏勝，而即資之療疾，故能補偏救弊，調和臟腑。深求其理，可自得之。[80]

這段話的中心意思是解釋藥物的作用，只需要抓住藥物的「偏勝」（特性或專長）之點，那就是藥物「補偏救弊，調和臟腑」、產生療效的根本所在。他還很直白地申明，有些藥效無法解釋清楚其機理。例如菟絲子「去面䵟」，如果說是因為它辛散、滑澤，那麼辛散、滑澤藥很多，為什麼獨獨菟絲子有這個功

80. 〔清〕徐大椿，《神農本草經百種錄》，見《徐靈胎醫學全書》（北京：中國中醫藥出版社，1999），「丹砂」，頁55。

效呢？所以他認為藥性各有專長，分別含有特殊的成分（「各得天地一偏之氣」），自有它治病的內在原因（「其性自有相制之理」）。如果其內在特性能通過形質氣味表現出來，就可以推測其機理。但如果其性深藏不露，就「不可以常理求也」[81]。例如古人的單方、祕方，往往可取奇效，比講究辨證配伍的經方還要快捷。這一說法，等於說中藥傳統藥理並非萬能，還有很多解釋不了的機理。儘管徐大椿因對《神農本草經》尊崇太過，也間或為「久服輕身延年」之類的方士之言求理圓說，但該書得到了《四庫全書提要》的高度評價，認為它「凡所箋釋，多有精意」。徐大椿「〈藥性專長論〉曰：藥之治病，有可解者，有不可解者。其說最為圓通」[82]。從某種意義來說，徐大椿對具體藥物的解釋雖然也很重要，但更要緊的是他闡發了考求中醫臨床藥效的許多根本性的問題，為清代本草學術塗上了重重的一筆亮彩。

相較而言，比徐大椿稍晚的黃元御 (1705–1758)，其考求藥效機理的論說遠不如徐氏的客觀平實。黃元御號玉楸子，是清代尊經派的顯要人物。他把岐伯、黃帝、秦越人、張仲景奉為「四聖」，主張理必《內經》，法必仲景，藥必《本經》。他撰有兩部本草書，一為《長沙藥解》(1753)，一為《玉楸藥解》(1754)。《長沙藥解》收仲景醫書所用之藥一百六十一種，各藥之後羅列所在方劑。其書名為「藥解」，實屬方論。黃氏議藥論證，時或

81. 〔清〕徐大椿，《神農本草經百種錄》，「菟絲子」，頁58。
82. 〔清〕永瑢等，《四庫全書總目》，卷104，頁880。

侈談五行、運氣，四象生成，使淺顯之理，反致虛玄[83]。雖然都是結合仲景用藥法議論藥效，但黃氏論藥水準較陳修園差之遠矣。

黃氏《玉楸藥解》收仲景醫書未載之藥二百九十三味，其論藥方法與《長沙藥解》截然不同。該書每藥敘說簡要，並沒有「藥必《本經》」，更不是為《本經》藥效作注，甚至還有「《本草》輕身延年之論，未可盡信也」之類的話（見「黃精」條）。黃氏在這本藥書中列舉諸藥主要的功效主治，除少數藥物之外，一般不去闡釋藥效機理。該書最有學術價值的地方是對某些用藥時弊進行抨擊。他反對將藥效簡單化，主張辨證用藥，辨藥治證。例如當時醫家用大腹皮治皮膚腫脹，黃氏則指出：「腫脹有根本，皮膚是腫脹之處所，非腫脹之根本也。」[84]大腹皮所治的皮膚腫脹，不適合虛證。又如當時醫家好用木香治肝家的疾病，黃氏則認為木香辛燥，而肝屬風木，凡病皆燥，因此不適合用木香來調氣。正因為黃氏在該書中論說簡捷實用，所以其書風行一時，深受醫家歡迎。

應該說《玉楸藥解》和其他尊經復古本草書的論藥形式並不相同，甚至看不出太多的尊經色彩。但黃氏在該書序言所表達的尊古賤今言論卻是令人驚訝的。他認為在神農、張仲景之後，「後之作者，誰復知醫解藥？諸家本草，率皆孟浪之談！」和陳修園一樣，他也把矛頭指向李時珍：「明・李時珍修《綱目》，

---

83. 尚志鈞，林乾良，鄭金生，《歷代中藥文獻精華》，頁336。
84. 〔清〕黃元御，《玉楸藥解》，見《黃元御醫學全書》（北京：中國中醫藥出版社，1999），卷2，頁1076。

博引庸工訛謬之論，雜以小說、稗官、仙經、梵志，荒唐無稽，背馳聖明作述之義幾千里矣！」[85]甚至譏諷李時珍「紀載博矣，而醜謬不經」[86]。黃氏如此高傲，連《四庫全書》館臣也看不下去，批評他：「大抵高自位置，欲駕千古之上。故於舊說，多故立異同，以矜獨解。」[87]尊經派人士中，惟黃元御、陳修園出言最為孤傲，於此可見一斑。

清代近三百年，所出本草書四、五百種。但從本草學術發展來看，成果最大的還是上述尊經復古派對臨床藥學作出的深入研究。他們的成功並非像西漢時那樣借神農之名以售其說，而在於他們在研究《神農本草經》的過程中，遏制了金、元、南宋以來藥物、藥效日漸簡略平庸的頹風，使藥物的運用更緊密地與中醫辨證論治結合起來，更好地發揮藥物的治療作用。除上述醫家和本草著作之外，明末李中梓（約1588–1655）三本草（《藥性解》、《本草徵要》、《本草通玄》）、清代汪昂《本草備要》(1694)、吳儀洛《本草從新》(1757)、黃宮繡《本草求真》(1769) 等著作，也從不同的角度豐富了中醫臨床用藥的內容。

綜觀中國二千多年本草學術發展，從早期本草篳路藍縷草創以來，藥物的增加和藥效的積累一直貫穿本草發展的始終。為了確保用藥的安全、有效，古代本草家花費千餘年從事藥物基原的

85. 〔清〕黃元御，《玉楸藥解》，「自敘」，頁1057。
86. 〔清〕黃元御，《長沙藥解》，見《黃元御醫學全書》（北京：中國中醫藥出版社，1999），「自序」，頁975。
87. 〔清〕永瑢等，《四庫全書總目》，卷106，頁890。

考訂，最後由李時珍《本草綱目》畢其全功。在北宋醫藥文獻借印刷廣泛傳播、醫學教育重視理論與臨床用藥實踐相結合等歷史因素的影響下，金、元醫家建構了中醫藥理體系，豐富了探究藥性功治機理的層次和途徑，促進中醫從經驗用藥走向理論用藥。明末清初以來，為扭轉中醫用藥簡單平庸、不明原本的頹風，一批醫藥學家以尊經為旗號，對《神農本草經》以及後世常用藥物的運用進行探討，深化了藥性功治的認識。因此，古代本草學術三大主題（基原、藥理、藥效）終於取得了比較圓滿的進展。進入近代以來，隨著西洋醫藥學的傳入，中國的本草學術又開始面臨科學化、現代化的新主題。

藥效的發現與「傳信」

中藥的功效是怎樣發現的？人們用什麼辦法將這些發現傳給後人、並讓後人深信不疑（簡稱「傳信」）？這個問題看似簡單，實際卻很複雜。這是因為，現存文獻記載的數以千計的中藥，它們的療效發現並非只有一個途徑。有的藥效是由於它自身所含物質表現出來的治療作用，而有的藥效卻是不同社會中人為賦予的功能。因此中藥功效自古以來表現出很強的二重性：經驗性和社會性。這兩者有時區別明顯，有時卻如油入麵，難分難解。至於古人「傳信」藥效的方法，堪稱煞費苦心，令人感嘆。

一、經驗與聯想

（一）「神農嘗百草」

中國藥物發明最古老、流傳最廣的傳說是「神農嘗百草」。

漢・劉安（前175–前122）《淮南子》記載，神農「嘗百草之滋味，水泉之甘苦，令民知所辟就。當此之時，一日而遇七十毒」[1]。雖然這個傳說把藥物發明歸功於神農一人，令現代人難以置信，但它確實說明一個問題：許多藥物是在尋找食物的過程中發現的。孟子說：「食、色，性也。」尋找食物是動物維持生命的本能。饑不擇食，饑餓迫使先民嘗試各種可食的動、植物，中毒事故自然難免。無毒的食物豐富了人們的食譜，也積累了食物對人體的益處。中毒事故過後卻可能有兩種結局，或者因毒而喪生致殘，或者因禍得福，意外治好了某些疾病。這些經驗積累起來，充分利用，就成為藥物知識的最初來源。「藥、食同源」，都是靠經驗得來。

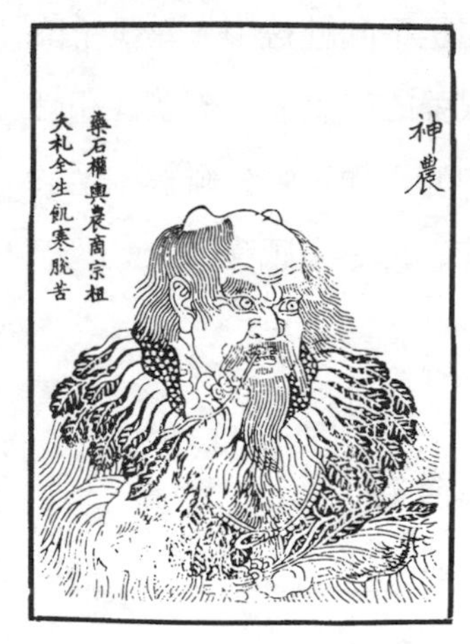

圖6　神農嘗百草

源於反覆實踐取得的經驗藥效是最可靠的。《神農本草經》及其他本草記載的許多藥物的功效，諸如大黃、巴豆瀉下、麻黃發汗平喘、常山治療瘧疾、人參補氣、黃連治痢、桔梗祛痰、附子回陽救逆等等，都是顛撲不破、屢試不爽的藥物功效。此外，像「心痛欲死，速覓延胡（玄胡索）」[2]之類的藥物

1. 〔漢〕劉安，《淮南子・修務訓》，卷19，頁331。
2. 〔宋〕唐慎微，《重修政和經史證類備用本草》引「雷公炮炙論序」，卷1，頁41。

療效，也是源於醫療實踐的總結。儘管如何解釋這些藥效，會因時代或人文因素的影響各有不同，但這些實踐用藥經驗無論哪一個時代、社會或國家，都可以重複驗證。這就是中國藥物歷經數千年而不衰的立身之點。

「神農嘗百草」，是無數先民和先醫親身嘗試藥物、發現藥效的縮影，也是對這一過程凝鍊昇華的美好傳說。後世醫家中，也有人仿效神農，親自觀察，甚至親自口嘗藥物，體察藥物的性味和功效。例如李時珍看到花乳石這味藥舊無氣味記載，於是「嘗試之，其氣平，其味澀而酸」。不通過口嘗絕對無法知道花乳石「味澀而酸」。又如曼陀羅花，舊傳如果一個人笑著採此花釀酒，飲酒之後就會令人笑；如果跳著舞去採此花釀酒，飲後就會令人跳舞。但李時珍親自嘗試之後，才知道必須在飲曼陀羅酒到半醉的情況下，讓他人在旁邊或笑或舞，才會引得飲酒者跟著笑、舞[3]。曼陀羅是有毒植物，李時珍親自喝曼陀羅酒，是要冒風險的。除李時珍之外，還有些醫家親自嘗試藥物，茲不贅舉。更多的藥效是在臨床治療過程中的經驗總結。「學書費紙，學醫費人」，這句古話是說學習書法要花費很多紙張，醫學經驗的獲得卻可能要犧牲一些生命。古代醫學的每一步進展、每一個藥效的發明，都要付出沉重的代價。神農嘗百草，一日遇七十毒的記載，已經說明了發現藥效背後的殘酷代價。因此，中國本草記錄的許多源於實踐的藥效，都不容忽視。

---

3. 〔明〕李時珍，《本草綱目》，卷10，頁613；卷17，頁1211。

從神農最初尋找食物無意之中發現某些物質的療效，到醫藥發展之後無數醫家主動嘗試某些藥物的治療效果，中藥的內容因此而不斷豐富發展。基於實踐和經驗的藥物效果，形成了中國藥物學難以摧垮的堅強內核。

但是「神農嘗百草」無法解釋所有中藥的起源。早期藥物中，有很多不能食用、甚至不能理喻的用藥法。例如馬王堆出土的西漢以前的古醫書中，有許多金石（如鐵、銅、水銀、雲母等）、器物（如女子布、死者裰等），乃至一些人部藥（如死人頭、死人胻骨等），這顯然不能靠口嘗身試將它們納入藥物之列。要追究這類藥物的起源，就必須追溯醫藥發生的早期（巫醫混同時期）用藥觀，乃至此後醫藥發展歷程中種種思想的影響。

（二）「萬物有靈」的巫藥

在中國醫藥發展的初期，有一個巫醫混同的階段。這個階段一直持續到大約戰國時期，巫、醫才逐漸分道揚鑣。這一進程非常緩慢，馬王堆出土的西漢醫學帛書中，巫醫的用藥法仍然夾雜於其中。

所謂巫、醫混同，是指在中國早期文化中，還沒有職業醫生出現，由當時的巫來行使醫療活動。現在一般的醫藥史專著中，都把《山海經》作為最早記載藥物的文獻之一。但恰恰《山海經》中的藥物，就是巫醫混同時期的產物。《山海經》中經常提到一些巫師的名字，也提到一些巫法和巫藥。儘管該書中藥物的名字很多（不下百餘種），但後世本草卻無法從其中採錄適合醫藥實用的內容。這是因為該書所載的治病「藥物」，多為傳說中的奇魚怪獸、異草怪木，本不是人間所有的東西，因此也就無法當真。其次，該書所述藥物具有明顯的巫藥特徵。巫藥雖然也用來防治某些疾病，但卻經常兼具某些非醫用效力（如禦火、禦水、禦兵、禦凶、不迷、不溺、不驕、不妒、不畏雷、媚於人、走馬等等）。醫用之藥需要通過內服或外敷，讓藥物直接進入人體，而巫藥據說可以憑藉其超距離的感應就能發揮神奇的作用。這就是巫藥「通靈」的特徵[4]。

巫藥「通靈」基於巫術蒙昧的「萬物有靈」信念。巫家認為世間萬事萬物都存在著超距離的交感（互相感應）作用。英人弗雷澤把交感巫術思維原則歸納為順勢巫術（相似律）和接觸巫術（接觸律）兩種[5]。其中「相似律」就是根據人與物的「相似」而建立某種聯想。這種聯想和中國古代思維方式中的「援物比類」、「象形比類」、「述類象形」等有共同之處。而「接觸律」則是根據事物的「接觸」建立起來的聯想。這種聯想認為事物一旦互相接觸過，它們之間則不論遠近，都將一直保留著某種聯繫。中藥裡很多藥物的使用都和「接觸」聯想有關。

瞭解了巫術「萬物有靈」的信念，就可以理解《山海經》中

---

4. 鄭金生，〈中藥早期藥理考略〉，《大陸雜誌》，98：6 (1989.6)，頁257。
5. 〔英〕詹·喬·弗雷澤，《金枝》（北京：中國民間文學出版社譯本，1987），頁21。

許多「藥物」神奇功效的來源。《山海經・南山經》記載了一種獸，名字叫「類」，據說其狀如狸而有髦，「自為牡牝，食之不妒」[6]。「自為牡牝」，用現代的話來說就是雌雄同體，這樣的動物自然不存在有妒嫉的問題。根據「萬物有靈」的相似律思維，吃了這樣的動物，就可以使人沒有妒嫉之心。可見「類」的「食之不妒」功效建立在它不分雌雄基礎上。又《山海經》中的沙棠，「可以禦水，食之可以不溺」。郭璞注：「言體浮輕也。沙棠為木，不可得沉。」這種聯想的方式是：沙棠木不會沉水（能禦水），那麼人吃了它也就不會溺水。《山海經》中的許多藥物功效多為這類「萬物有靈」思維的結果。

醫術在巫、醫不分的階段中，不曾停止實踐和發展。但因為受到巫文化的長期浸染，當醫術最終與巫術分道揚鑣，占據了主導地位之後，依然可以看到巫術潛移默化的影響和巫藥的殘餘。馬王堆漢墓出土古醫書《五十二病方》中，有一方用桃枝東向者製成弓，用來射「頹疝」（疝氣病的一種）[7]。桃在先秦時代屬於仙木，據說具有除殺鬼魅、厭伏（壓伏抑制）邪氣的作用。用桃枝做的弓，來象徵性射擊病變的部分，就是聯想它有驅除「頹疝」病邪的作用。不通過口服、外敷桃枝，只用桃弓虛張聲勢射之，這是明顯的巫術方法。《醫心方》(984) 中收錄的許多六朝隋唐以前的古方中，也可以看到不少巫術用藥法。例如該書收載用桃花

6. 袁珂譯注，《山海經全譯・南山經》（貴陽：貴州人民出版社，1991），頁2。

7. 馬繼興，《馬王堆古醫書考釋》，頁494。

作為美容藥、用婦人頭髮、鴛鴦心為藥使夫婦相愛，以及用藥求富、避水火、避兵刃等等，都屬於巫藥之列。唐・陳藏器《本草拾遺》記載了頭髮的一個作用，說是如果某人逃跑了，只要有他的頭髮，就可以將頭髮放在紡車上轉動，那麼外逃的人就頭暈迷亂，不知往哪兒跑了[8]。這就是巫術中「接觸律」的應用實例。在巫術看來，只要是人身上的東西，無論是身體的一部分，還是使用過的器物，都因與人體有「接觸」而永遠保持超距離的聯繫。於是在早期的巫藥中，就有很多與人相關的物品。這些巫藥殘餘輾轉傳承，在本草書中也時有記載。中藥裡許多不可能通過口嘗身試的藥物（如某些金石礦物、器物、污穢齷齪之物等）、不可能通過藥效解決的問題（如刀槍不入、水火不懼、夫婦親愛等）、不需要接觸人體的用藥法（如佩帶、擺放物件方式等），大多源於巫藥。巫藥滲入醫藥一個重要的掩飾手段，就是利用「燒灰」內服的形式。燒灰可以把許多無法食用的東西化為同樣的灰燼，但在巫術中，灰中保留了原物的靈氣，既可通靈，又可蒙人。因此，在觀看《本草綱目》等本草書所記載的許多藥物（如髮髲、頭垢、爪甲、孝子衫、褌襠等）及其藥物怪效或用藥怪法時，應該知道這些藥物及其「功效」的來源古老，並非後世中藥效用的主流。

但是要精細地剔出中藥裡所受巫藥的影響，還真是很不容易。巫藥和醫藥是並行發展的，只不過在人類原始蒙昧時期，巫藥在漫長的歲月中占據了主導地位而已。當時代終於進化到巫覡

8. 〔宋〕唐慎微，《重修政和經史證類備用本草》，卷15，頁363。

退出歷史舞臺的時候，醫藥也就開始壓倒巫藥，揚眉吐氣，加速發展。但它們就像兩棵幼年時植株一度長合在一起的樹，儘管其根系和主幹都是分開的，但它們各自的體內已經都含有對方的若干成分，影響著它們以後的生長。例如巫藥在「萬物有靈」信念指導下用藥，和後世道家、醫家用「援物比類」思維方法去解釋藥效，存在著剪不斷、理還亂的關係。

當醫藥開始獨立發展起來的時候，就面臨著如何面目一新、讓人信服的問題。托名權威、建立新的理論，是醫藥獨立發展的早期可以見到的兩個重要舉措。

二、權威與理論

（一）托名聖賢與名人崇拜

在巫術盛行的時代，巫可通神、事神、請神、代神言事，是神、人之間的聯絡者和神的代言人。無論上古掌握文化知識的巫師，還是後世淪為民間下九流的巫婆，無不借神行事。巫藥得以在人類蒙昧時期占據主導地位，甚至在進入封建社會以後的日子裡，還繼續在民間潛流暗行，也無不是借助巫的「神」力。

春秋末期，孔子「不語怪、力、亂、神」；戰國時期的扁鵲宣稱「病有六不治」，最後一條就是「信巫不信醫，六不治也」[9]。不談神、不信巫，那麼醫家用藥靠什麼來樹立威信？筆者以為，巫、醫分離時，醫藥學採用了和其他學說一樣的辦法，托名古代聖賢，以售其學。這就是西漢・劉安所說：「世俗之人，多尊古而賤今。故為道者，必托之於神農、黃帝，而後能入說。」[10]醫家本是世俗之人，要建立醫藥之道，使之合乎一種學說的要求，只能遵從當時人們尊古賤今的心理，將早期的醫藥專著托名上古的聖人。於是早期的藥學著作，沒有作者個人的署名，都是托名於神農、黃帝、岐伯、雷公、桐君、扁鵲、醫和等古代聖賢（參本書14–15頁），藉以樹立自己的正統形象。

這種托名以樹權威的做法對早期醫家建立自己的學說無疑是非常有效的。「尊古而賤今」的心理，並不僅見於西漢，歷代都有人厚古薄今。從早期尊崇上古傳說中的聖賢，到明清以後尊崇東漢張仲景為醫聖，奉仲景醫方為「經方」，無不與尊古心理有關。明清之時，醫藥學界甚至掀起了一股尊經崇古的學風。尊古心理的根本，還是名人崇拜心理，因此，即便在漢魏以後，托名的醫藥書仍偶有出現。以本草書為例，清代姚球的《本草經解要》就因為托名當時紅極一時的名醫葉天士而吳中紙貴[11]。托名元代李東垣的藥學書籍也有好幾種。但這種托名是商家為牟利而作偽，與早期托聖賢之名建立學說不是一回事。除商家利用名人效應偽造托名之書而外，藥效的「傳信」也經常利用名人效應。

---

9. 〔漢〕司馬遷，《史記・扁鵲倉公列傳》，卷105，頁2785–2820。
10. 〔漢〕劉安，《淮南子・修務訓》，卷19，頁342。
11. 尚志鈞，林乾良，鄭金生，《歷代中藥文獻精華》，頁331–333。

這方面的例子更多，詳見下文。

早期本草書儘管可以托名聖賢，但如果沒有真實可靠的藥效、沒有能符合當時人們頭腦中通行思維方式的理論內容，那麼即便是托名聖賢，也未必能使藥學之道形成學問，流傳後世。單純的零散用藥經驗雖然也能傳播一時，但永遠形不成一門讓人信服、可以歸納統率經驗、並在理論指導下擴充使用的學問。早期的藥學經典著作《神農本草經》，不僅有著極為深厚的藥物實效積累，而且出色地歸納了藥學最初的藥學理論，從而奠定了藥學專門學問的基礎。

（二）藥理體系的創建

那麼，作為本草濫觴、前無古人的《神農本草經》到底創建了什麼樣的理論體系呢？筆者以為，該書立足於醫家用藥經驗，借鑑了當時的社會構建模式、哲學思維模式和宇宙自然觀，建立了四氣、五味，君臣佐使、三品、七情，以及正治原則為主體的理論體系。這些理論都很容易為當時的人們認可。

「四氣」為寒、熱、溫、涼。之所以要用「氣」字，實際上就是直接借鑑了當時人們對自然季節氣候變化的認識。冬寒、夏熱、春溫、秋涼，這四種氣候的特點被用來劃分藥物的性質及程度，是當時人們對自然界認識的直觀反映。在用藥實際中，有的藥物服用之後可以立即使人感到溫暖（如酒、薑、桂等），或者能治療寒性的疾病，這類藥性自然屬於溫熱；有的藥物入口清涼，服後不會使身體有溫熱感，甚至還覺得比平時畏寒，或能治療熱性的疾病，那麼這類藥物的性質就屬於寒（如大黃、凝水石、石膏等）。

《神農本草經》具體的藥物之下，據統計（括號中為藥數）[12]，有寒 (99)、微寒 (26)、小寒 (1)、平 (131)、微溫 (20)、溫 (79)、大熱 (1)。其中「平」性藥甚多，卻不在四氣之類。「涼」為四氣，卻不見於具體藥物之下（「熱」藥也極少）。這些都印證了「四氣」理論並不是直接根據具體藥物性質歸納出來的，而是借鑑氣候術語，所以無法與《神農本草經》具體藥物性質完全貼合。北宋時寇宗奭認為「四氣」的「氣」字用得不好，按他的意思「凡稱氣者即是香臭之氣；其寒熱溫涼則是藥之性」，主張「氣」字「當改為性字，於義方允」[13]。這是由於他不知道「四氣」一詞原本就是借用。氣候中的四氣，體現了陰陽的變化，用於藥性，自然也就將陰陽學說貫穿其中。

「五味」（酸苦甘辛鹹）的歸納就要簡單得多。《神農本草經》具體藥物之下的「味」沒有超出五味的範圍。日常最為多見的味覺就是五味。後世雖有「淡」、「澀」等味的劃分，但因在《神農本草經》成型的漢代，五行學說已經成為人們認識世界組成的基本模式。因此，五味的數字直接取用五行之數。在《神農本草經》中，五行學說不僅體現在「五味」的歸納，也體現在具

12. 王家葵，張瑞賢，《神農本草經研究》（北京：北京科學技術出版社，2001），頁74。

13. 〔宋〕唐慎微，《重修政和經史證類備用本草》，卷1，頁45。

體藥物之中。據比較[14]，《神農本草經》「五芝」條的五種顏色、五種味道、所補益的五臟、出產各山的方位，無一不合乎五行。此外，「五色石脂」條後記載：「五石脂各隨五色補五藏」[15]，更明確地說明當時已將五行學說引進了藥學理論。

必須指出的是，早期的中藥四氣、五味理論雖然借鑑了氣候（含有陰陽學說）、五行學說來歸納和命名，但其具體內容卻是醫療實踐中的提煉。因此，藥物的四氣五味是可以禁得起重複驗證的性質。這些性質取決於藥物內含的物質，因此，四氣、五味理論的基礎實際上是源於經驗，乃中藥最核心的理論內容。

就像中醫最古老的理論著作《黃帝內經素問》一樣，《神農本草經》也借鑑了當時的社會組織模式。在《黃帝內經素問》中，五臟六腑的功能用社會組織中的「十二官」來比喻，其中「心為君主之官」，是十二官的統帥。在《神農本草經》中，我們同樣可以看到社會組織在藥理中的反映。「藥有君臣佐使，以相宣攝合和」，也就是說藥物也同樣存在等級，有君、臣、佐、使之分，「猶如立人之制」。它們組合起來，有主導、有控制，互相配合，發揮作用。在配合使用的時候，也和人間社會組織一樣，總是君少民多，所以《神農本草經》說「宜用一君、二臣、三佐、五使。又可一君、三臣、九佐使也」[16]。

什麼藥可以作為「君」？《神農本草經》和《黃帝內經素

14. 王家葵，張瑞賢，《神農本草經研究》，頁83。
15. 〔宋〕唐慎微，《重修政和經史證類備用本草》，卷3，頁93。
16. 〔宋〕唐慎微，《重修政和經史證類備用本草》，卷1，頁30。

問》有不同的說法。《神農本草經》是「上藥一百二十種為君，中藥一百二十種為臣，下藥一百二十五種為佐、使」。《素問》是「主病之謂君，佐君之為臣，應臣之為使，非上下三品之謂也」。唐・王冰認為這兩種說法實際上用於不同的場合。《神農本草經》的君臣佐使，是為了區別藥物性質的「善、惡」（包括性能和毒性），屬於「服餌之道」，也就是道家服食藥物所用的理論。梁・陶弘景解釋說：「大抵養命之藥則多君，養性之藥則多臣，療病之藥則多佐，猶依本性所主。」可見本草君臣的劃分，是依據各藥的性質功能。而《素問》所說「主病之謂君」，是「治病之道」，即臨床治療時組織方劑，治病主力就是君，其他配合藥都屬於臣、使，「皆所以贊成方用也」，也就是說這些君臣是根據藥物在方劑中的作用來劃分的[17]。簡而言之，《神農本草經》按照上、中、下三品區分的君、臣，屬於藥物性質的歸類法。《素問》的藥物君臣，是依據臨床治療方劑中藥物各自的作用。但不論哪一種劃分法，藥分君、臣，都是借鑑社會組織形式，並使用了社會角色的名稱。

《神農本草經》上、中、下三品藥的性質和作用具體區分標準是：

上藥：君。養命、無毒，多服久服不傷人。輕身益氣、不老延年。對應於天。

中藥：臣。養性、無毒、有毒，斟酌其宜。可遏病補虛羸。

17.〔唐〕王冰注，《黃帝內經素問》（北京：人民衛生出版社，1956），卷22，頁192。

對應於人。

下藥：佐使。治病、多毒，不可久服。除寒熱邪氣，破積聚癒疾。對應於地。

可見三品實際上是原始的藥物分類法。其分類的基礎是藥性功能。從其中的「養命」、「養性」、「輕身益氣、不老延年」等用語，可見明顯受道家用藥的影響，所以唐·王冰才會有本草三品君臣劃分法屬於道家「服餌之道」的評價。有學者根據《神農本草經》以上、中、下三品分別對應於天、人、地，認為這是漢代三才思想的影響[18]。但簡而言之，藥分三品，還是社會等級的反映。

藥性理論形成之初，並非高深莫測。人們運用他們頭腦中已有的各種社會、哲學、自然宇宙觀來解釋藥效、歸類藥物。他們使用的術語，其實都是借用大眾化的社會名詞。在當時醫藥學家看來，藥物也是一個社會，因此借用社會組織形式來建立理論，是最能為當時人們接受的形式。藥物需要配合使用，藥物性質不同，互相配合時產生的結果也不同，這就和社會中的人際關係一樣。正是本著這樣的思維，《神農本草經》才認為「藥有陰陽配合、子母兄弟」。後世注家對此有多種解釋，諸如「凡天地萬物皆有法象。故毛羽之類，皆生於陽而屬於陰，鱗介之類皆生於陰而屬於陽」之類[19]。如果藥物「陰陽配合」的原義是這麼複雜，相信當時能接受的人也不多。其實「陰陽配合、子母兄弟」，不

18. 王家葵，張瑞賢，《神農本草經研究》，頁45。

19. 〔宋〕唐慎微，《重修政和經史證類備用本草》，卷1，頁31。

過是把藥物視為一個家庭，既有夫妻相配（即「陰陽配合」），也有子母、兄弟的關係。有的藥物使用起來可以不離不棄，總是讓它們配合在一起，有的藥物卻可以視不同的情況，互相支持，發揮最大的療效。

藥物的「七情」，實際上也是社會人際關係在藥物配合中的反映。人與人之間，有願意孤家寡人行事者（所謂「單行」），有性情合得來的，可以互利、互補（所謂「相須、相使」）；合不來的，出現互相懼怕、互相厭惡情緒（所謂「相畏、相惡」），也有勢不兩立、見面就鬥者（所謂「相反」），或互相克制者（所謂「相殺」）。善於用人者，要區分「七情」，趨利避害、因勢利導、協調搭配，發揮各人最大的作用。善於用藥者也是如此，「當用相須、相使者良，勿用相惡、相反者。若有毒宜制，可用相畏、相殺者。不爾，勿合用也。」[20]可見藥理乃從人理推演而來，並不艱深。

至於藥物治療的原則，更是簡潔明瞭：「療寒以熱藥，療熱以寒藥。飲食不消以吐下藥。鬼疰蠱毒以毒藥。癰腫瘡瘤以瘡藥，風濕以風濕藥，各隨其所宜。」[21]這是藥物治療的「正治」法，也就是「兵來將擋，水來土掩」的正面對抗療法。這和《素問‧至真要大論》中說的「寒者熱之，熱者寒之。堅者削之，客者除之。勞者溫之，結者散之。留者攻之，燥者濡之……」等屬於同類治療大法。

---

20. 〔宋〕唐慎微，《重修政和經史證類備用本草》，卷1，頁31。
21. 〔宋〕唐慎微，《重修政和經史證類備用本草》，卷1，頁32。

《神農本草經》的理論內容大致為以上幾個方面。該書其他條文，多為用藥經驗，理論性不是很強。和同時代醫學經典《黃帝內經》中的理論相比，《神農本草經》的藥理顯得單薄得多。《內經》中有關五味與五臟的關係，五味之間的生剋、五味宜忌，五味所走，五味所禁，五味所傷，五味太過、偏勝，氣味厚薄陰陽等許多有關性味的理論，在《神農本草經》中很少體現。對此現象，筆者的解釋是：《內經》的理論結合了當時的哲學思想，將陰陽五行學說用於醫學內容推導。因此這種理論的高度明顯超越了當時的臨床用藥實際水準。換言之，《內經》中的性味理論，不是從藥學實踐自然而然凝鍊出來的，它帶有哲學思維模式，因而與當時的用藥實際存在差距。《神農本草經》藥學理論雖然比較單薄，但卻充分反映了當時藥學實際水準。中藥藥理滯後的狀況，經魏晉六朝、隋唐五代，將近千年，沒有太大的改變。直到北宋末，《內經》中成套的性味理論才開始進入本草，又經過金元醫家的演繹發展，終於與《神農本草經》原有的藥理結合，用於解釋藥理、指導用藥。儘管受時代的影響，宋金元及其以後的中藥藥理又有一些變化（詳參本書61–73頁），但其主流始終是性味等理論為主，是為中醫的正統藥理系統。

中藥學中的正統理論，是藥效取信於人的重要保障，是驗證新藥新效的標準，也是指導新藥新效探索的依據。這套理論與巫醫用藥思想有著根本的不同，它拋棄了藥物的非醫療作用，除少數巫藥殘餘之外，大多數藥物的使用脫離了「通靈」的思維模式。在醫、巫分道揚鑣之後，醫藥終於憑藉著經驗實證和建立符合古人思維方式的理論，不斷發展壯大。但是本草記載的藥物及其功效，其來源仍然有不同的途徑。

三、本草藥效的多源性

中藥學有了以性味為主體的理論，並不能保證進入本草的所有藥物及其功效都符合這一理論。儘管《神農本草經》以後的主流本草中，大多數的藥物都來自醫療實踐，但仍然有多途徑獲得的藥物及藥效進入本草。本草發展就好比一條長河，每流經一個時代，就會有夾雜那個時代流域特點的清水和泥沙注入其中。清流繼續奔騰向下，泥沙卻漸漸沉積。有時峰障礁阻、水流湍急，也會沉渣泛起、濁流下泄。分析這條河中不同階段的泥沙水質，將有助於我們全面客觀認識中藥及其藥效的來源。

1. **巫藥殘餘**：醫藥在與巫藥分流之後，立足於醫療實踐，盡力脫離巫藥的影響。例如，在《神農本草經》中，剔除了許多明顯的巫藥以及具有巫術特徵的非醫用效力。諸如禦火禦水、禦兵禦凶、入山不迷、入水不溺之類的巫藥之效被拒之本草門外。醫家用藥，完全沒有巫術的超距離感應之法。但巫文化時代的某些巫藥殘餘，卻仍然沉澱在本草之中。

2. **靈物**：早期的藥物之中，有一類傳統的「靈物」。這類「靈物」的作用又每每與治鬼氣的疾病有關。例如：

龍骨：這種古代哺乳動物骨骼化石被作為龍的殘骸而受到敬畏。《神農本草經》說它可以治療心腹鬼疰，精物老魅，女子漏下，癥瘕堅結等疾病。

太乙餘糧：這種礦石（褐鐵礦）中間包有黃色粉末，故又稱「還魂石中黃子」，據說此物有「鬼物禽獸守之，不可妄得，即其神物也」[22]。《神農本草經》記載它可以治咳逆上氣，癥瘕血閉漏下，除邪氣，久服耐寒暑，不饑，輕身，飛行千里神仙。

古銅鏡：華夏民俗用銅鏡破解邪鬼妖魔，一切老精怪魅都不能在古鏡中變幻真像，故屬靈物。其功效可以辟除一切邪魅，女人鬼交，飛尸蠱毒等。《神農本草經》中的錫銅鏡鼻雖然不是全鏡，但按照巫術的交感思維法，它同樣具有祛鬼的作用，可以治女子血癥瘕以及絕孕等疾[23]。

桃：《神農本草經》中，凡是和桃有關的東西都具有驅除鬼邪的作用。這是因為在先秦的神話中，桃屬於「仙木」。據說古代的神在桃樹下審鬼，所以桃花、桃梟、桃枝、桃蠹、桃仁等物，都可以治療與鬼相關的疾病。《神農本草經》記載桃仁可治疾病多與鬼神有關，能除瘀血，血閉瘕，邪氣。《名醫別錄》又補充了止咳逆上氣、破癥瘕、通月水等功效[24]。

龜甲：龜是「麟鳳龜龍」四靈之一，是長壽的象徵。其「靈、壽」與特殊的外形使它成為巫家占卜的工具，因此也就成

---

22. 〔宋〕唐慎微，《重修政和經史證類備用本草》，卷3，頁92。
23. 〔宋〕唐慎微，《重修政和經史證類備用本草》，卷5，頁128。
24. 〔宋〕唐慎微，《重修政和經史證類備用本草》，卷23，頁471–473。

為通神、漏天機的來源。《抱朴子》稱此物服後「壽千歲」[25]。《神農本草經》認為龜甲可以治漏下赤白，癥瘕痎瘧等許多疾病，還可以「久服輕身不饑」。《日華子本草》認為占過卜的龜甲可治婦人血痲痹。因此，陶弘景說：龜「厭（靨）可以供卜，殼可以充藥，亦入仙方用之」[26]。可見，龜甲作為靈物，得到了巫家、道家、醫家三家的青睞。

以上的靈物，在中華文化中的影響非常深遠。早期的本草收錄它們為藥，已經排除了巫藥的某些成分。例如銅鏡，就不是靠遠距離照一照來治病的，必須按照醫家的用藥法，醋煎、酒淬，甚至配合其他藥物煎煮。它們的效能基本上也局限於治病，而不記載巫藥的超醫藥功能。但由於對某些病的認識仍然附有巫術時代的殘餘，因此某些「靈物」的巫藥功能也就不露聲色地積澱下來。

我們不妨回過頭來看看上述幾種靈物藥的功效，尋求它們的共同之點。它們都可以治療邪氣邪魅、精物老魅引起的疾病，諸如心腹鬼疰、女人鬼交、飛尸蠱毒等病，而且它們幾乎都用於治療婦女的癥瘕、血閉、漏下。婦女的癥瘕血閉、漏下難產，是巫術施展最多的場合。古代很正統的醫書也會在這方面的疾病中收載巫術方。唐代《刪繁方》治療婦女難產，數日不出，取桃仁一個，劈開兩爿，一片書「可」字，一片書「出」字，然後合起

---

25. 〔晉〕葛洪，《抱朴子・內篇》（上海：上海古籍出版社，1990），卷11「仙藥」，頁79。
26. 〔宋〕唐慎微，《重修政和經史證類備用本草》，卷20，頁413。

來，吞下去，據說就可催生[27]。由此推想，其中的桃仁被漢代張仲景用於下瘀血、治血癥漏下（見桃仁承氣湯、抵當湯等），就很難說不是來源於桃的靈物之效了。

儘管現代有人做出了桃仁有抗凝血作用和抗血栓形成之類的實驗結果，但也無法解釋一個問題：杏仁的藥材外形和桃仁非常相似，原植物屬同科、親緣關係很近，所含化學成分也非常接近，古本草記載兩者都能止咳嗽、都能炒作果品食用，所以無論從古代的形色藥理說、近代的植物親緣說、化學成分說，這兩者的作用都應該很接近。可是為什麼杏仁最終成了止咳平喘藥，而桃仁成了活血化瘀藥？桃仁祛瘀是出於醫療經驗還是出於巫術時代賦予的靈物之效？如果用杏仁作藥理實驗，誰能保證它不會和桃仁具有同樣的活血化瘀作用？可是歷史、或曰歷史上的文化，使這兩味各方面極為近似的藥物出現了不同的功效。

經驗與聯想、科學與文化，在桃仁化瘀功效上糾纏鉸接，難分難解。

作為藥史書，這裡不打算對單味藥效的是非進行評價，只是希望通過這一個舉例，說明醫藥書中所記載的藥物功效具有文化特質，並非皆出於醫家實踐一源。附著在龍骨、桃仁之類靈物身上的靈氣，已經被醫家磨礪同化，掩蓋了其某些藥效的根源所在。至今龍骨還在使用，誰去考究它哪些功效帶有巫術色彩？當然，更多的「靈物」藥經過時代的淘汰篩簸，終於泥沙積澱（如

27. 〔唐〕王燾，《外臺秘要》（北京：人民衛生出版社，1955），卷33，頁934。

古鏡、太乙餘糧等），另一些靈物，則逐漸脫去靈氣還俗，如龜甲在元代以後成了滋陰之藥，再也不具有通靈性質。

3. **風俗藥效**：除靈物藥之外，早期本草中還收錄了一些由古風古俗變化過來的藥效（姑且稱之「風俗藥效」）。這方面最典型的例子是合歡和萱草。漢魏兩晉之時，「合歡蠲忿，萱草忘憂」，是賢愚共知的常識。希望他人愉快，就贈給他萱草（別名「忘憂」），希望勸解他人息怒，就贈送給他合歡[28]。所以庭院種植合歡，也是緣於此古代習俗。這兩種植物的「蠲忿」、「忘憂」作用，是因為它們的名稱可以幫人表達情感，而不是口服它們可以產生改變情緒的功效。古代用「當歸」表達盼人歸來、用芍藥（別名「何離」）表達惜別之情，也屬於「以物寓情」。現代送玫瑰、鮮花，和古人送合歡、萱草、當歸、芍藥，沒有什麼本質區別，都是為了表達感情，而不是為了將玫瑰煎水內服，增加愛情的濃度。

但是，《神農本草經》在「合歡」條記載：「主安五藏，利心志，令人歡樂無憂。久服輕身明目，得所歡。」[29]那麼究竟是風俗藥效進入了本草，還是藥物之效化為風俗？筆者經考證，認定「合歡蠲忿」屬於風俗藥效[30]。合歡是豆科植物，它和豆科某些植物（如含羞草屬植物）一樣，葉片都有晝開夜合的特點，所

28. 〔晉〕崔豹，《古今注》，轉引自《太平御覽》，卷989，頁4377。
29. 〔宋〕唐慎微，《重修政和經史證類備用本草》，卷13，頁332。
30. 鄭金生，〈中藥早期藥理考略〉，《大陸雜誌》，98：6 (1989.6)，頁270。

以它有「夜合」、「合昏」（葉黃昏即合，故名。一作「合婚」）的別名。這些本來屬於植物特性的名稱，由於其中的曖昧意義，又名「合歡」，故此物為民俗所用，勸人息怒。但時至今日，中藥教科書還是堂而皇之地認定合歡有「解鬱安神」的作用。從藥學史的角度來看，這和把玫瑰口服說成可以增加愛情沒有什麼兩樣。

由於合歡的風俗藥效躋身本草，萱草也得以「沾光」。宋《本草圖經》甚至把合歡的功效複製到萱草條下[31]。此外，萱草還有一個風俗藥效，即佩帶它可以生男孩。這是因為萱草又有一個「宜男」的別名，所以古人食用此草，或者懷孕後佩帶在身，據說都能生男[32]。古代某些帶有「雄」字、「男」字（甚至諧音）的藥物，或者雄性之物、陽剛之物，都經常被賦予宜生男兒之效。例如「取石南草四株，著席下，勿令知之，必生男」[33]。這不過因為是石南的「南」與「男」諧音而已。虎鼻「懸戶上，令生男」[34]。則是借助虎的雄威了。這樣的用藥法，已屬於巫藥範圍。

4. 道家用藥：前面談及龜甲的時候，曾提到它曾經同時被巫家、醫家、道家三家所用。那麼，道家用藥和醫家用藥又有什麼不同呢？確實是有不同。更值得重視的是，當巫、醫分家，本草學初步形成，並有專著開始出現的秦、漢之時，也正是道家興盛

31. 〔宋〕唐慎微，《重修政和經史證類備用本草》，卷11，頁286。
32. 〔日〕丹波康賴，《醫心方》（北京：人民衛生出版社，1955），卷24，頁533。
33. 〔日〕丹波康賴，《醫心方》（北京：人民衛生出版社，1955），卷24，頁533。
34. 〔宋〕唐慎微，《重修政和經史證類備用本草》，卷17，頁422。

的時候。本草的內容，實際上是醫家和道家用藥的集合體。南北朝本草名著《本草經集注》的作者陶弘景，就是一位著名的道家。既然如此，誰又能肯定《神農本草經》的編纂就沒有道家參與呢？更有力的證據是，《神農本草經》的內容中，就有大量的道家藥物內容。

道教的產生和巫文化有很密切的關係，那麼，道家用藥不同於巫家和醫家的特點是什麼呢？道家不是醫生，他們為什麼要用藥？這就必須涉及道家追求的目標：神仙與不死[35]。為了這一目標，道家吐納導引，房中採補，辟穀食氣，煉丹服餌，無所不用其極。因此，道家服餌藥物最大的特點，就是為了神仙與不死。晉代著名道家葛洪很明確地說：「知上藥之延年，故服其藥以求仙。」他認為的「人道」（人生的理想生活質量）包括「耳目聰明，骨節堅強，顏色悅澤，老而不衰，延年久視，出處任意，寒溫風濕不能傷，鬼神眾精不能犯，五兵百毒不能中」[36]，而在《神農本草經》中有很多這樣的道家藥效。

《神農本草經》中的上品藥，其標準就是「主養命」、「輕身益氣，不老延年」。這樣的藥效，就是道家用藥的追求。所以上品藥很多屬於道家用藥。但是醫家用藥也有補益虛羸、強身健體、耳聰目明的內容，如何從功效上分開兩家所用的藥品和藥效呢？身兼醫、道的陶弘景實際上已經為我們做了區分的工作。

35. 葛兆光，《道教與中國文化》（上海：上海人民出版社，1987），頁109。

36. 〔晉〕葛洪，《抱朴子》，卷3「對俗」，頁14、18。

在《本草經集注》中，陶弘景把道家用藥歸於「仙經」，醫家用藥稱作「世方」或「醫方」。他認為道經仙方（道家文獻）中，涉及服食、斷穀（即辟穀）、延年卻老、飛丹煉石（即煉丹術），「莫不以藥道為先。用藥之理，一同本草，但制御之途，小異世法。」[37] 也就是說，他認為道家需要用藥之處是服食斷穀、延年卻老、飛丹煉石，這與醫家治病不同。至於用藥的道理，道家和醫家一樣遵從本草。但是在掌握用藥的方法方面，道家和醫家卻有小的差別。為此，陶弘景在《本草經集注》的具體藥物之下，就其所知，注明這些藥物當時為哪家所用。

《本草經集注》中有七百三十種藥物，陶弘景介紹了一百多味藥物的主要使用者。其中上品藥中有很多是道家之藥，它們的功效自然都少不了輕身延年、長生不老。而中、下品藥中，道家用藥就少得多。道家用藥固然無法和醫家用藥截然分開，許多藥物道家、醫家都要用到、各有用途。例如黃連，「世方多治下痢及渴，道家服食長生。」又芍藥，「世方以止痛，乃不減當歸。道家亦服食之。」說明雖然這些藥同為醫、道兩家所用，但各取所需。此外也有下列情況：

有的藥當時的道家多用、醫家不用或少用，如白青、空青、石腦、代赭、黃精等。從秦皇、漢武以降的煉丹服餌之風，使許多煉丹原料藥得以乘機進入本草。這些藥物由於多為金屬礦石，因此很少被醫家所用。例如「金屑」：「醫方都無用，當是猶慮其毒。」（詳參本書166頁）

---

37. 〔宋〕唐慎微，《重修政和經史證類備用本草》，卷1，頁33。

也有正好相反的情況，許多醫家常用治病之藥，道家卻少用或不用。例如人參、當歸、黃耆、防風、秦艽、黃連、石膏、地膚子、石斛、忍冬、枳實等，是中醫至今多用的藥物。但因為不符合道家長生不死的用藥目的，所以只被醫家所重視。魏晉時興起的服五石散之風，在道家看來，五石散之類的方也屬於「世方」，乃俗人所用。所以像紫石英、石鐘乳之類的石藥，陶弘景很明確地把它們歸入「世方」，稱「仙經」不正用或用之少。凡是沒有「養命」、「養性」作用的藥物，都被道家排斥在外，或只取用該藥部分功效。例如大黃，陶氏云：「最為世方所重。道家時用以去痰疾，非養性所須也。」這說明大黃是醫家的常用要藥，對於道家來說，該藥沒有「養性」作用，所以道家只偶爾用它「去痰疾」。

當然，也有的藥物同為醫家、道家所重。例如茯苓，世用甚多，但「仙經」服食也是至為重要的藥物。又如菟絲子，無論「仙經」還是世方，都將它作為補藥運用。

梁・陶弘景不僅對道家、醫家各自的用藥種類和功效有詳細的介紹，而且他也提到有一些「術家」（主要指巫術）所用之藥。例如白馬陰莖，術家用它「知女人外情」。伏翼，「術家用為洞視法」。這些術家藥物的作用已經超出了醫藥範圍，屬於巫藥的殘餘。比較上述巫家、道家、醫家用藥特點，可知巫藥是顯示神力，無處不可通靈；醫藥是為他人治病；道家藥則是為了追求自身成仙和長生。

5. **藥物的其他使用者**：除此以外，陶弘景還指出，某些藥物主要使用者可以是畫家（如空青、黑石脂、雌黃、綠青、鉛丹、白堊等）、染家（藍實、梔子、紫草）、合香家（沉香、玄參、白芷）。其中還有獸醫所用藥物，如牛扁，屬於治療牛疫之藥，為牛醫家所用。烏頭的毒性可以供獵人將藥汁傅在箭上射禽獸。荏子油則可被用來做油布、調和生漆。所以，《本草經集注》中的早期藥物，其藥效的主要來源雖是醫家，但道家、巫家、染家、畫家、獸醫等，也都是這些藥物的使用者，他們都會給藥物帶來各具特點的用途。所有這些藥物最後都包容在本草之中。這說明，《神農本草經》以及後來的本草書中所收藥物，並非完全來自醫藥家。也只有瞭解了這一點，才能歷史地、客觀地看待本草書許多藥物的來源和藥效。

6. **醫家用藥**：從唐代《新修本草》以後，本草著作（除外以彙集歷代資料為主旨的本草，如《本草拾遺》、《證類本草》等）中新增的藥物大多數是出自醫家。醫家是在中醫理論指導下用藥治病，因此，他們所增加的藥效自然不會依靠「神」的力量，也不會追求神仙與不老長生。那麼，醫家補充的藥效，就全是來自臨床實踐經驗的總結嗎？不，不全是。這還要看在不同時代的醫家所受的社會思想的影響。

在醫學發展的早期，醫家認識疾病的水準有限，因此會把某些疾病的病因歸結為鬼魅邪氣的影響（如鬼疰、鬼精蠱毒、鬼胎等）。在這種病因說的指導下，本草中自然也就會出現祛除鬼精邪魅的藥效。但隨著中醫診斷和理論水準的提高，六淫（風寒暑濕燥火）、七情（喜怒憂思悲恐驚）、臟（心肝脾肺腎）腑（小腸、膽、胃、大腸、膀胱、三焦）病因說普遍運用，因此邪怪鬼魅的病因逐漸消失，藥物的功效也就隨之而變。隋唐以後，隨著一批重要的臨床藥學書籍（如《藥性論》、《日華子本草》等）的出現，藥物的功效主治無論是數量和內容都有了很大的變化。與早期的《神農本草經》、《名醫別錄》所載藥效相比，後世臨床藥學著作的藥效更接近當時醫家實際用藥。

北宋之時，藥物和藥效數量積累已到了相當豐富的階段。為適應臨床用藥的需要，臨床醫家開始嘗試憑經驗和藥理，來甄別和精煉歷代積澱下來的藥效。

金元和南宋醫家在簡化、突出重點藥效方面做了大量有益的工作。許多臨床醫藥學家憑藉自己豐富的臨床經驗，又依據《內經》中的理論，建立了系統的中藥藥理體系，從而奠定了此後臨床藥學發展的堅實基礎（有關中醫臨床藥學及藥理的發展情況，詳參本書63–73頁）。

但是，憑經驗進行的甄別難免攙雜個人主觀意願。任何個人的經歷都是有限的，因此，在甄別眾多藥效的過程中，一方面不免會出現遺珠棄璧之憾，另一方面也可能因個人偏見導致藥效的誇大甚至失實。醫家基於個人的臨床經驗和醫學素養，往往會導致用藥的偏好。宋代有一句俗諺：「藏用檐頭三斗火，陳承篋裡一盤冰」[38]，說的就是北宋末醫家石藏用好用熱藥，同時代的醫家陳承正好相反，喜用涼藥。歷史上不乏對某一藥物使用具有獨

38. 〔宋〕方勺，《泊宅編》，見《四庫全書・子部小說家類》，卷下，頁5。

到之處而著稱的醫家。例如明代醫家張景岳 (1563–1640) 好用熟地及溫補方藥，故人稱「張熟地」；近代名醫祝味菊 (1884–1951) 擅長使用附子，故人稱「祝附子」。此外，更多見的是歷代醫家受當時社會思潮、地域風氣或師承關係等方面的影響，都會在對藥物功效的理解上見仁見智。這些對藥效認識的差距在某種意義上促進了藥效研究的深化。

後世醫家所增補的藥物和藥效，最難區分的是源於實踐經驗還是個人主觀推導。在缺乏實驗研究、科學統計方法的古代醫學中，根據某一理論或部分醫療實踐就賦予藥物新功效的情況並不少見。尤其是金元時期藥理體系形成以後，有的藥物功效得到了精練，但同時許多藥物又增添了新的功能，藥物的「歸經」與「引經」就是其中一例。

關於「歸經」一詞，其意義有二：一是指氣血脫離原來的經脈，用藥將其引導歸位，如「引血歸經」、「導氣歸經」等。其二是藥物各有其作用的特定經絡，如某藥歸某經、或入某經。後者就是金、元時期形成體系的藥物「歸經」理論。按這一理論，藥物作用於各自的特定經絡，因此幾乎所有的藥物都被派入某一經或幾條經脈。雖然據考作為藥理內容之一「歸經」術語直到清代沈金鰲《要藥分劑》(1773) 才出現[39]，但藥物入某一經的具體內容卻早已見於金、元以前的本草書。例如《神農本草經》記載大棗「助十二經」。《名醫別錄》等本草書中甚至還有藥物

39. 高曉山，《中藥藥性論》（北京：人民衛生出版社，1992），頁212。

可「歸鼻」（芥）、「歸目」（葱）、「歸舌」（蓼實）、歸脾腎（蒜）等記載。這說明中藥學很早就注意到某些藥物有特定的作用定位。宋代有關藥物入某經的記載日益增多。但總其大成、形成體系卻在金、元時期。例如元・王好古《湯液本草》的許多藥物之下，都標明「入某某經」、「某某經藥」。以防風為例，據載可入「足陽明胃經、足太陰脾經，乃二經行經之藥。太陽經本經藥」。下此以往的明清本草，藥物歸經幾乎成為繼性味之後必須注明的內容。

那麼金元醫家依據什麼來逐一確定藥物的歸經？古人對此並無專門的論述，但從內容來看，醫家主要是根據該藥的功效進行主觀推導，也可能參考藥物的形色氣味、五行屬性等。例如前引《湯液本草》「防風」一藥，說它是「太陽經本經藥」，可能是因為它「治風通用。瀉肺實，散頭目中滯氣，除上焦風邪之仙藥也」[40]。按中醫六經或臟腑辨證理論，足太陽膀胱經的標病有發熱惡寒、頭痛、腰脊強等症狀[41]。從這點上看，防風入足太陽膀胱經與治風功效有關。但是，既然指明防風可以「瀉肺實」，為什麼它就不能入手太陰肺經呢？至於防風入「足陽明胃經、足太陰脾經」，據李時珍所引李杲（東垣）的說法是：「若補脾胃，非此引用不能行。」[42] 補脾胃非要用防風作引，這就屬於李杲的一家之見了。後世對具體藥物的歸經每多分歧意見，在於其推導

40.〔元〕王好古，《湯液本草》，卷3，頁55。
41.〔明〕李時珍，《本草綱目》，卷1，頁91。
42.〔明〕李時珍，《本草綱目》，卷13，頁791。

的角度不同。根據主治推導歸經，應該說也是以臨床實踐為基礎的。但這種推導帶有很大的主觀性，一經可以出現很多病症，根據其中某病症推導一藥的歸經，實際上等於將該藥原有的主治擴大到適應於該經的所有病症。也就是說，如果根據藥物的歸經去用藥，等於人為地增加了藥物的功效範圍。

對藥物歸經的作用與局限，清・徐大椿有非常精闢的論說。他認為治病不能不分經絡臟腑。因為相同的症狀可能有不同的病根，「同一寒熱，而六經各殊；同一疼痛，而筋骨皮肉各別」。治病應該先知道病位、病因所在，再選擇針對性的藥物。所以用藥要分經絡臟腑，是辨證用藥的體現。但是徐氏同時指出，治病不必拘泥於分經絡臟腑。他認為「蓋人之氣血無所不通，而藥性之寒熱溫涼、有毒無毒，其性亦一定不移。入於人身，其功能亦無所不到，豈有其藥止入某經之理？即如參（人參）、耆（黃芪）之類，無所不補；砒（砒霜）、鴆（毒藥名），無所不毒，並不專於一處也」。所以他批評金、元醫家的歸經說：「至張潔古輩，則每藥注定云獨入某經，皆屬附會之談，不足徵也！」徐大椿認為藥物功效各有專長，例如柴胡能治少陽經的寒熱往來，桂枝能治太陽經的畏寒發熱，葛根能治陽明經的肢體大熱，這是三藥各自的專長。但是如果因其能治何經之病，就指定它是何經之藥，其實它們的功能不僅是只局限於那一經。所以徐大椿提出：「故以某藥為能治某經之病則可，以某藥為獨治某經則不可。謂某經之病當用某藥則可，謂某藥不復入他經則不可。」所以徐氏總結說：「不知經絡而用藥，其失也泛，必無捷效；執經絡而用藥，其失也泥，反能致害！」[43] 也就是說，人為地認定某藥入某經，實際上就排除了該藥入其他經的可能性。這樣的歸經說，對準確把握中藥的藥效顯然是不利的。

至於「引經」（又稱「報使」或「引經報使」[44]），是指某些藥品具有嚮導作用，能把原本不歸該經的其他藥物引導到該經去發揮治療作用。「引經報使」或「嚮導」借用了社會人事的名稱。《神農本草經》藥物就有「君臣佐使」的不同。其中的「使」藥，或作方劑中的配角，起調和協助作用；或屬於地位低下的下品藥。但無論哪一種意義，早期的「使」藥都不具有引導他藥入某經的作用。因此，金、元時期的「引經報使」藥，是宋、金、元時期發展起來的一個新概念。

引經藥的內容從一開始就非常簡單，十二經各有自己的引經藥。金、元及其以後的醫藥書中，十二經的引經藥互有出入，但大同小異。《湯液本草》所引「東垣報使」列出的內容是：

太陽（經）：羌活、下黃檗
陽明（經）：白芷、升麻，下石膏
少陽（經）：上柴胡，下青皮
太陰（經）：白芍藥
少陰（經）：知母
厥陰（經）：青皮，上柴胡

43. 〔清〕徐大椿，《醫學源流論．本草古今論》，卷上，頁44。
44. 〔元〕王好古，《湯液本草》，卷2，頁24–31。

但是這些藥物為什麼被選作引經藥？憑什麼認定它們能引導諸藥進入病變之所？如何使用引經藥？在金元醫藥書中並沒有專門的說明。《湯液本草》所引「東垣先生用藥心法」中，有著如何使用引經藥的少量記載：「如頭痛，須用川芎。如不愈，各加引經藥」；「如氣刺痛，用枳殼。看何部分，以引經藥導使之行則可」；「凡瘧，以柴胡為君，隨所發時所屬經，分用引經藥佐之」……從這些條文，似乎引經藥的使用，可以在正常用藥不能取效情況下，或根據病變的部位、病變的時間與經絡的關係，酌加引經藥。這些引經藥實際上就是經常用於治療相應經絡疾病的藥物。此外《湯液本草》還有「嚮導」藥，其藥物之多，已經近似列舉各經歸經之藥了。

金、元以後，藥物引經報使的內容多見於本草總論。儘管清・尤怡（在涇）聲稱：「兵無嚮導，則不達賊境；藥無引使，則不通病所」[45]，但在臨床用藥實際中，引經藥從來沒有達到非用不可的地步。乍看之下，引經藥和所謂「藥引子」有相似之處，但其實內涵並不一樣。藥引子並不講究專入某一經，但卻具有調和處方諸藥，發揮「佐使藥」的作用。藥引子經常使用的藥物是大棗、生薑、竹葉、荷葉、蘆根等藥，與十二經引經藥不是一回事。魯迅先生曾譏諷某些醫家以蟋蟀為引、且要原配。事實上蟋蟀入藥，見於清《本草綱目拾遺》引「許景尼云：鬥蟋蟀家，冬則封盆，待其自死，成對乾之，留為產科、

45. 〔清〕尤怡，《醫學讀書記》（北京：人民衛生出版社，1991），卷下，頁57。

痘科用。須成對者入藥」，未言作藥引事。鬥蟋蟀皆用雄蟲，故所謂「成對」，亦非「雌雄原配」。客觀地說，真正的金、元醫家規定的引經藥，在明清之時雖沿用不絕，但並不是很普遍。在治療肢體疼痛、外感疾病或某些外傷、外科疾病等情況下，醫家有時會據情酌用引經藥，如下肢病加牛膝，上肢病加羌活，上焦心肺某些疾病加桔梗，升提藥中加升麻等等。只在某些明清傷外科的處方中，才會根據外傷的部位甚至穴位，幾乎每方必用眾多的引經藥。

對引經藥的出現和實際作用，至今學界見仁見智。但引經藥的藥效，應該說和歸經一樣，是金、元時期人為賦予的結果。對藥物歸經、引經說，目前還難以對其實際價值作出恰如其分的評價。但是另外一類人為因素造成的新藥效，則應該充分認識到它的難以憑信。這類人造藥效主要表現在以下幾個方面：

1. **從偶然中推測出必然**：中醫藥效的產生，確有來自偶然發現者。例如《本草經集注》記載用藕治血症的故事：南北朝劉宋的時候，宮廷用羊血製作血羹（今俗稱血豆腐），廚師削藕皮的時候無意之中落了一片藕皮於血中，已凝固的羊血就消散開來，無法凝結。受此啟發，醫家用藕來治療血瘀多效[46]。這樣的偶然之所以能發展出新的藥效，是因為後來經過醫家再驗證，證明其治血多效。醫藥書中有許多偶然陰差陽錯發現藥效的有趣故事，例如醫生酒醉拿錯了藥，或是因某種原因用其他藥代替，結果獲得

46. 〔宋〕唐慎微，《重修政和經史證類備用本草》，卷23，頁460。

良好療效等等。這類故事真真假假，詼諧幽默。但在歷史上，「偶愈一病，實非此藥之功而強著其效者」[47]，也是經常有的事。古代許多已經淘汰的藥效中，很有可能出自偶然治癒一病的自我推測。

2. **以方效移作藥效**：清・徐大椿曾經指出：「或古方治某病，其藥不止一品，而誤以方中此藥為專治此病者。」[48] 中醫藥物治療多用方劑的形式。一方多藥，共同配合起來產生某種療效。但有人卻主觀地誤將一方之效作為某藥之效。遺憾的是，徐大椿沒有舉例。可是這樣的例子在當今某些中藥教科書中仍可發現。例如石斛這味藥，清代及其以前的本草中從來沒有記載該藥具有「明目」的藥效，但現代卻有人把石斛夜光丸的明目作用歸結為石斛之效。石斛夜光丸由二十五味藥組成，包括大隊的補氣血、滋陰精、清熱明目之藥，石斛只是其中之一，力量非常微薄。該方中無論藥量還是藥性，石斛都算不上主藥。只是由於此方之名有石斛二字，於是今人就將眾藥之功作為石斛專有。這樣的「新功效」最能迷惑人。方劑不是不可以作為考察藥效之用，但一定要藥味精少，某藥的增減能影響到全方功效改變時才可以考慮。李時珍在藥物之下收錄附方時，就很注意收集小方或單方，目的是避免以方效混作藥效。

3. **循名責實、望名生義**：古代藥名確有依據藥效命名者，如防風可治風、續斷可「續筋骨」、決明子可明目等。但以功效命

47. 〔清〕徐大椿，《醫學源流論・本草古今論》，卷上，頁45。
48. 〔清〕徐大椿，《醫學源流論・本草古今論》，卷上，頁45。

名的藥非常少見，絕大多數是根據藥物基原的形、色、氣、味、質地命名。然而在中藥歷史上，卻有根據藥名望文生義，從而臆測藥物新效者。清代醫家陳修園就曾經批評時醫有「徇名」（望名生義）之誤。他列舉了兩個例子，一個是方（生脈飲）、一個是藥（鬱金）。當時有人因為「鬱金」有「鬱」字，就用它治氣鬱，「數服之後，氣鬱未解而血脫立至矣」[49]。「鬱金」解鬱這個功效至今被某些中藥教科書轉載。其實鬱金的命名與「解鬱」沒有任何聯繫。「鬱」作為中醫病因，直到元代朱丹溪才開始重視。而鬱金這味藥出於唐代。對其命名，宋・蘇頌引《說文解字》，認為「鬱」的原始意義是「香草」[50]。宋以前的文獻沒有記載鬱金有解鬱之功，可見鬱金的命名本與解鬱無關。但自從元代朱丹溪提出鬱金「因輕揚之性，古人用以治鬱遏不能散者，恐命名因於此始」[51]。這一猜測之說，就成為後世以鬱金治鬱的開端。朱丹溪倡導氣、血、痰、鬱病因說，他需要尋找相應的治鬱藥物，因此循名責實，作出了不符合鬱金實際用藥的推斷。

此外，歷史上循名責實的例子不止鬱金一個。例如中藥的十八反歌中有一句「諸參辛芍反藜蘆」。其實「十八反」只有十八種配合使用可能產生相反結果的藥物，其中有五種參（人參、丹參、沙參、苦參、玄參）與藜蘆相反。但歌訣因字數限制，使

---

49. 〔清〕陳修園，《神農本草經讀》，「本草附錄」，頁804–805。
50. 〔宋〕唐慎微，《重修政和經史證類備用本草》，卷9，頁230。
51. 〔元〕朱震亨，《本草衍義補遺》，見《丹溪醫集》（北京：人民衛生出版社，1993），頁59。

用了「諸參」一詞，結果後世本草將帶有「參」字的藥物，不論是否屬於十八反之列，大都注明「反藜蘆」。這就是近似於避名諱了[52]。

另外一個突出的例子是「升麻」。金元時期，由於著名醫家李東垣創製的補中益氣湯用升麻升提中氣，於是升麻有了「升提」的新效。《湯液本草》引述的藥論中，甚至有「若補脾胃，非此為引不能補」[53]。那麼，憑什麼說升麻有這樣的作用呢？

在宋《證類本草》所引諸家藥論中，升麻只是一個解毒清熱藥。《名醫別錄》記載它的功效是「解百毒，殺百精老物殃鬼，辟溫疫瘴氣，邪氣蠱毒，入口皆吐出。中惡腹痛，時氣毒癘，頭痛寒熱，風腫諸毒，喉痛口瘡」。差不多全是與解毒相關的疾病。此後的《藥性論》所載主治也是與熱疾腫毒有關。唐・陳藏器明確指出升麻「解毒」。宋・蘇頌《本草圖經》介紹：「今醫家以治咽喉腫痛，口舌生瘡，解傷寒頭痛，凡腫毒之屬殊效。」[54]《證類本草》升麻條所有的附方，也都是治療瘡腫喉痹。宋代朱肱治療熱盛瘀血入裡、吐血衄血者用犀角地黃湯，他指明，無犀角可代之以升麻[55]。由此可知，升麻在宋代及其以前，是一味徹頭徹尾的解熱毒、血熱壅盛之藥。然而到了金、元

52. 鄭金生，〈注意中藥品種的歷史性〉，《中醫雜誌》，21：7 (1980.7)，頁77。
53. 〔元〕王好古，《湯液本草》，卷3，頁56–57。
54. 〔宋〕唐慎微，《重修政和經史證類備用本草》，卷6，頁158。
55. 〔宋〕朱肱，《活人書》（北京：人民衛生出版社，1993），卷18，頁251。

醫家手中，它的功效突然逆轉，變成了「升陽氣上行」、升提脾胃之氣的藥物。到明清以後，升麻竟然逐漸演變成與柴胡為伍的解表藥。其關鍵原因何在？

明・李時珍說：升麻「其葉似麻，其性上升，故名」[56]。問題是：升麻是漢魏之時《名醫別錄》所出之藥，那個時代的本草對藥性認識還沒有升降浮沉之說，怎麼知道其名「升」就是「其性上升」？如果確實該藥是因其性上升而得名，又為什麼一千多年的醫家從來不用它的升提功能，而只將它作解毒藥呢？再者，將升麻藥名解釋成一半是性能、一半是形態，非常勉強。李時珍相信升麻的名字與其性上升有關。那麼，元代的李杲（東垣）也可能是循名責實、望名生義把升麻作為升提藥。李東垣創立脾胃論，他和其師張元素都很講究藥物的升降浮沉，是他賦予了升麻「升提」的新功效，而這種功效卻建立在望名生義的基礎上。對於使用慣了用升麻「升提」的醫家來說，可能會很難接受本文所列舉的歷史事實，甚至可能會列舉自己使用該藥的體會來反駁。中醫用藥的妙處在於複方，而驗證單味中藥療效的障礙卻也是因為複方。濫竽充數者並不影響整個樂隊的演奏效果。夾在大隊藥物中的某一藥物的某一效果要驗證起來不能光憑全方取得的療效。解鈴還須繫鈴人，由於文化造成的問題還必須從文化的角度去解析。

以上所述，是從醫家的角度分析藥效的某些來源，希圖說明

56. 〔明〕李時珍，《本草綱目》，卷13，頁796。

即便是醫家所增的藥效，也可能因為某些原因導致藥效的失實。那麼，除此而外還有沒有影響藥效的其他歷史原因呢？有！其中藥物來源種類的變遷是一大原因。

二千多年以來，中國藥物屢經變遷，古今某些藥物的來源已經名同實異、面目全非。當代著名藥學家謝宗萬先生對歷代中藥品種歷史有深入的研究，其中涉及到品種變遷、新興品種等內容[57]。然而每一種藥物品種的改變，都伴隨著藥物功效的錯位或冒名頂替。

本文前已談到，宋・蘇頌曾將合歡功能移植給萱草。明清以後凡是帶有「參」字藥名的藥物，都常被加上「反藜蘆」的禁忌。這說明本草記載的某些藥效是人為移植，並沒有實踐依據。在中藥品種變遷史上，這種情況更多。例如黨參，其名乃從「上黨人參」變化而來。山西上黨本是人參（五加科植物*Panax ginseng* C. A. Mey）著名產地。但到明代，這裡已經找不到人參。明・李時珍說：「上黨即今潞州也。民以參為地方害，不復採取。」[58] 至於為什麼會「民以參為地方害」，李時珍沒有細說。或因採掘過度，無參可挖？或因地力耗盡，不宜種參？或因官府苛政暴斂，不堪重負？史料缺少，難以妄測。總之人參名氣太大，已成當地沉重的負擔，終於導致人參在上黨絕跡。可是上黨人參的名氣在外，於是清代當地又出現以桔梗科植物 (*Codonopsis*

57. 謝宗萬，梁愛華，《中藥品種新理論的研究》（北京：人民衛生出版社，1995），頁120–130。

58. 〔明〕李時珍，《本草綱目》，卷12，頁701。

pilosula (Franch.) Nannf.) 命名的「黨參」以代人參。這種黨參的功效一開始並沒有經過長期的驗證，就直接移用人參功效。好在經過幾百年使用，發現黨參雖不及人參，卻也還具有一定的補益作用，於是陰錯陽差多了一味新藥。但有的藥物品種變遷的結果就大不相同了。

近年來鬧得沸沸揚揚的木通就是最慘痛的例子。木通是一味非常古老的藥物，首見於《神農本草經》。它的原植物自古很明確，是木通科的植物[59]。該藥確實具有利尿的作用，又作用平和，沒有什麼毒性。但是本品生長緩慢，產量不大，因此在近代又從東北來了一種新的馬兜鈴科的木通（即關木通）。關木通產量大，利尿作用強烈，有一定的毒性。近年來由於不正確地濫用關木通，導致了一些腎功能衰竭病例。究其根源，就是由於藥物的來源產生了變化，偽品沿用了正品的功效，因此就出現了眾多問題。除此以外，還有很多類似這樣因品種變化引起藥效失實的事例，無法詳述。因藥物品種變遷給藥物功效帶來的影響，這應該主要歸咎於藥家，但醫家也難逃干係。

以上列舉了歷史上許多對藥物功效產生影響的因素。其中有來自巫家、道家、醫家、藥家等多方面的影響。古代藥物數以千計，這些藥物的功效更加眾多，幾乎難以計數。必須肯定的是，至今中醫所用藥物的大多數功效源於千百年來醫家的實踐經驗。尤其是常用藥物的許多功效，更是經過了千錘百鍊。但在歷史的

---

59. 謝宗萬，《中藥材品種論述》（上海：上海科學技術出版社，1990），頁446–455。

長河裡，也不免泥沙俱下。將這些泥沙攙進清流的時間、地域和影響所及作一些介紹，也許有助於全面認識歷史上中藥功效發展的真實面貌。

隨之而來的問題是，在古代缺乏現代意義的科學實驗，也沒有符合統計學意義的臨床資料分析報導，那麼，古人用什麼辦法將所知藥效讓人相信並繼續傳播呢？一般說來，要達到這一目的，就必須使所傳藥效讓人覺得合理（符合人們頭腦裡已經存在的理論思維模式）、可信（拿出令人信服的證據）。本文前述的托聖賢之名以入道、建立藥物的理論體系等，都是讓人敬畏、信服的重要手段。但這些手段還是不夠的，尤其是對中醫正統藥理所知不多的普通民眾，更講究可信的實據。因此就出現了「傳信」法。

四、藥效「傳信」法

中國古代用「傳信」為名的醫方書有多種，如唐・劉禹錫 (772–842)《傳信方》、唐・王顏《續傳信方》、宋・吳彥夔《傳信適用方》、明・鄭鸞《傳信方》等等。什麼叫「傳信」？《四庫全書提要》認為：「考此書每方之下，皆注傳自某人。」也就是說這類書採用的是抄傳有可信來源之方的辦法（所謂「傳寫偽信為道也」），此法就叫作「傳信」[60]。范行準先生認為，劉禹

60. 〔清〕永瑢等，《四庫全書總目》，卷103，頁865。

錫《傳信方》因每首「皆有所自，故以傳信為目云」。蓋亦取《春秋》「信以傳信」之義[61]。除古代各種《傳信方》之外，民間手抄醫方書也多採用此法。抄者在每個方劑之下，注明是某人（甚至是抄者的親朋好友）所得或經驗之方。用「傳信」的方法表示所抄醫方的可靠，這一傳統即便從唐・劉禹錫算起，至少已經延續了差不多一千二百年。

傳信的方法不僅用於傳播醫方，本草中也多採用。其表現形式就是講述藥效發現的故事，藉以展示其來源真實、過程可靠，值得憑信。古代的藥物故事非常之多，粗略地歸類，大約有如下幾類：

（一）偶發現象的啟示

本文前面提到用藕治血症的故事：廚師偶然將削落的藕皮掉進羊血中，使羊血不凝固，從而導致醫家試用藕來活血祛瘀。類似這樣無意中從生活中某一現象得到啟示而發現的藥效很多。例如在生活中，凡是煮老雞硬肉，投數枚山楂則肉易爛。這一偶然現象給人啟發，於是就嘗試用山楂消肉積。

《本草綱目》引錄了這麼一個故事：郭坦的哥哥得了天行病（季節性的傳染病）之後，特別能吃，每天吃一斛（十斗為一斛）食物。五年之後，家都給吃窮了，此人只好行乞。一天病人餓極

61. 范行準，《中國醫學史略》（北京：中醫古籍出版社，1986），頁119。

了，到一菜園吃掉了整整一畦的薤（俗稱藠頭）、一畦的大蒜，便感到悶極了，睡在地上，吐出一物，像條小龍。小龍漸漸縮小，有人撮飯在龍上，龍即化成水，此人的病也就好了[62]。這也是一種無奈中的偶然。

與此情節相似的故事在《本草綱目》中還可見到。據說范純佑的女兒因為喪夫發狂，被關在房子裡。晚上的時候其女斷開窗櫺，登上一棵桃樹，把樹上的桃花幾乎吃光了。到了早上，家人把她從樹上接下來，從此以後病就好了[63]。李時珍認為桃花可以利痰飲、散瘀血，這個病人偶然吃了桃花才把病治癒。

另一個著名的故事是關於蛇酒的功效。據唐・張鷟《朝野僉載》記載，商州有個人得了痲瘋病，家人討厭他，就讓他單獨住在山裡的茅屋中。屋裡放了一罈酒，有條烏蛇掉進了酒裡，但病人不知道，還是日日飲酒，病也就慢慢好起來。等酒喝完了，見罈底有蛇骨，才知道病好的緣故[64]。所以古代經常用蛇浸酒治療痲瘋以及某些筋骨病。

類似上述從偶然事件中發現藥效的故事很多。這類故事雖然未必都很真實，但它們卻昭示了一個藥品發現的常見現象，從無意的、偶發的事情中得到啟示，進而用於治病，驗證出新的療效。另一類藥效發現的故事常常與動物有關。

---

62. 〔明〕李時珍，《本草綱目》，卷26，頁1592。
63. 〔明〕李時珍，《本草綱目》，卷29，頁1746。
64. 〔唐〕張鷟，《朝野僉載》，見《四庫全書・子部小說家類》，卷1，頁3。

（二）動物自療與動物試驗

動物自療行為不僅古人相信，現代科學研究也予以承認。利用仿生辦法也是當代發現藥物的一個手段。本草中流傳最廣的動物自療故事是藥物劉寄奴的發現。劉寄奴本來是南朝宋武帝劉裕的小名。他有一次在新洲伐荻，見大蛇長數丈，就射箭傷蛇。次日再到新洲，聽到杵臼聲。尋聲找去，見青衣童子數人在搗藥。劉問其故，童子答：「我王為劉寄奴所射，合散敷之。」劉又問：「你王為什麼不殺了他呢？」童子又說：「劉寄奴也是王，不當死，不可殺。」於是劉寄奴喝散童子，將他們所搗之藥收回。後來他珍視童子藥，每遇到金創（兵器傷），敷藥即驗[65]。人們於是將此藥稱之為劉寄奴。這是一個見於正史的神話故事，不可全信，但不排除劉寄奴見過傷蛇自療。尤其是原故事中劉寄奴曾經得到一個沙門留下的黃藥，用黃藥治劉氏自己的創傷，一敷而癒。於是劉氏「寶其餘及所得童子藥，每遇金創，傅之並驗」。意思是劉氏珍藏用剩下的黃藥以及所得童子藥，每遇到金創，敷這兩種藥，都有效驗。嚴格地說，治療金創也包括沙門黃藥的作用。但本草為了印證劉寄奴治傷的療效，截去了沙門黃藥，於是該藥治金創、活血祛瘀的作用流傳至今。

動物與藥物功效發現的聯繫點很多。例如中藥的羊躑躅、淫羊藿、醉魚草、鵝不食草等藥名，都是根據動物是否食用以及食

65.〔唐〕李延壽，《南史・宋本紀第一》（北京：中華書局，1976），卷1，頁2。

用後的反應而得名。羊躑躅是因為羊食之後就會躑躅而死，所以又叫「鬧羊花」、「羊不食草」。淫羊藿則是因為羊食此草後能一日頻繁交合等等。動物自療的例子倒不是太多。唐代張鷟《朝野僉載》云：「雉被鷹傷，銜地黃葉點之；虎中藥箭，食清泥解之。鳥獸猶知解毒，何況人乎？」[66] 意思是野雞能自己用地黃葉治療鷹傷，老虎會吃清泥解藥箭之毒。此說是否確實，不可得知。但至少說明古人已經發現了動物能自救自療，並從中得到啟發。《冷廬醫話》卷一集中記述了各種動物自療的例子：「禽蟲皆有智慧，如虎中藥箭而食青泥，野豬中藥箭食薺苨，雉被鷹傷貼地黃葉，鼠中礬毒飲泥汁，蛛被蜂螫以蚯蚓糞掩其傷，又知嚙芋根以擦之，鸛之卵破以漏蘆纏之。方書所載，不可勝數。」[67] 這類的故事很有趣，也很有吸引力。除動物自療外，與動物實驗相關的故事也比較多。

為了驗證藥物的毒性或副作用，用動物做試驗在中國早已有之。例如古代為了知道食物是否有毒，就扔給狗吃，狗不吃或者吃後即死者，說明其中有毒。所以唐《千金要方・食治》記載：凡六畜五臟，「與犬，犬不食者，皆有毒，殺人。」[68] 宋代曾經有人好用燒煉過的砒霜治療瘧疾。為了說明砒霜的劇毒，宋・陳承告誡人們，燒煉砒霜時，人必須站在上風十幾丈以外。下風靠

66. 〔唐〕張鷟，《朝野僉載》，卷1，頁5。
67. 〔清〕陸以湉，《冷廬醫話》（上海：上海大東書局，1937），卷1，頁19–20。
68. 〔唐〕孫思邈，《備急千金要方》（北京：人民衛生出版社，1955），卷26，頁472。

近燒煉處的草木都會死去。「又多見以和飯毒鼠，若貓、犬食死鼠者亦死。」[69] 連貓、狗吃了中毒而死的鼠也會死亡，可見砒霜毒性之大。

通過飼養給藥的動物，觀察其療效的實驗，在古代也有實例。唐・孟詵《食療本草》為了驗證黍米的作用，除觀察到「不得與小兒食之，令兒不能行」之外，還用動物做實驗：「若與小貓、犬食之，其腳便跼曲，行不正。」[70] 說明黍米對小兒及動物的生長發育不利。當有些藥效難以被人相信的時候，拿一動物當場試驗，是最有力不過的證據。據唐・劉禹錫《傳信方》記載，昔張薦在劍南，為張延賞作判官。一天突然被斑蜘蛛咬頸項，才經兩宿，頭面腫疼，大如升碗，肚子也漸腫，瀕臨死亡。張延賞平素非常器重張薦，因出重金募集能治療者。有一人應召而來，張延賞一開始信不過他，想檢驗其方，就讓他當場合藥。那人說：我不在乎保密藥方，只要救人性命。於是取藍汁一瓷碗，將蜘蛛投進藍汁，結果蜘蛛很久才爬出藍汁，疲乏得不能動了。應召人又別搗藍汁，加麝香末，更取蜘蛛投之，蜘蛛進汁就死。又再取藍汁、麝香，復加雄黃和之，這時只要將蜘蛛投進藥汁，立即化為水。這樣一來大家都很信服，於是用此配方點蜘蛛咬處，兩日內痊癒[71]。這真是一場極為精彩的藥效動物試驗。這個故事

69. 〔宋〕唐慎微，《重修政和經史證類備用本草》，卷5，頁125。
70. 〔唐〕孟詵，《食療本草譯注》（上海：上海古籍出版社，1993），卷下，頁207。
71. 〔宋〕唐慎微，《重修政和經史證類備用本草》，卷7，頁173。

收集在《傳信方》中，可以反映古人所謂的藥物「傳信」，也包括比較初級的動物試驗。

用銅或者自然銅治療傷折的實驗也發生在唐代。陳藏器《本草拾遺》記載，赤銅屑有「主折傷，能焊人骨及六畜（骨）有損者」的功效，如果用此藥末和酒服之，銅末就能找到骨折的地方把它焊起來。為什麼知道銅屑有這樣的作用？據說「六畜死後，取骨視之，猶有焊痕」。檢查動物死後的骨骼變化，確實是比較容易做到的。唐代的《朝野僉載》又有一個故事可與此相印證：定州人崔務，墜馬折足，醫生令取銅末和酒服之，遂痊癒。等他死後十幾年再改葬的時候，看到他的脛骨骨折處，居然有銅包束[72]。可能是受了以上故事的影響。到宋代之時，據說有人用自然銅餵養折斷翅膀的大雁，雁痊癒後就飛走了[73]。這些本草中記載的原始動物試驗，看來對證明有關藥效是很有說服力的。所以從那時起一直到現代，中醫都用自然銅（現代所用多為黃鐵礦）治療跌打損傷。至於銅屑治骨折，卻被人遺忘。銅末能否進入人體自動焊接骨折？還沒見人用現代試驗予以證實，但宋代的沈括已經指出，所謂藥物能入肝、入腎，是指藥物的「英精之氣味」，「凡質豈能至彼哉」[74]？用現在的話來說，就是其有效成分能治療體內相應部分的疾病，至於藥物的實體，無論粉末還是殘渣，

---

72. 〔宋〕唐慎微，《重修政和經史證類備用本草》，卷5，頁128。
73. 〔宋〕唐慎微，《重修政和經史證類備用本草》，卷5，頁133。
74. 〔宋〕沈括，《元刊夢溪筆談》（北京：文物出版社影印，1975），卷26，頁1–3。

只能通過腸胃排出體外。

（三）臨床驗案與治療傳奇

通過講述用藥治療所獲得的效果，是令人信服的最重要的手段。在這方面，醫藥書中有大量的臨床驗案，這也是古今中藥傳信運用最廣、最有效的方法。

《三國志》中記載華佗用賣餅家的蒜齏大酢治療「咽塞」病，令其吐蛇（可能是蛔蟲）[75]。這個故事後來被收入本草。無獨有偶，後魏的醫家褚澄 (?–483) 也用蒜治療過一位吃白瀹雞蛋過多的病例，結果吐出了十三枚痰涎裹挾的雞雛，翅羽爪頭俱全[76]。明代李時珍《本草綱目》中記載了很多他個人用藥的驗案。例如他用巴豆治癒一例因脾胃久傷、冷積凝滯所致的溏泄。用牽牛子治癒一位貴夫人的疑難腸結病。這些李時珍的用藥驗案已經膾炙人口，而且事實證明確有其效。但是在本草中，像李時珍這樣如實記載個人治療驗案的情況總的來說不是太多，而一些名人的治療案例、情節曲折離奇的治療故事卻常可見到。從趣味和給人以深刻印象的角度來看，自然是傳奇性故事更具有吸引力。

皇帝之名不可謂不大，但他們對醫藥學未必是專家。因此皇

75.〔晉〕陳壽，《三國志・魏書・華佗傳》（北京：中華書局，1959），卷29，頁801。

76.〔宋〕唐慎微，《重修政和經史證類備用本草》，卷29，頁518。

帝信巫信鬼的並不少見。古代巫藥殘餘始終陰魂不散。按照巫藥的原則，人的髮、鬚、爪都有神力。因此唐太宗在他的大臣李勣患病、醫生認為需要人的髭鬚灰治療的時候，他就自剪髭鬚，燒灰賜服，並讓李勣以之敷癰瘡，據說馬上病就好了。所以唐代詩人白居易有詩云：「剪鬚燒藥賜功臣。」這個故事傳到宋代，當宰相白夷簡生病時，宋仁宗也仿效唐太宗，剪髭給他合藥治病。這次是否獲得效果，史書無載。但宋仁宗本意是以「表朕意」，也就是一個政治家表達寵愛臣下的姿態罷了[77]。本草記載這些真實的故事，原本想提高人鬚治病的可信性。但儘管皇帝相信，後世醫家卻並不感興趣，所以本草書中也沒有再出現剪鬍子治病的記載。

治療名人病的驗案，效果自然大不一樣。因此本草中對名人治驗尤其關注。例如宋代著名文學家歐陽修 (1007–1072) 曾經得過暴下（急性水瀉），請國醫也止不住。歐陽夫人就說：市上有人賣治瀉的藥，才三文錢一帖，非常有效。歐陽修說：我們這樣的人臟腑和市人不同，不可服也。他夫人沒有辦法，就買了藥，和國醫的藥混在一起讓他服用。結果一服而癒。歐陽修知道真相後，召賣藥人給予厚贈，並問所用藥物。賣藥人猶豫了許久，才說出實際上只用了一味車前子。車前子是利尿藥，為什麼能治水瀉？因為利尿之後，清濁自分，水瀉自止。有這樣生動的故事，車前子治療急性水瀉的功效就容易傳播了。

77. 〔宋〕唐慎微，《重修政和經史證類備用本草》，卷15，頁366。

關於「梨」的功效，有一個頗為生動的故事：北宋末的名醫楊吉老，醫術甚精。有一士人得疾，厭厭不樂，去拜訪楊吉老。楊說：你的熱症已極，氣血全消，三年當患疽死，沒法治了。士不樂而退。後來這位士人聽說茅山一道士，醫術通神，但不肯露出他的醫術。於是士人就換上僮僕之衣，到茅山拜謁，願意當道士的僕役。道士喜留，讓他在左右服侍。過了兩個月，道士覺得此人不同於一般的僕役，就問他從哪裡來。士人這才說實話。道士笑道：世間哪有醫不得的病？診過脈後又笑著說：吾也沒藥給你，你可下山買好梨，日食一顆。鮮梨沒了，取乾梨泡湯，和渣吃光，病就好了。士人按法食梨，一年復見楊吉老，已是顏貌腴澤，脈息和平。楊氏大驚，說你一定是遇到了異人！士人以實相告。楊吉老於是整衣冠、焚香望茅山設拜，自責自己的學問還是不到家[78]。像這樣的故事，不僅突出了梨能治消渴內熱，而且也是寓意深刻的警世故事。

本草中藥物的故事各不相同，但看起來都言之鑿鑿、妙趣橫生。如果再仔細追究，就會發現原來某些故事還有相同的類型和不同的版本。

晉代祖台之《志怪》有一則用馬尿治癥瘕的故事：有個主人和他的奴僕都患了同樣的心腹痛病。奴死，解剖後腹中有一活鱉。以各種藥投鱉口，都沒法讓鱉死。有人乘白馬看熱鬧，馬尿掉在鱉上，鱉就縮頭，於是用馬尿灌之，鱉即化成水。主人於是

78. 〔宋〕洪邁，《夷堅志・丙》，見《四庫全書・子部小說家類》，卷8，頁2。

服馬尿而癒[79]。這一故事，在《續搜神記》中情節又略有變動。同樣是主、奴皆病腹瘕，奴死剖腹得一白鱉。此鱉不懼任何藥物，故被繫於床腳。一客騎白馬來探，馬尿濺鱉，鱉惶恐走避。試以馬尿灌鱉，須臾成水，故以後用馬尿治腹瘕[80]。

另一則故事見於宋《開寶本草》記載：過去有人患癥瘕，死前遺言，令開腹取病。結果得到一病塊，堅硬如石，還有五色文理。有人說這是異物，就將其削製成刀柄。後來因為用此刀割「三棱」草，結果那石刀柄就消化成水了。於是知道中藥三棱可以治癥瘕[81]。和上述故事非常相似的是青黛治噎疾。據《廣五行記》記載，唐永徽(650–655)中，絳州有一僧，病噎（可能是食道癌），數年不能吃東西。臨終時他命其徒在他死後剖開他的胸喉，看什麼東西作怪。其徒遵命開其胸，得一蟲，似魚而有兩頭，遍體都像有肉鱗。放蟲入容器中，跳躍不已。大家戲投各種東西，但都被消化光。這時正當夏季，藍草茂盛，正用之做藍澱，一僧就放藍澱到器中，結果此蟲繞器而走，須臾化成水[82]。後世相傳藍澱水能治噎疾，就是根據這個傳說。

以上三個故事有某種相似性，都是病人死後解剖得到病原，又都是靠偶然接觸某藥，才知道什麼是病原的剋星藥。從這類故事，可以發現藥物傳信的故事原來也有一定的套路。

---

79. 〔明〕李時珍，《本草綱目》，卷50，頁2776。
80. 轉引自〔宋〕李昉，《太平廣記》，見《四庫全書．子部小說家類》，卷218，頁6。
81. 〔宋〕唐慎微，《重修政和經史證類備用本草》，卷9，頁227。
82. 〔明〕李時珍，《本草綱目》，卷16，頁1089。

還有一類故事，情節大致是某人得了絕症被遺棄，結果因為吃了什麼野物，把病治癒。其中最有人情味的是《太平廣記》中的一個故事：瓜洲漁人妻得癆疾（大約是肺結核），受傳染而死者數人。有人為隔絕其病，將此女活活釘在棺材裡，棄棺於水，流至金山。一漁民見棺感到奇怪，打開一看，內一女子還活著，就帶回漁舍，給她多食鰻黧（鱺）魚。後來竟把她的病治好了，並娶此女為妻[83]。前述的烏蛇酒治痲瘋的故事也和這個鰻鱺治癆故事有相像之處。

有的藥物可能針對它的幾個功效有幾個故事。例如木瓜，南北朝的時候它被看成治轉筋的神藥。甚至有這樣的說法：人患轉筋，只要喊木瓜的名字，或者寫出木瓜二字，轉筋都會停止。所以當時的人乾脆用木瓜樹做拐杖[84]。這確實有點巫藥的味道。但是後來《本草綱目》轉載的木瓜治筋急故事就似乎真實得多：廣德人顧安中，患腳氣，筋急腿腫。他坐船時見船上有一袋東西，就把腳擱在袋上，漸覺不痛。向船夫詢問，才知道袋子裡裝的是地道藥材宣州木瓜[85]。另一個版本的同類故事是說此人患足痺，因靠在船的袋子上，等他登岸的時候，足痺痊癒，路走得很好。問袋中何物，原來是木瓜[86]。木瓜酸澀，按中醫理論，多食酸，

---

83. 〔宋〕李昉，《太平廣記》引自《稽神錄》，見《筆記小說大觀》4冊（揚州：江蘇廣陵古籍刻印社，1983），卷220，頁36。
84. 〔梁〕陶弘景，《本草經集注》，卷7，頁468。
85. 〔明〕李時珍，《本草綱目》，卷30，頁1770。
86. 〔清〕汪昂，《本草備要・果部》，見《本草名著集成》（北京：華夏出版社，1998），頁287。

令人癃（小便不利）。為了說明這個功效，《本草綱目》引了元・羅天益《衛生寶鑑》中的一個故事：太保劉仲海，每天都要吃蜜煎木瓜三五枚，和他同伴的數人都病淋疾（小便不暢）。結果請教羅天益。羅說：吃酸太多引起的，只要不吃就好了[87]。木瓜澀尿的事也讓清初鄭奠一遇到了：有個大官僚乘舟過金陵，喜歡木瓜的芬馥，買數百顆放在船上，結果滿船的人都苦於不得撒尿。醫生以利尿藥無效，就請鄭奠一去看病。鄭聞到四面都是木瓜香，就笑著對大家說：撤去此物，尿就出來了，不必用藥。於是把木瓜全扔進江中，一會兒，大家就能正常小便[88]。木瓜真有這樣厲害的澀小便作用嗎？歷史上兩位名醫都遇到同樣的木瓜澀尿病例，是巧合嗎？

有的故事，曲折迂迴，讓人不得不信。例如有一個關於赤小豆的故事：宋仁宗曾患痄腮（腮腺炎），命道士贊寧治療。治法很簡單，取赤小豆四十九粒為末敷之即癒。有官員任承亮在旁親見治療過程。後來任氏自患惡瘡瀕死，尚書郎傅永給他用藥立癒，也是用赤小豆。任承亮後來過豫章，見一個醫生治脅疽療效甚捷，就對醫生說：你莫非用了赤小豆？醫吃驚地拜求說：我憑此藥養三十多口人，希望您不要再說出去[89]。這個故事巧妙在它沒有簡單地羅列赤小豆治好了三個人的病，而是起伏跌宕地烘托了

87. 〔明〕李時珍，《本草綱目》，卷30，頁1770。
88. 〔清〕汪昂，《本草備要・果部》，見《本草名著集成》（北京：華夏出版社，1998），頁287。
89. 〔宋〕朱佐，《類編朱氏集驗醫方》（北京：人民衛生出版社，1983），卷12，頁190–191。

赤小豆治瘡腫的功效。

上述故事是真是假，還是真真假假，難以確考。這些故事都比較平實，至少看來不像是神話，比較適合藥效傳信。但是，在本草書中，最多見、也最離奇的是許多關於藥效發現的神話傳奇故事。

（四）藥效的神話傳奇

歷史上許多傳奇故事被採入本草書，作為某一藥效的傳信依據。最著名的何首烏故事甚至催生了這味名藥的誕生。唐代大臣李翱 (?–844) 撰寫了〈何首烏錄〉(813)。但〈何首烏錄〉並非藥物專論，而是一篇人物傳記類型的文學作品。故事雖然時間、地點、人物俱明，有鼻子有眼，但情節荒謬，缺乏藥學常識。因為這是名家所寫故事，所以導致何首烏進入本草，而且至今盛用不衰。該故事見於本書〈本草與文學〉一章（參335–338頁），此處不再贅述。

關於藥物的神話傳說可以說是連篇累牘，難以盡述。尤其是一些名藥的神話，更是引人入勝。例如關於人參的發現，《廣五行記》記載：隋文帝（581–603在位）時，上黨有人家宅後每夜都有人呼叫，找人又不見。後來在離宅一里處，見一棵人參，挖地五尺，才挖出參，特像人形。從此宅後的人聲才消失。《異苑》也記載人參會作兒啼，若掘傷則呻吟。因此人參又有「土精」的別名[90]。關於枸杞的神話就更多了。李時珍就引錄了枸杞年久變瑞犬、宋徽宗時挖到千年枸杞等故事[91]。在古本草中，幾乎每一個據稱可令人長生不老的藥物之後，都有與之相應的神話故事。

徐鉉 (916–991)《稽神錄》記載的故事好些與藥物相關，其中涉及到黃精的神奇功效。據說臨川（今屬江西）有一士人虐待其婢女，婢乃逃入山中。久之婢見野草枝葉可愛，就拔取根食之，味道很美，於是常食，久而不感饑餓，身體輕健。晚上在大樹下休息，聽草中響動，以為有虎，嚇得上樹躲避。次早下平地，其身飄然淩空，可飛至峰頂，像隻飛鳥。過了幾年，婢女被其家人採薪發現，設計捕捉，並問得所吃之草，就是黃精[92]。這個故事很可能是在將黃精作為神仙服食仙藥時被編造出來的。這個故事後來進入本草，旨在為它的補益療效提供依據。

另有《太平御覽》引《志怪》關於烏雞治鬼病的故事：夏侯弘到江陵，逢一大鬼持弓戟、引小鬼數百而行。夏侯弘避開大鬼，抓住最後一個小鬼詢問，小鬼說那大鬼叫「廣州大殺」，正帶著矛、戟去殺人。若殺中心腹者死，中他處則不至於死。夏侯弘問：有方可治嗎？小鬼告知：殺烏雞敷在心口即癒。夏侯弘又問：現在你們去哪裡？鬼說去荊、揚二州。當時這兩州流行心腹病，死者甚眾，夏侯弘在荊州用烏雞敷心口痛，十癒八九[93]。這個故事的荒誕自不必說，但李時珍卻認為：「此說雖涉迂怪，然

---

90. 〔宋〕李昉，《太平御覽》，卷991，頁4385。
91. 〔明〕李時珍，《本草綱目》，卷36，頁2114。
92. 〔宋〕唐慎微，《重修政和經史證類備用本草》，卷6，頁143。
93. 〔宋〕李昉，《太平御覽》，卷884，頁3929。

其方則神妙」，乃是神傳。他建議遇到鬼擊卒死，用烏雞血塗心下，可取效[94]。足見烏雞治鬼擊的故事確實產生了傳信的效果。

在神話傳說中，有治療應語病或應聲蟲的故事。這兩種怪病都是人說話，喉中或腹中會有回音。唐代有一人得應語病，說話則喉中應之。名醫張文仲令其讀《本草》，讀到不應的藥物就用其治療[95]。但此故事沒有說具體藥名，《遁齋閑覽》所載同類故事則出示了藥物。據說楊勔得怪病，每次說話，腹中就會有小聲回應。久而久之，聲音漸大。有道士說：這是應聲蟲，不治將延及妻子。只要你讀《本草》，讀到應聲蟲不答應，就用此藥治療它。後來按此法讀至雷丸這味藥，沒有回應，就服雷丸而癒[96]。應聲蟲病本來就是傳說，用雷丸治應聲病就更是虛無了。有個貝母治人面瘡的故事和上述故事有相似之處。據說某商人膊上有人面瘡（形似人面之瘡，有口），亦無它苦。戲滴酒口中，其面亦赤，餵物亦能食。有醫生教商人餵給它草木金石之藥，皆不怕，唯至貝母，則聚眉閉口。於是灌以貝母，其瘡遂結痂而癒[97]。這都是以藥試病的傳奇。

眼科用藥故事也很多。古人為了積德行善，常捐錢刻印眼科方。其方常附有該方神驗的故事。有一則比較早的眼科藥物故事見於唐・劉禹錫《傳信方》。據說過去崔承元曾挽救一死囚，囚後病死。後來崔病目內障多年，一日半夜獨坐，聞門階有響

---

94. 〔明〕李時珍，《本草綱目》，卷48，頁2590。
95. 〔唐〕張鷟，《朝野僉載》，卷1，頁4。
96. 轉引自〔明〕李時珍，《本草綱目》，卷37，頁2157。
97. 〔明〕謝肇淛，《五雜俎》，卷11，頁1120。

聲，問是誰，答曰：是昔蒙活之囚，今故報恩。遂告以治眼方而沒。崔服之，不數月，眼復明。此方就是羊肝丸（黃連末、羊子肝為丸）[98]。類似的死囚獻藥、鬼神報恩授藥的傳說多見於古代筆記小說之中。

至於在夢中得神人指點，服用某藥取效的故事亦很常見。唐代陳藏器講述了這麼一個故事：有個患痃癖的人，曾夢到有人教他每天吃三顆大蒜。此人按夢中的方法服用，結果頭暈眼黑，嘔吐，下部如火。後來有人教他取大蒜數片，截去兩頭，才獲得大效[99]。宋．錢易《洞微志》也記載了一個夢中得藥的故事：齊州有個人發狂，說是夢見了紅衣女子引到一個宮殿中，有小姑教他唱歌。歌詞中有一句「一丸蘿蔔火吾宮」。有一個道士根據夢境和歌詞，推斷病人是犯了大麥毒，必須用蘿蔔解麥毒。結果用蘿蔔治好了此病[100]。類似上述的托夢授藥故事，在筆記小說、本草書中非常多，但在所有藥物故事中，就數這類故事檔次最低，最缺乏想像力和美感。因為其情節過於簡單，大有「演戲沒法，變個菩薩」的味道。只不過是打算傳播某藥藥效的人希望他的話被人重視，才隨口編造這樣的故事而已。

本草書中引用採錄的神話或傳奇故事量大種類多。這些故事如果細加分類，甚至可以發現其中某些故事內部有一定的聯繫和

---

98. 〔明〕李時珍，《本草綱目》，卷13，頁777。
99. 〔宋〕唐慎微，《重修政和經史證類備用本草》，卷29，頁517。
100. 〔宋〕錢易，《洞微志》，見〔元〕陶宗儀《說郛》（上海涵芬樓藏版），卷75，頁2。

模式。這些故事曾經豐富了中國古代的神話世界，但同時又給藥物書增添了色彩。當然，在本草中，講述這些故事的目的是增加藥效的信服程度，使之深入人心。至於這些藥效是否真如故事所說那麼神奇，全靠讀者自己的賞識能力去判別。

以上圍繞中藥藥效的發現途徑、歷代藥效的各種來源、影響藥效錯位或失實的原因等方面作了一些介紹，最後又歸納了古代藥效「傳信」的各種方法，其中涉及到多種類型的藥物故事。從本文以上的表述來看，似乎本草記載的藥效處處存在陷阱，有很多可疑之處。其實不然。

對此，筆者想引用一句外國小說《安娜・卡列尼娜》中的開首語：「幸福的家庭都是一樣的，不幸的家庭各有各的不幸。」描寫幸福家庭的小說，恐怕一部就夠了，因為都是一個模式。表述藥效的發現也是一樣，真正可靠的藥效，都是經過口嘗身試、反覆實踐才得以總結出來的。這樣的藥效占了本草的主體，逐一羅列必然要倒讀者的胃口，不如大家看教科書。作為藥史研究者，更重要的是暴露那些被人忽視的魚目混珠之藥效。通過文化背景的陳述，把那些因為社會文化造成的藥效再用文化研究的方式去解讀，這就叫做因勢利導。用實驗或臨床驗證這些文化藥效，恐怕是事倍功半。

中藥的藥效還在發展，古代的藥效有必要在現代進行再驗證，當今藥效的「傳信」法也必須引進更科學的方法——但這已經屬於另一個主題，不是本書力所能及了。

古代社會的用藥風潮

漢・許慎《說文解字》對「藥」的定義是：「藥，治病草。」似乎「藥」只局限於醫家治病所需。其實有病固然需要服藥，沒有病也可以服藥。古代中國曾出現過形形色色的不死仙藥、金丹、石藥、香藥、食藥等，它們曾一度廣泛在社會流傳，目的是為了長生不老、益壽延年、強身、壯陽、保健等。正因為藥物還有治病之外的作用，因此操縱藥物的也就不僅僅是醫生，可以是社會上的某些人群（如方士、江湖騙子、商家等等）。藥物本是社會的產品，社會又是藥物的市場。許多不以治病為目的的藥物曾在古代社會上引起了一波又一波的追風服藥熱潮。這種風潮至今仍以不同的方式和更快的更替節奏繼續存在，因此我們就不得不對古代社會的服藥風潮進行回顧。

一、仙藥與丹藥

在蒙昧的原始社會，巫醫盛行。據《山海經》記載，其時有巫彭、巫抵等大巫，「皆操不死之藥」。但這種「不死之藥」，只是巫醫們囊中之祕，絕不可能對社會產生多大影響。到戰國時期，不死之藥終於流入社會。據《韓非子》（約前三世紀）記載，有人「獻不死之藥於荊王」，結果中途被人奪食，引得荊王大怒，要殺奪食之人[1]。可見當時已有方士以藥獻媚，而貴為王者也很在乎這不死之藥。

上層社會的崇信喜好，必然會引起社會的反響。所謂「越王好勇，而民多輕死；楚靈王好細腰，而國中多餓人」[2]，說的就是這個道理。荊王好不死之藥，在戰國也不可能是個人行為。據《史記・封禪書》記載[3]，戰國時的齊威王（前356–前320在位）、宣王（前319–前301在位）和燕昭王（前311–前279在位）都曾派人入渤海，尋找蓬萊、方丈、瀛州三座神山。據說這三座山中有「諸仙人及不死之藥」。所以至少在公元前四世紀，不死之藥已經成為帝王們神往之物了。

秦始皇統一天下之後，夢想不死，於是方士們乘虛而入，韓

1. 〔戰國〕韓非著，王先慎集解，《韓非子集解》，見《諸子集成》5冊（上海：上海書店出版社，1986），卷7，頁128。
2. 〔戰國〕韓非著，王先慎集解，《韓非子集解》，卷2，頁28。
3. 〔漢〕司馬遷，《史記・封禪書第六》，卷28，頁1369–1370。

終、侯公、石生等方士都曾為秦始皇求仙人不死之藥。據《史記・秦始皇本紀》記載，在方士的蠱惑之下，秦始皇「冀遇海中三神山之奇藥」，於是派徐市（即徐福）帶童男童女數千，乘樓船入海赴蓬萊仙山求不死之藥，一去不歸。當時的方士追求的是「芝奇藥仙」，而且提到「方士欲練以求奇藥」[4]，可見當時這類藥中既包括了「芝」藥，也涉及需要煉製的「仙藥」，即後世所說的丹藥。

秦朝滅亡之後，求仙藥之風卻未停息。漢武帝是另一位著名好仙藥的帝王。《史記・封禪書》記載，漢武帝身邊有一名叫李少君的方士，就曾經用「祠竈、穀道、卻老方」[5]取得武帝的歡心。「穀道」大概就是辟穀之道，「卻老方」就是長生不老的方法，而「祠竈」就是早期的煉丹術。這種方術據說是使丹砂（朱砂）變成黃金，這樣的黃金用作飲食器皿就會增加人的壽命，然後才能見到海中的蓬萊仙人。漢武帝於是就像秦始皇一樣痴迷，派方士入海求仙，並且從事煉丹砂為黃金的活動。一時間燕、齊沿海地區的方士如蠅逐臭般圍集在漢武帝身邊，各自宣傳求仙之術。直到晚年，漢武帝才開始厭倦方士的怪迂，但總還是希望能遇到真正的仙藥。長達千年的服食煉丹之風從此在社會刮起，或疾或徐，但綿延不絕，造成了歷史上最漫長的服用風潮。

漢武帝以後，熱衷於求不死仙藥的皇帝大有人在。西漢的宣帝、成帝、哀帝等，繼續著求仙的活動，給從事騙術的方士們可

---

4. 〔漢〕司馬遷，《史記・秦始皇本紀》，卷6，頁247、257–258。
5. 〔漢〕司馬遷，《史記・封禪書第六》，卷28，頁1385。

乘之機。在漢代，方士的活動非常活躍，也影響到社會上神仙說的流行。神仙可致，成為社會服藥之風的思想基礎。晉代著名道家葛洪《抱朴子・內篇・論仙》中，曾經有一段關於神仙的辯論。持反對意見的人認為：「有始者必有卒，有存者必有亡」，凡人必有死，「未聞有享於萬年之壽」者，所以古代有「學不求仙，言不語怪」的說法。應該說這是非常正確的意見。但是葛洪卻把持這種意見的人視為「淺識之徒」、「俗人」、少見多怪。他堅持認為「仙人以藥物養身，以術數延命。使內疾不生，外患不入」[6]，並列舉許多神仙傳說，作為神仙確有其事的證據。葛洪的雄辯，說明直到晉代，神仙說還在理直氣壯地流行。

那麼，秦漢以來流行著哪些神仙服食的仙藥呢？按葛洪排列的順序，主要有丹砂、黃金、白銀、諸芝、五玉、雲母、明珠、雄黃、太乙餘糧、石中黃子、石桂、石英、石腦、石硫黃、石飴、曾青、松脂、柏脂、茯苓、地黃、麥門冬、朮、巨勝、重樓、黃連、石韋、楮實、象柴（枸杞）、天門冬、黃精、千歲蝙蝠、千歲靈龜等[7]。這些藥物大部分在《神農本草經》中屬於主養命、輕身益氣、不老延年的上品藥。其中礦物藥和需要煉製的丹藥下文將集中敘述，先剖析一下漢代曾有過很大影響的兩種「仙藥」，看看它們始盛後衰的命運。

甘露：這是東方朔獻給漢武帝的仙藥，據說久服可以不饑。

---

6. 〔晉〕葛洪，《抱朴子・內篇》（上海：上海古籍出版社，1990），卷2，頁4–6。
7. 〔晉〕葛洪，《抱朴子・內篇》，卷11，頁75。

漢武帝為了求得甘露，在元鼎二年（前115）建銅柱（一作金莖），即承露仙人掌[8]，高出地面，以承受甘露。這就是著名的「金莖承露」之典故。所以漢・班固〈西都賦〉稱：「抗仙掌以承露，擢雙立之金莖。」[9]至今北京北海公園還有一座據此典故而建的承露盤，高聳的蟠龍柱上站一仙人，頭頂、手托一盤以承露。甘露可以長生，早在《山海經》就多處有服用甘露的記載[10]。普通露水無味，而甘露是甜的，因此天降甘露，就會被視為朝廷的吉兆。從公元前一世紀到公元四世紀之間，以「甘露」為名的年號出現了四次，分別分布在西漢末、魏、吳和前秦。由此可見當時甘露為天之祥瑞的說法頗為盛行。受此影響，後世本草也收入了甘露一藥，謂其「味甘美，無毒，食之潤五藏，長年不饑神仙。緣是感應天降，祐兆人也」[11]。歷史上關於甘露的記載很多，神乎其神，但明・李時珍卻引杜鎬之言曰：「甘露非瑞也，乃草木將枯，精華頓發於外，謂之雀餳。於理甚通。」[12]可見古代也有人認為出現甘露並不是什麼吉兆，可能是草木將死之前分泌的甜液。據現代學者考證，甘露可能是一種昆蟲排泄物聚於草木之上，味甜似露而已。如果當年東方朔獻的甘露就是蟲糞，其實無

8. 〔漢〕司馬遷，《史記・封禪書第六》，卷28，頁1388。
9. 〔漢〕班固，〈西都賦〉，見〔梁〕蕭統《文選》，《四庫全書・集部總集》本，卷1，頁18。
10. 《山海經》，見《四部叢刊初編》（上海：商務印書館，1936），卷7，頁51；卷16，頁68。
11. 〔唐〕陳藏器，《本草拾遺》，見《重修政和經史證類備用本草》，卷5，頁138。
12. 〔明〕李時珍，《本草綱目》，卷5，頁392。

須再建金莖去承露了。

靈芝：這是秦漢以來最顯耀一時的仙藥，很受器重。據載漢武帝元封二年（前109）的時候，甘泉宮內中產芝，九莖連葉。於是視為大吉，下詔赦天下，還作了一首「芝房之歌」[13]。據此記載，有莖有葉的「芝」並不是現在人們所知的菌芝類植物。晉・張華 (232–300)《博物志》云：「名山生神芝不死之草。上芝為車馬，中芝為人形，下芝六畜形。」[14]可見「芝」是一類奇形怪狀之物的總稱，也就是漢武帝時方士刻意尋求的奇芝。《抱朴子・仙藥》記載的五芝，包括石芝、木芝、草芝、肉芝、菌芝，「各有百許種也」。葛洪不厭其詳地描述了許多「芝」的形狀，據此推測當時的「芝」，實際上包括了多種形態奇特的植物（以菌類植物居多）、動物、礦物，甚至可能有化石之類的東西。「芝」的功效在當時被誇張到了無以復加的地步，例如可令人壽三千歲、四萬歲、辟兵（不受兵器傷害）、步行水上等等[15]。和甘露一樣，神芝的出現在漢魏之時也被視為瑞應吉兆。所謂「王者仁慈則芝草生」[16]。因此若有芝出現，其形態就會被畫成圖形。多種〈芝草圖〉（參本書〈本草插圖的演變〉）可見於六朝、隋唐史籍記載。由此可見，「芝」在漢代以至魏晉，乃方士們追求的奇異之物，其種類過於廣泛，難以確指。民間長期流傳的《白蛇傳》故事，

---

13. 〔漢〕班固，《漢書・武帝紀第六》，卷6，頁193。
14. 〔晉〕張華，《博物志》，見《四庫全書・子部小說家類》，卷1，頁8。
15. 〔晉〕葛洪，《抱朴子・內篇》，卷11，頁76–80。
16. 〔宋〕唐慎微，《重修政和經史證類備用本草》，卷6，頁168。

白蛇所盜靈芝有起死回生之功，也是源於早期的靈芝崇拜。

受秦漢有關「神芝」的影響，《神農本草經》中就記載了赤芝、黑芝、青芝、白芝、黃芝、紫芝六種，據載它們都可以「輕身不老，延年神仙」[17]。梁・陶弘景認為前五芝都是仙草之類，俗所稀見。它們的種類很多，形色瑰麗奇異。但陶氏認為當時俗人所用「紫芝」，是朽木上類似木耳的菌類植物，只能用來治痔瘡，並不是補藥。這種「紫芝」，就是現代所用的「靈芝」。後世常把這種紫芝作為古代具有仙氣的「神芝」，其實是一種誤解。「芝」崇拜到唐代似乎就衰落了。唐《新修本草》雖然沒有否定神芝的存在，但卻認為「芝自難得，縱獲一二，豈得終久服耶？」[18]說明當時已經不相信芝能有什麼實際的長生作用。李時珍引唐・段成式 (?–863)《酉陽雜俎》的記載更是擊破了古代服芝者的美夢。段氏不否定有各色芝的存在，也不否定有各種形狀的怪芝，但他認為，屋柱子上無故生芝者，白芝主喪，赤芝主血，黑芝主賊，黃芝主喜。形如人面者破財，如牛馬者遠走服役，如龜蛇者蠶耗。儘管如此，明以前的本草書還是依從古代習慣，把芝放在比較顯要的上品位置。但到明代，李時珍已把芝放進了菜部，和木耳、香菇同伍，而且加了一段精彩的評價：「芝乃腐朽餘氣所生，正如人生瘤贅，而古今皆以為瑞草，又云服食可仙，誠為迂謬！」[19]

---

17. 〔宋〕唐慎微，《重修政和經史證類備用本草》，卷6，頁168。
18. 〔宋〕唐慎微，《重修政和經史證類備用本草》，卷6，頁168。
19. 〔明〕李時珍，《本草綱目》，卷28，頁1711。

漢魏以來的服食仙藥中，有一些至今仍為中醫治病所用，如黃精、茯苓、地黃、朮、黃連、石韋、枸杞、麥門冬、天門冬等。古籍有關這些藥物的神話傳說非常多，本文無法一一複述。它們也曾經被視為神藥仙草紅極一時。但隨著歷史的發展，唐、宋以後，這些「仙藥」褪盡仙氣，回歸到治病藥的隊列之中。在現代人看來，這些至今仍各有治療甚至補益作用的植物藥在古代被一時捧紅，似乎還在情理之中。為什麼無法食用的金屬、礦石（如金、銀、玉、雲母、石英等）也被作為仙藥，甚至看得比植物藥還要重呢？這就必須追根到當時道家的思想方法。

當時道家思想中有一種「假外固內」的理論。「假」就是「借」，意思是借用外物來牢固人的身體。用金石藥使人長生不老，在道家、方士眼中，的確勝過植物藥。在他們看來，「草木之藥，埋之即腐，煮之即爛，燒之即焦——不能自生，何能生人乎？」[20]意思是自己都保不住長生的草木，更別想使人長生了。但雲母之類的礦物藥則不然：「他物埋之即朽，燒之即焦，而五雲（五種雲母）以內（納）猛火經時終不然（燃），埋之永不腐敗，故能令人長生也。」[21]雲母納入烈火很久，都無法使之燃燒，埋多久都不腐敗，這就引起道家的聯想：把它們充實到體內，豈不是也可以令人長生不死嗎？

晉以前的《玉經》有一句話：「服金者壽如金，服玉者壽如

---

20. 〔晉〕葛洪，《抱朴子·內篇》，卷4，頁25。
21. 〔晉〕葛洪，《抱朴子·內篇》，卷11，頁81。

玉。」[22]所以在漢魏六朝之間，道家們處心積慮地研究如何讓這些堅硬的東西進入人體，由此發明了許多柔金、化玉、消石的方法。漢代墓葬制度中，王公死後為保肉身不朽，屍身用黃金塞九竅，口中含珍珠，身穿金縷玉衣，即所謂「珠襦玉匣」。現代考古發現的金縷玉衣證實漢代確有其事。這種墓葬習俗也為道家服食金玉提供了依據：「金玉在九竅，則死人為之不朽；鹽滷沾於肌髓，則脯臘為之不爛。況於宜身益命之物，納之於己，何怪其令人長生乎？」[23]意思是用金玉塞九竅可保持肉身不朽，用鹽滷醃製乾肉臘肉可使其不腐爛，這都是借助外物的作用。由此推演，道家認為讓金、玉等「宜身益命」之物進入人體，為什麼不可以令人長生呢？

這些振振有辭的道理，促使道家採用金石作為長生之藥。儘管沒有任何金石藥可令人長生的效驗可資證實，但只要人們的頭腦中事先有了他信服的某種理論，他就可以接受任何符合這個理論的藥物，再不深究，甚至至死不悟。古今社會篤信長生強壯保健藥的人都是如此，無一例外。

那麼丹藥得以盛行又是為什麼呢？

丹藥，古代又稱金丹，乃金液（黃金煉成）、還丹（丹砂經燒煉可循環變化）的簡稱。和一般直接服用金、玉、雲母法不同的是，丹藥要經過火煉，故其術又稱為煉丹術。「丹」即丹砂，也就是朱砂，顏色朱赤，是煉丹術的主藥，故煉製出來的藥也稱之為

22. 〔晉〕葛洪，《抱朴子·內篇》，卷11，頁81。
23. 〔晉〕葛洪，《抱朴子·內篇》，卷3，頁20。

「丹」（顆粒或粉末狀）。此時「丹」已成為一種劑型（丹劑）的簡稱。

煉丹術的源起，始於本文前已提到的《史記》所載秦皇、漢武之時。秦代方士「欲練（煉）以求奇藥」，漢代方士李少君的「祠竈」術，揭開了長達千年煉丹舞臺的序幕。

丹砂悅目的紅色，已經深受上古之人喜愛。當冶煉技術發展以後，丹砂（硫化汞，HgS）火煉之後變為銀白色的液態水銀（汞，Hg），水銀和硫磺 (S) 一起煉製，又可以重新得到紅色的丹砂。這一變化可以循環往復，故又稱九轉還丹。這一奇妙的化學變化確實讓古人驚嘆不已，由此也就產生了許多聯想：「凡草木燒之即燼，而丹砂燒之成水銀，積變又還成丹砂。其去凡草木亦遠矣，故能令人長生。」[24] 黃金持久而燦爛的黃色、穩定的化學性質，自古為人所重。所以葛洪認為：「丹之為物，燒之愈久，變化愈妙；黃金入火，百煉不消；埋之，畢天不朽。服此二藥，煉人身體，故能令人不老不死。此蓋假求於外物以自堅固。」[25] 也就是說，丹砂神奇的變化，黃金不怕朽煉的特質，使道家深信借助這樣的外物進入人體，就可以使人長生。在這樣的理論支撐下，漢魏六朝，下及隋唐，煉丹術如火如荼，服丹者前仆後繼。受秦漢煉丹術的影響，《神農本草經》中某些煉丹的原料藥被列入上品，如玉泉、丹砂、水銀、曾青等，這些藥物並非醫家治病的經驗總結。煉丹術是精妙的實驗，促進了後世冶金化學的發展，但服丹長生的目的卻非常愚昧，因此有人稱之為畸形的學

24. 〔晉〕葛洪，《抱朴子·內篇》，卷4，頁23。
25. 〔晉〕葛洪，《抱朴子·內篇》，卷4，頁23。

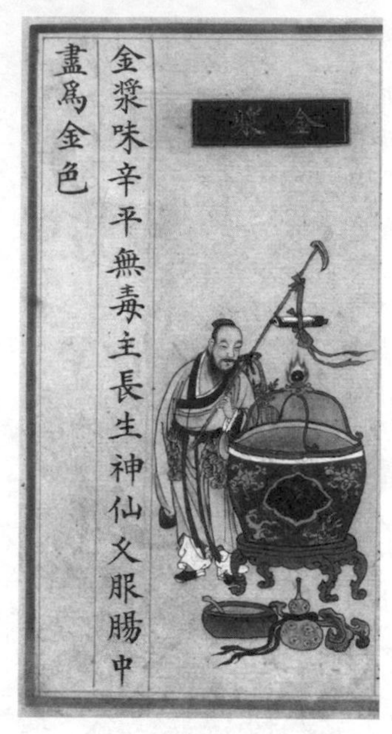

金漿味辛平無毒主長生神仙久服腸中
盡爲金色
圖7　丹藥「金漿」

科[26]（具體技術，本文討論從略）。服丹引發了許多社會問題，丹藥中毒疾病也成為醫學治療的前沿課題。

丹藥在漢、魏之時盛行，其修煉技術集中在道家方士手中，服食之人卻以帝王貴族為主。這是因為煉丹原料丹砂和黃金價格不菲，需要足夠的財力支撐，所以煉丹需投入資本，服丹也就不是普通人力所能及了。葛洪是煉丹的倡導者，他的煉丹祕籍是從其師鄭隱所得，淵源有自，屬於正宗。但他的老師「家貧無用買藥」，徒有技術而無法施展。葛洪得傳之後二十餘年，「資無擔石（形容米粟不多），無以為之，但有長嘆耳」[27]。著名如葛洪尚且無法試其牛刀，可見煉丹、服丹在當時雖是社會時尚，但並不普及。此外，丹藥既是道家所倡，自然也要隨著社會上儒、道、佛之間的爭鬥而起伏。加之魏晉之時服石之風驟起（詳見下文），波及整個社會，丹藥雖一直傳承不絕，其影響則相比之下減弱許多。

唐代煉丹術又再次掀起了熱潮。這主要是因為唐代皇帝姓

26. 蒙紹榮，張興強，《歷史上的煉丹術》（上海：上海科學技術出版社，1995），頁14。
27. 〔晉〕葛洪，《抱朴子・內篇》，卷4，頁22。

李，尊道家鼻祖老子李聃為始祖，因此道教一度興盛。經過魏晉六朝的方士們不斷實驗，煉丹術也日漸發達，出現了許多祕籍寶典。從這些煉丹文獻中，可以得知煉丹的原料和最終產品也更加多樣化，除丹砂、硫磺、水銀等物之外，硝石（硝酸鉀）、石英、雄黃、銅綠、黑鉛，乃至某些植物製成的炭、灰燼等，都被用於煉製名目不同的丹藥[28]。在煉丹技術上也出現了一些旨在「伏制」（壓伏、制服）丹藥火熱之性的方法，稱「伏火」、「內伏」等。「伏制」法可以通過增加植物藥來克制金石藥的火熱毒性[29]，也可以通過燃燒或與地相接等方法減去火性。對畏懼丹藥熱性的人來說，「伏制」自然也是一種心理安慰。近代學者的研究表明，中國四大發明之一的火藥，與煉丹及伏火有密切的關聯，其時即在唐代[30]。以上種種原因導致唐代煉丹和服丹之風大盛。雖然煉丹還是需要一定的財力，但此時的煉丹畢竟比魏晉要更容易普及，所以在唐代，不僅是帝王，只要信奉丹藥的達官貴人，都有可能參加到服丹的行列中來。

唐代服丹的風源自然還是來自宮廷。帝王總是比誰都迫切期盼長生不老，更何況煉丹術又是李姓本家始祖老子的徒子徒孫在操縱，所以唐代皇帝迷戀金丹術者不乏其人。唐太宗對方士神仙說開始並不相信，貞觀元年 (627) 他還說過：「神仙事本虛妄，

28. 蒙紹榮，張興強，《歷史上的煉丹術》，頁125–126。
29. 祝亞平，《道家文化與科學》（合肥：中國科學技術大學，1995），頁205。
30. 曹元宇，《中國化學史話》（南京：江蘇科學技術出版社，1979），頁195–196。

空有其名……據此二事（指秦皇、漢武求仙之事），神仙不煩妄求也。」[31] 但到了唐貞觀二十二年 (648)，唐太宗得天竺方士那羅邇娑婆寐，被他「自言壽二百歲，云有長生之術」的鬼話所惑，竟深加禮敬，在金飈門內為他建館，請造延年之藥。為造藥發使天下，採諸奇藥異石，不可稱數。「藥成，服竟不效」[32]。看來外來的和尚也未必高明。

唐代帝王好方士，在當時已是朝野皆知。例如唐高宗（650–683在位）曾禮遇道士劉道合，令其「合還丹，丹成而上之」[33]。唐玄宗（713–755在位）也曾讓方士孫甑生合煉黃金。據說這兩個皇帝雖好方士，卻不敢服其藥[34]。後來的唐憲宗就過於痴迷了。他「季年頗信方士，銳於服食，詔天下搜訪奇士」。元和十三年 (819)，奸佞李道古推薦方士柳泌，結果憲宗因「服餌（金丹）過當，暴成狂躁之疾」[35]，年餘即死。繼位的唐穆宗（820–824在位）也因為服金石之藥，繼位才四年，就因餌金石之藥而卒 (824)[36]。

帝王尚且以身試藥，當時的王公大臣、文人學士，自然也就紛紛效尤。一時間死者無數。唐代李抱玉、李抱真，史家稱他們

---

31. 〔後晉〕劉昫，《舊唐書・本紀第二》（北京：中華書局，1975），卷2，頁33。
32. 〔後晉〕劉昫，《舊唐書・列傳第一百四十八》，卷198，頁5308。
33. 〔後晉〕劉昫，《舊唐書・列傳第一百四十二》，卷192，頁5127。
34. 〔後晉〕劉昫，《舊唐書・列傳第一百二十四》，卷174，頁4518。
35. 〔後晉〕劉昫，《舊唐書・列傳第八十一》，卷131，頁3642。
36. 〔後晉〕劉昫，《舊唐書・本紀第十六》，卷16，頁504。

「以武勇之材，兼忠義之行，有唐之良將也」，但卻「惜乎服食求仙，為藥所誤」[37]。據唐代著名文學家韓愈介紹，他親眼所見因服丹而死的朝廷大臣就有七人[38]。據今人考證，唐代著名詩人李白、杜甫、白居易等都曾熱衷於煉丹[39]。他們的詩歌中很多涉及丹藥。據考是五代人所作的《海客論》描述了唐末五代社會上沉迷煉丹的情景：「切見世上之人，多求草藥，將結水銀。指嶺南不是遠途，言塞外祇是戶外。遍求聚卉，散採茅枝……結成砂子，以望黃金。如此之流，如麻如葦。」[40]唐代末期，純粹由礦物煉製的丹藥已經比較少了，於是以草木來伏制或燒結金丹的煉丹術盛行。這些草藥包括赤芹、萵苣、章柳、瓦松、人莧、馬齒莧等，據說可以促成丹砂結成。《海客論》描述的就是當時之人為了尋求可結砂出金的草藥，不怕路途遙遠。醉心於煉丹的人，竟然多到「如麻如葦」的地步，則可以想見服用丹藥必然有很大的市場需求。丹藥造成的社會問題，於此可見一斑了。

宋代以後，隨著社會風氣的轉變，煉丹服藥之風衰而不滅，一直到明代，還時不時有痴迷者和中毒死亡的記載。可見煉丹之風流毒時間之長，已經超過千年了。是不是古代舉世皆濁，就沒有清醒的人了呢？也不是。漢代著名思想家王充就已經旗幟鮮明

---

37. 〔後晉〕劉昫，《舊唐書‧列傳第八十二》，卷132，頁3659。
38. 〔唐〕韓愈，《朱文公校昌黎先生集‧故太學博士李君墓誌銘》，見《四部叢刊初編》（上海：商務印書館，1936），卷34，頁225。
39. 蒙紹榮，張興強，《歷史上的煉丹術》，頁128–131。
40. 〔五代〕佚名，《海客論》，見《正統道藏》20冊（東京：中文出版社，1986），頁16993。

地表達了自己的看法：「物無不死，人安能仙？」「道家或以服食藥物，輕身益氣，延年度世，此又虛也。夫服食藥物，輕身益氣，頗有其驗。若夫延年度世，世無其效。」他的依據是：「有血脈之類，無有不生，生無不死。以其生，故知其死也。」[41]可見王充已經徹底否定了金丹可以長生不死的可能性。

儘管秦漢以至隋唐，社會上廣泛流傳著服食丹藥之風，但大多數醫家的頭腦還是清醒的。《神農本草經》雖然受煉丹術的影響，也收錄了不少金石藥及製作丹藥的原料，但這並不表明當時的醫家也認可其中某些藥物的記載。根據梁．陶弘景《本草經集注》的解說，《神農本草經》、《名醫別錄》所載藥物實際上是仙經（道家之書）和世方（醫家之方）用藥的集合體。陶氏已逐個指出哪些藥是道家所須，哪些藥是世方所用。例如「金屑」一藥，陶氏云：「仙經以醯、蜜及豬肪、牡荊酒輩，煉餌柔軟，服之神仙。亦以合水銀作丹砂。醫方都無用者，當是慮其有毒故也。」[42]這就清楚地表明，在服用丹藥的社會風潮之中，醫家們保持清醒頭腦，並未把毒品當補品。

下此以往，儘管唐代煉丹之風盛行，但官定的《新修本草》所增加的藥物或藥效之中，並不涉及煉丹內容。宋代本草則開始清算丹藥的毒害。蘇頌的批評比較委婉，他引用鄭康成注《周

---

41. 〔漢〕王充，《論衡．道虛篇》，見《諸子集成》7冊（上海：上海書店，1986），頁68、73–74。

42. 〔梁〕陶弘景，《本草經集注．金屑》，見《重修政和經史證類備用本草》，卷4，頁109。

禮》之說，將丹砂、石膽、雄黃、礬石、磁石作為「五毒」，只用來治創瘍。本經說丹砂無毒，所以人多煉製服食，「鮮有不為藥患者」，「服餌者當以為戒」！寇宗奭則直接指出，丹砂雖有「鎮養心神」的作用，也只能生用，如果「煉服，少有不作疾者，亦不減硫黃輩」。經過火力的丹砂可以殺人[43]。明代偉大的藥學家李時珍對此更是態度鮮明：

> 又言丹砂化為聖金，服之升仙。《別錄》、陳藏器亦言久服神仙。其說蓋自秦皇、漢武時方士傳流而來。豈知血肉之軀，水穀為賴，可能堪此金石重墜之物久在腸胃乎？求生而喪生，可謂愚也矣！[44]

一場愚昧的服食仙藥、丹藥之風，綿延了千年。雖然煉丹術對冶金化學的發展作出了巨大的貢獻，也給中醫留下了一些外科用的丹劑，但丹藥企圖長生不老的根本目的卻顆粒無收。「假外固內」的思想是這股邪風的理論支柱，它支撐著服丹風氣，也支撐著服石之風。

---

43. 〔宋〕唐慎微，《重修政和經史證類備用本草》，卷3「丹砂」，頁79–80。
44. 〔明〕李時珍，《本草綱目・金》，卷8，頁461。

二、「服石」與寒食散

古代的「服食」、「服餌」、「服食藥物」，都是泛指服用治療目的之外（如益壽、長生、強壯等）的藥物。在古人看來，吃什麼樣的東西事關重大。南北朝的養生名著《養性延命錄》曾經引用過《神農經》中的一段話：

> 食穀者，智慧聰明；食石者，肥澤不老；食芝者，延年不死；食元氣者，地不能埋，天不能殺。是故食藥者，與天相畢，日月並列。[45]

人以五穀為生，智慧聰明，但不能長生不老。所以道家的辟穀術，總是千方百計地避免進食糧食，以求長生。食元氣者，屬於仙人、靈龜之類。這兩方面的內容本文不予討論。服食神芝，本文前已說明它並不能「延年不死」。那麼「服石」是不是能令人「肥澤不老」呢？「服石」和「服丹」是什麼關係呢？

「服丹」特指服食長生不死的丹藥，已如上文所述。「服石」是魏晉之時刮起的另一股社會用藥風潮，主要是服用五石散之類的礦物藥。唐代的《服石經》中也包括了服丹的內容[46]。本文所

---

45. 〔梁〕陶弘景，《養性延命錄》，見《道藏要籍選刊》9冊（上海：上海古籍出版社，1989），卷上，頁397。
46. 〔日〕丹波康賴，《醫心方》，卷19「諸丹論第八」，頁440。

用「服石」，為前一種涵義。

「服石」與「服丹」不是一回事，這兩股風潮的起源不同，服用的藥物和方法、使用目的都不相同。近代學者余嘉錫 (1883–1955) 對此有詳細的考證[47]。

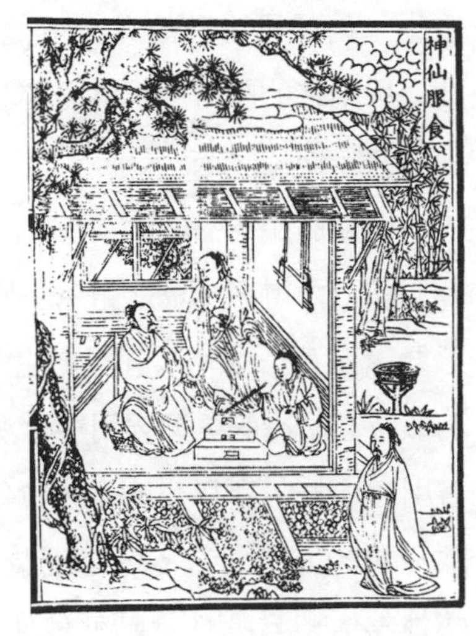

圖8 神仙服食

「服石」起源非常明確，始作俑者是三國魏時的何晏 (?–249)。何晏於魏正始初 (240) 任吏部尚書，此人耽聲好色，權傾一時[48]。據晉・皇甫謐 (215–282)《論寒食散方》介紹[49]：何晏最早開始服用五石散，並不是為了治病，而是覺得服藥後神明開朗，體力轉強。可見何氏服藥，是出於好色行淫的需要。從何晏渲染五石之功以後，京師轟動，互相傳授此方。據說有些人患有困擾多年的疾病，服石後很快就被治癒。當時的人們急功近利，貪圖此藥的一時之效，並沒有考慮會引起後患。後來何晏被司馬懿所殺，服石的人卻越來越多，並沒有因何晏之死而

47. 余嘉錫，〈寒食散考〉，《余嘉錫論學雜著》（北京：中華書局，1963），頁181–226。
48. 〔晉〕陳壽，《三國志・魏書》，卷4，頁123；卷9，頁283、292–293。
49. 〔隋〕巢元方，《諸病源候論》（北京：人民衛生出版社，1955），卷6，頁33。

停止。何晏是當時的名人，他的個人愛好很容易引起社會的關注。用現在的話來說，就是容易產生「名人效應」，從而使他服用的藥物傳播開來。

何晏服用的五石散，又稱寒食散[50]。五石散以組成藥物主要為五種石而得名。以此方為基礎添加其他藥物，還可以有五石腎氣丸、五石烏頭丸、五石更生散等系列方[51]。寒食散是指服用五石散時必須冷服，還要用冷水洗浴，休息的環境也要冷，否則就會引起疾病，所以也叫做寒食散[52]。寒食散可以針對所有的五石散一類的方劑而言。這是因為五石散等以礦物為主的藥方，其藥性熱，一旦藥性發動就會使人生熱，因此要求服藥的人「冷飲食、冷將息，故稱寒食散」。據說服這類的藥，只有吃冷的飲食，少穿衣，在冷環境睡覺和休息，越冷越好，這樣藥氣才能行走得開並產生作用。否則熱性的藥氣和人外界的熱氣互相結合，就會壅塞血脈，使藥力無法啟動運行，從而引起許多疾病[53]。此外，服石之人應該盡量多活動（所謂「宜煩勞」），即便體虛臥床也要讓人扶起來行走[54]，這就是所謂「行散」，即幫助散藥運行。

何晏推動服用寒食散以後，對魏晉社會造成了很大的影

50. 〔劉宋〕劉義慶撰，〔梁〕劉孝標注，《世說新語》，見《諸子集成》8冊（上海：上海書店，1986），卷1，頁18。
51. 〔唐〕孫思邈，《千金翼方》，卷22，頁260–261。
52. 〔唐〕孫思邈，《千金翼方》，卷22，頁265。
53. 〔日〕丹波康賴，《醫心方》，卷19，頁426。
54. 〔隋〕巢元方，《諸病源候論》，卷6，頁34。

響，許多文人學士也跟風而動。最著名的例子就是差不多與何晏同時而略晚的著名醫家皇甫謐。他就是參與盲目追風服藥而深受其害的人之一。據他介紹，他的族弟以及他所知的一些人，都因服石引起舌縮入喉、癰瘡陷背、脊肉爛潰等疾病[55]。但是為什麼還有這麼多人願意以身試藥呢？這是因為寒食散可以引起一時的燥熱亢奮。據親身服過此藥的皇甫謐介紹，寒食散二兩，分作三帖，清早用溫醇酒送服一帖，然後每隔一段時間再服一帖，在上午把三帖都服完。過不了多久，藥力就要發動了，趕緊用冷水洗手足，藥力就開始走動，出現燥熱症狀。這時就要脫衣用冷水盡情地沖淋，讓藥勢更加暢快地運行。據說等到周身都涼快下來，就會有心意開朗的感覺，有疾病的人也會覺得其病如失。

用現在的眼光來看，這種寒食散可以使服藥之人很快進入燥熱亢奮狀態。藥物引起的極度狂熱必須通過所謂「行散」的活動，並營造一個寒冷的環境，才能使人不至於承受不了。據此藥性推測，寒食散可能對某些寒性的疾病會有一定的治療效果。服藥之人大多不是為了治病，而是為了追求心意開朗的精神愉悅狀態，享受體力頓時轉強的亢奮效果。但因此藥熱性太過，所以快則五六年，慢則數十年，藥物造成的危害就會顯露出來。皇甫謐就因為服寒食散，深受其害。隆冬裸袒食冰，當

55.〔隋〕巢元方，《諸病源候論》，卷6，頁33–34。

暑煩悶，咳逆浮腫，苦不堪言[56]。大約在甘露 (256–259) 中，皇甫謐出現了風症、耳聾等風痹疾，長達百日。據其症狀，很可能是中風引起偏癱。

余嘉錫先生曾經輯錄了魏晉南北朝人服食的許多故事[57]，都是史傳中的明文所載。據其考證，從魏正始 (240–248) 到唐天寶 (742–755) 之間的五百多年中，服寒食散的人可能有數百萬，因此而喪生的人也可能有數十百萬。沉迷寒食散的人中不乏王公貴戚、名人學士，如司馬丕（晉哀帝）、嵇含、裴秀、王羲之、王微、賀循等。寒食散引起的燥熱，常使人難以忍受。即使是天寒地凍，也巴不得袒胸裸背，臥於冰雪之上。所以一旦藥力發動，就可以使人狂躁失態，披頭散髮，袒胸露體，或登高而歌，或逾牆而過，一副瘋瘋癲癲、落拓不羈的樣子。《梁書・處士傳》描述處士張孝秀，不好浮華，經常戴楮樹皮做的帽子，穿蒲草做的鞋子，手持棕櫚皮做的拂塵，服了寒食散之後，大冬天也能在冰冷的石頭上睡臥。此人博學工書，僅四十二歲即亡[58]。服石造就了魏晉六朝間的所謂名士風度。當時社會上服寒食散非常普遍，人們見怪不怪。其風也波及到平民階級中的男女僧道，甚至窮人

56. 〔唐〕房玄齡，《晉書・皇甫謐傳》（北京：中華書局，1974），卷51，頁1415。

57. 余嘉錫，〈寒食散考〉，《余嘉錫論學雜著》（北京：中華書局，1963），頁181–226。

58. 〔唐〕姚思廉，《梁書・處士傳》（北京：中華書局，1973），卷51，頁752。

生了病也誑稱說是「散發」（寒食散發作）[59]，藉以掩飾貧病。可見服寒食散竟然引得世風時尚為之改變。

然而這種時尚改變畢竟不像時裝服飾那樣無關民生緊要，寒食散引起的禍患已經成為當時醫學上的一個前沿問題。醫學界無法阻止寒食散在社會的流行，只好因勢利導，講解寒食散服用須知，盡量減少毒性反應。如深受其害的皇甫謐就現身說法，撰寫了《論寒食散方》。《隋書・經籍志》著錄的寒食散一類的書籍就有二十餘種。治療寒食散引起的疾病成為魏晉六朝乃至隋唐疾病譜的新內容。今存隋・巢元方《諸病源候論》卷六「解散病諸候」專門介紹寒食散引起的疾病證候二十六種；唐代孫思邈《千金要方》卷二十四有「解五石毒」專篇，《千金翼方》卷二十二為服石及解石毒專卷；唐・王燾《外臺秘要》卷三十七、三十八為乳石專卷；日本丹波康賴《醫心方》卷十九為服石種類及方法，卷二十為石藥引起疾病的治療。這些書都花了很大的篇幅來應對寒食散引起的醫學問題，可見寒食散給社會帶來的危害，絕對比服丹藥要大得多！

寒食散為什麼能風行一時？原因很多。丹藥原料價格昂貴，煉丹技術非常複雜，客觀上限制了丹藥在社會廣泛傳播。寒食散則不然。首先，寒食散屬於「俗人」所服，不是「仙家」所重。梁・陶弘景在介紹寒食散主藥石鐘乳時說：「《仙經》用之少，而俗方所重。」[60]意思是追求長生不老的道家《仙經》很少用此

59. 范行準，《中國醫學史略》（北京：中醫古籍出版社，1986），頁54。
60. 〔梁〕陶弘景，見《重修政和經史證類備用本草》，卷3，頁83。

藥，不屬於道家專用，但被世間的俗方所重視。「俗人」服石的目的，前已述及，從何晏開始，就不是為了長生不死。正如醫史學家范行準所指出的那樣：服食寒食散在名義上多稱治病強身，實際上是濟其嗜欲。不過有一點是肯定的，就是他們從來沒有借此成仙的企圖[61]。也正因為打著強身健體的幌子，沒有追求實際上自古以來很多人心知肚明不可能實現的長生不老，所以寒食散對社會的誘惑也就更大。

寒食散造成的危害雖然還是集中在具有一定財力的人群中，但這個人群卻比丹藥影響所及要大得多。其中原因，也在於寒食散的歷史、常用藥物、製作方法以及理論認識等方面，都適合它在社會廣泛流傳。

寒食散主要是指五石散及其同類方劑。在何晏以前，這些方劑已然存在。古代服食的仙藥中，已經包括了一些石類的藥物。西漢初名醫倉公淳于意，已經指出五石可引起中熱發疽[62]。東漢名醫張仲景也曾使用過的侯氏黑散、紫石寒食散，都和後來的五石散非常接近[63]。所以從歷史淵源來說，五石散本來是醫學上的治療藥物，並不是道家用藥。只不過被何晏改造後，作為強壯藥使用而已。

寒食散所用的藥物，隨著方劑的不同，用藥有些變化，但主

---

61. 范行準，《中國醫學史略》，頁53。
62. 〔漢〕司馬遷，《史記・扁鵲倉公列傳》，卷105，頁2810–2811。
63. 〔漢〕張仲景，《金匱要略》（北京：人民衛生出版社，1956），卷上「中風歷節第五」，頁17；卷下「雜療方第二十三」，頁58。

要的藥物是鐘乳石（一作石鐘乳）、硫磺、白石英、紫石英、赤石脂等，也配合使用若干植物藥，如朮、防風、附子、細辛、桂心、人參、桔梗、茯苓、栝樓等。其中最主要的是鐘乳石和白石英。其時服石專著《乳石論》就是「以（鐘）乳石為乳，白石英為石」。據說鐘乳石是陽中之陰，白石英是陰中之陽[64]。這些藥物與煉丹所需要的丹砂、黃金、雲母等藥比較起來，價格便宜得多。從藥物性質來說，雖然它們合用的熱性比較大，但若分而言之，都不如丹砂經火煉以後分解出水銀那樣毒性強烈。所以服丹如果中毒，一般都比較快捷，甚至立即身亡。而寒食散的毒性則不會馬上發作，屬於慢性中毒。其中毒過程有些類似現代的毒品，可以給人短暫的愉悅，卻帶來長期的禍患。

就加工方法而言，寒食散與丹藥相比也簡單得多。寒食散主要是石類藥，其加工方法是「搗篩為散」（搗碎過篩成極細的粉末），屬於物理方法，不經火煉，故不產生化學反應。煉丹體現技術的地方很多，包括選材、配料、火候、伏制等多個環節。寒食散的技術則主要體現在選料和研磨加工。由於需要細研，以至於所用的器具都稱之為「乳缽」，這一名稱一直沿用至今。

關於鐘乳石的品質問題，唐．柳宗元 (773–819) 曾在〈與崔饒州論石鐘乳書〉中，討論了石鐘乳產地、形質方面的問題，認為只有質地細緻精密、表面油滑清潔有光澤，空竅潤滑而平，石質純淨而輕，這樣的石鐘乳「食之使人榮華溫柔，其氣宣流，生胃

64. 〔宋〕蘇頌，《本草圖經》，見《重修政和經史證類備用本草》，卷3，頁92。

通腸，壽考康寧」[65]。崔饒州（即崔子敬，饒州一作連州）已經因為服石出現中毒症狀了，柳宗元卻還在喋喋不休與其討論鐘乳石的品質究竟重產地還是外觀。柳的文章的確寫得很好，但其觀點卻不敢恭維。魏晉以下的五百多年間，多少豪傑俊士，他們在政治、文學等方面的智商令人豔羨，但在服藥方面，卻一樣痴迷愚昧。柳宗元文章結尾時誠懇地說：「今再三為言，唯欲得其英精，以固子敬之壽」，他就沒有想過固壽的最好辦法是停止服石！其根本原因，就是在那個時代，支持服石的理論已經根深蒂固，深入人心。

鐘乳石的「英精」何在？它不過就是石灰岩溶洞中常見的一種碳酸鈣澱積物而已。早在三國時《吳普本草》已經知道它的形成：「聚溜汁所成，如乳汁，黃白色，空中相通。」[66]李時珍解釋其名之來源：「石之津氣，鐘聚成乳，滴溜成石，故名石鐘乳。」[67]可見「乳」字最為關鍵。古人認為：「夫鐘乳，此石之精膏也。」[68]乳白色的碳酸鈣溶液，被認為是石中的津氣精膏凝結而成。在古代逃類象形的思維模式中，這樣的外物進入人體，自然也就能「益精，安五藏，通百節，利九竅，下乳汁」（《神農本草經》）、「延年益壽，好顏色，不老，令人有子」（《名醫別

65. 〔唐〕柳宗元，《柳河東集》，見《四庫全書·集部別集類》，卷32，頁4。
66. 〔魏〕吳普，《吳普本草》，頁2。
67. 〔明〕李時珍，《本草綱目》，卷9，頁562。
68. 〔日〕丹波康賴，《醫心方》，卷19，頁443。

錄》）、「補髓添精」（青霞子）[69]。人賴母乳以生，鐘乳石為石之精髓膏液，乃石之乳，故古代權威本草都認為它可以補益人體。無怪乎柳宗元孜孜於念叨要用好的乳石，而絲毫不懷疑它是否真能固壽了。

其他寒食散的成分，當然也各有理論依據。硫磺易燃燒，所以《藥性論》認為硫磺乃「太陽之精，鬼焰居焉」。《太清服煉靈砂法》則記載：「秉純陽火之精氣而結成，質性通流，含其猛毒。藥品之中，號為將軍。能破邪歸正，返滯還清，挺立陽精，消陰化魄。」[70]像這樣被作為火之精的硫磺，自然給人以遐想，希冀它進入人體點燃生命之火。寒食散中的石類，此藥最毒。另一味寒食散主藥白石英，其外形晶瑩明澈，所以《神農本草經》早就記載它可以「久服輕身長年」。運用這些石藥的理論依據，都是在類似丹藥的「假外物以固內」思想下的產物。如果沒有理論背景支撐，光靠何晏的名人效應——何況何晏名聲並不好——無法讓服石之風一刮五百年。風潮一旦洶湧，權貴名流轉相呼應，就像時裝流行一樣，後來的追風跟進者就不管風源來歷，只惟恐落於周圍時髦人之後了。社會用藥風潮，原來也和社會上的其他時髦事物一樣，是人為造成的。梨園的名角，有靠實力掙來的，也有靠吹捧炒出來的，就好像當今包裝演員一樣。古代用藥風潮中，類似鐘乳石這樣風靡一時、讓許多高智商名流頂禮膜拜

69. 〔宋〕唐慎微，《重修政和經史證類備用本草》，卷3，頁83。
70. 〔宋〕唐慎微，《重修政和經史證類備用本草》，卷4，頁103引《藥性論》。

的名藥，實際上也是捧出來的。當時人們頭腦中的理論思維模式就是接納這些藥物的根源。

但理論也不是一成不變。改變理論最好的武器是大量的事實。數百年服石而死的冤魂終於讓有識之士看到了問題的癥結。唐代名醫孫思邈親見凡是服石的人，無不引起瘡瘍發背、肢體殘廢而自取滅亡。他周圍的朝野士人，受害者很多。所以他大聲疾呼：「寧服野葛（一種劇毒的草），不服五石。明其大大猛毒，不可不慎也。有識者遇此方，即須焚之，勿久留也！」[71] 柳宗元是否見過孫思邈《千金要方》，已無可考。孫思邈的這一號召究竟有多大的力量，也無從衡量。但自唐代覆亡之後，寒食散則成歷史陳跡，新一輪的時尚——香藥和熟水又粉墨登場了。

三、香藥與熟水

時尚是隨時而變的。經過五代十國數十年的動蕩分裂之後，中國在宋代又趨一統。國家的統一提供了商業交通的便利，隨之也促進了手工業的發展和都市的繁榮，海外交流也日漸發達。流毒千年的丹藥，到宋代雖然在社會某些角落還有殘餘，但已經無法形成氣候。寒食散在唐末已漸次衰敗，至宋代更無市場。像六

71. 〔唐〕孫思邈，《備急千金要方》（北京：人民衛生出版社，1955），卷24，頁433。

朝隋唐那樣由社會不良用藥引起的醫學問題在宋代還不突出，但這不等於說宋代沒有時髦藥物。其時社會風尚導致香藥、熟水盛行，醫家用藥與這個風尚互相影響。只是由於這些藥物的副作用較小，沒有造成嚴重的社會問題罷了。

香藥主要指香料，多含揮發性芳香物質，來自植物的居多（如丁香、木香、乳香、沒藥、檀香、降真香、安息香、豆蔻、肉桂、藿香、冰片等），也有來自動物的（如麝香、龍涎香、靈貓香等），還包括人工的加工品（如薔薇水等）。香藥不是醫家專用，宋代更多的香藥是社會時尚的消耗品（如祭祀、朝拜等場合的焚香），個人清潔或化妝的奢侈品（薰衣、洗浴或噴灑香身、辟口氣、腋氣等），食品加工防腐劑，也有衛生學的意義（如薰香以辟穢氣）。香藥從使用方法來分，又可分佩香、薰香、藥用香藥[72]。藥用香藥，其內容比一般香料概念更廣，它包括某些氣味雖不是很香（如香附子、鬱金、薑黃等），但性質卻屬香燥之列的藥物。少數進口的藥物（如訶子），從氣味性質來看並不屬於香藥，但在史籍中也經常列入香藥的行列。

香藥芬芳的氣味人見人愛，所以古代的香草總是被詩人騷客吟詠。麝香等香藥也早就被醫家所用。中國也產香藥，但種類有限。隨著宋代海外交通的發達，阿拉伯、南洋諸國的許多香藥湧入中國。香藥輸入中國至少在南北朝已經開始。據《南史・夷貊》所載，六世紀初多次從海外諸國進獻香藥或雜香藥[73]。唐代

72. 馬繼興，〈宋代的民營藥商〉，《中國藥學雜誌》，27增刊 (1992)，頁4。

73. 〔唐〕李延壽，《南史・列傳第六十八》，卷78，頁1947–1964。

通過絲綢之路，也輸入了不少香藥。唐穆宗時，為防止魚、肉腐敗，曾令尚藥局用香藥進行處理[74]。唐《新修本草》新增加的藥物中，有相當一部分是海外輸入的香藥，如龍腦、安息香、櫰香、紫鉚、麒麟竭、蘇方木、薑黃、鬱金、胡椒等。可見唐代及其以前，海外香藥輸入中國的規模雖遠不及宋代，但香藥的運用早已開始。

檢視《宋史》及有關史籍，香藥中外貿易的次數和規模已經大大超過前代，尤其是在與南蕃諸國的貿易中占了很大的比重。據載有個大食蕃客囉辛僅販賣乳香一藥，就價值三十萬緡[75]。由此可以推想當時整個香藥的進口量之龐大。宋代政府專門有「香藥庫，掌出納外國貢獻及市舶香藥、寶石之事」[76]。政府可以通過海關徵收香藥進口稅，故「宋之經費，茶、鹽、礬之外，惟香之為利博，故以官為市焉。建炎四年(1130)，泉州抽買乳香一十三等，八萬六千七百八十斤有奇」[77]。可見香藥已經與鹽、茶、酒、礬等成為政府壟斷經營的專賣品[78]、國家財政收入的重要來源。1974年福建泉州出土的宋海船中，載有大量的香料藥物（有降真香、乳香、龍涎香、胡椒等）[79]，這是當年海上香料之路的實

---

74. 〔後晉〕劉昫，《舊唐書・本紀第十六》，卷16，頁478。
75. 〔元〕脫脫，《宋史》（北京：中華書局，1977），卷185，頁4537。
76. 〔元〕脫脫，《宋史》，卷165，頁3908。
77. 〔元〕脫脫，《宋史》，卷185，頁4537。
78. 張希清，《宋朝典制》（長春：吉林文史出版社，1997），頁411。
79. 吳鴻洲，〈泉州出土宋海船所載香料藥物考〉，《浙江中醫學院學報》，3（杭州，1981.6），頁44–47。

證。市場上的香山藥海，折射出了社會香藥需求的極度旺盛。

宋代朝野皆好香藥。宮闕殿堂、八方寺廟，無不香煙繚繞。沈括記載「三省故事，郎官日含雞舌香（母丁香），欲其奏事對答，其氣芬芳」[80]。雖然用雞舌香治口臭早在漢代已有前例[81]，但像宋代這樣純粹為了在皇帝面前營造芬芳環境而口含香藥，還很少見。宋代世風侈靡。據描寫北宋京城繁華景象的《東京夢華錄》記載：「四月八日，佛生日，十大禪院各有浴佛齋會，煎香藥糖水相遺，名曰浴佛水。」另端午節需要的物品中，需要將紫蘇、菖蒲、木瓜切細，以香藥拌和，用匣子盛裹[82]。香藥鋪在京城繁華地段是必有的店鋪[83]。半壁河山的南宋，京師同樣盛行香藥，如陸游《老學庵筆記》記載：「京師承平時，宗室戚里，歲時入禁中。婦女上犢車，皆用二小鬟持香球在旁，而袖中又自持兩小香球。車馳過，香煙如雲，數里不絕，塵土皆香。」[84] 官僚階層好香之風非常普遍。據載大臣梅詢「性喜焚香。其在官所，每晨起將視事，必焚香兩爐以公服罩之，撮其袖以出。坐定，撤

80. 〔宋〕沈括，《夢溪筆談》（北京：文物出版社，1975），卷26，頁3–4。
81. 〔宋〕唐慎微，《重修政和經史證類備用本草》，卷12「雞舌香」引《抱朴子》，頁309。
82. 〔宋〕孟元老，《東京夢華錄》（北京：中華書局，1982），卷8，頁202–203。
83. 〔宋〕孟元老，《東京夢華錄》，卷2，頁52, 66。
84. 〔宋〕陸游，《老學庵筆記》，見《四庫全書·子部雜家類》，卷1，頁5。

開兩袖，鬱然滿座濃香」[85]。其時君臣之間，以香藥作為賞賜或供奉非常頻繁。例如嘉祐七年 (1062)，宋仁宗以金盤貯香藥賜韓琦[86]。元祐二年 (1087) 宋哲宗詔賜御筵於呂公著私第，遣中使賜香藥等物[87]，這是一種特殊的恩遇。臣下進奉皇家的貢品中，奇香異藥更為常見。如《武林舊事》載：紹興二十一年 (1151) 清河郡王張俊進奉高宗「鏤金香藥」，其中包括腦子花兒、甘草花兒、朱砂圓子、木香、丁香、水龍腦、縮砂花兒、官桂花兒等香藥。其他奢華的物品中還有香藥木瓜、香藥藤花、香藥葡萄等[88]。世風崇尚香藥，也就促進了香藥方的流行。

宋代醫藥書中，含有香藥的方劑大行於世。最能反映宋代用藥特點的《太平惠民和劑局方》（以下簡稱《和劑局方》）中，香藥使用的頻率遠遠高出其他朝代。如麝香天麻圓、藿香正氣散、沉香降氣湯、丁沉圓、檀香湯、木香湯等方劑，所含香藥是其主要的成分。這些方劑又多集中在「治一切氣」、「治痰飲」、「治諸虛」等類方中。有人統計，《和劑局方》中應用香藥的方劑有二百七十五個，約占全部方劑的35%，其中直接以香藥命名的方劑有五十五個，占全部方劑的7%[89]。此外，《和劑局方》還將幾

---

85. 〔宋〕歐陽修，《歐陽文忠公文集・歸田錄》，見《四部叢刊初編》（上海：商務印書館，1936），卷127，頁991。
86. 〔元〕脫脫，《宋史》，卷113，頁2693。
87. 〔元〕脫脫，《宋史》，卷119，頁2802。
88. 〔宋〕周密，《武林舊事》，見《四庫全書・史部地理類》，卷9，頁1–3。
89. 吳鴻洲，〈泉州出土宋海船所載香料藥物考〉，《浙江中醫學院學報》，3（杭州，1981.6），頁44–47。

個供薰燒的藥方（芬積香、衙香、降真香、清遠香）[90]也附在書末。該書使用的香藥種類之多是歷代方書所罕見的。木香、沉香、藿香、丁香、麝香、冰片、檀香、茴香、乳香、安息香等藥物的使用極為普遍。由於該書係官修，其中多為有效成藥，具有較高的權威性，百姓可以直接在藥店購買。故該書所載的香藥方，流傳極廣。香藥確實具有較好的理氣調中、開竅醒神等治療作用，而且見效比較迅速，這也是香藥方深受民間歡迎的一個原因。

某些香藥方的流行也與名人效應有關。例如宋真宗曾經賜給大臣王文正蘇合香酒，治療他氣羸多病，並稱讚此酒「極能調五臟，卻腹中諸疾」。在講解該方功效的時候，真宗興之所至，「因各出數榼賜近臣。自此臣庶之家，皆仿為之，蘇合香丸盛行於時」[91]。這種上行下效的例子也曾在煉丹術流傳中可以見到。蘇合香丸並不是宋代首出，早在唐代就已運用，名為白朮丸。但由於得到皇帝的賞識，社會於是對它另眼相待，促進了該方廣泛傳行。

當香藥之方成為時尚之後，跟風化裁的同類方隨之興盛，濫用香藥方的現象也就隨之而生。待到時代變更、風氣轉化之後，濫用香藥的風氣自然要受到批評和糾正。元代的朱丹溪在《局方發揮》中就抓住宋代帝王倡導的蘇合香丸的組成和療效提出批評。他認為古人制方，講究藥物的互相配合、協調，攻補兼施，

---

90. 〔宋〕太平惠民和劑局，《太平惠民和劑局方》（北京：人民衛生出版社，1985），卷10，頁401–402。

91. 〔宋〕沈括，《夢溪筆談》，卷9，頁19。

氣味相調。有主有次，井然有序。但蘇合香丸用藥十五味，「除白朮、朱砂、訶子共六兩，其餘一十二味，共二十一兩，皆是性急輕竄之劑。往往用之於氣病與暴仆昏昧之人，其衝突經絡、漂蕩氣血，若摧枯拉朽然」[92]。就是說該方忽視配伍監製，堆砌香藥。結果因香藥「性急輕竄」，引起「衝突經絡、漂蕩氣血」，耗氣損神，傷津傷血的副作用。朱丹溪是元代滋陰派的領軍人物，他在《局方發揮》中極力分析宋代濫用香藥方的弊病，指責「彼燥悍香竄之劑，固可以劫滯氣，果可以治血而補虛乎？」[93]朱丹溪的批評對扭轉宋代香藥方堆砌香藥、擴大治療範圍，起了一定的作用。

宋代世風侈靡還表現在飲食消費方面。飲食文化本來是中國文化值得炫耀的一部分，但是將藥物攙雜於飲食之中，就必須加以分析，未可一概讚頌了。

食、藥同源，用飲食之物來治病或者輔助治療，是中醫優秀的傳統。亦食亦藥之品又可叫作「食藥」，大棗、百合、淮山、山楂等都在此列。宋代飲食特殊傾向就是反其道而行之，將某些藥物攙和進飲食，使之混同於副食品或作為飲料，很類似當今某些「保健品」了。

我們不妨隨著宋人孟元老，穿過時間隧道，回到一千多年前的北宋，體驗一下宋人的日常生活吧。

---

92. 〔元〕朱震亨，《局方發揮》，見《丹溪醫集》（北京：人民衛生出版社，2001），頁42。
93. 〔元〕朱震亨，《局方發揮》，見《丹溪醫集》，頁38。

京城汴梁（今開封），天交五更，城市開始甦醒了。早市也隨之熱鬧起來。各種早點店開門，賣人們喜歡吃的早點，例如粥飯點心、「煎點湯茶藥」等。大街小巷，趁早「賣藥及飲食者，吟叫百端」[94]，吆喝聲四起，好一番熱鬧景象。

為什麼清早起來就有人沿街賣藥呢？原來當時的風俗是「客至則啜茶，去則啜湯」。客來請喝茶，此俗沿襲至今。但客去為什麼喝湯？是白開水還是雞湯、肉湯、白菜湯？都不是，是「取藥材甘香者屑之。或溫或涼，未有不用甘草者。此俗遍天下」[95]。看來這種湯，實際上是藥湯，材料是氣芳香、味甘甜的藥材，藥性有溫有涼，但其中總少不了甘草調味。待客請喝藥湯，已夠稀奇。不僅如此，宋人自己也「朝暮飲之」[96]，成為習俗。所以市面上才能見到大清早賣「煎點湯茶藥」、「賣藥及飲食者」。這裡的「藥」可用現代美稱「保健藥物飲料」。

宋人為什麼把喝藥視為樂事呢？這還是和香藥的盛行有關。香藥不僅滲透到醫藥，引起宋人好用香藥方的傾向，同時也滲透到飲食，導致了藥湯的盛行。這種藥湯，或簡稱為「湯」，或稱「熟水」。官修的《和劑局方》中，專門收錄了一系列的這種湯方，其中有豆蔻湯、木香湯、桂花湯、破氣湯、玉真湯、薄荷湯、紫蘇湯、棗湯、二宜湯、厚朴湯、五味湯、仙朮湯、杏霜

94. 〔宋〕孟元老，《東京夢華錄》，卷3，頁117–118。
95. 〔宋〕朱彧，《萍洲可談》，見《四庫全書》或《叢書集成初編》2754冊（上海：商務印書館，1935），卷1，頁2。
96. 〔元〕李鵬飛，《三元參贊延壽書》（北京：中國書店，1987），卷3，頁5。

湯、生薑湯、益智湯、茴香湯等等。這些湯劑和書中其他藥方不同的是，它們沒有歸屬於治哪一類疾病之下，只是以「諸湯」來作標題。它們共同特點是研成細末，用量一錢，用「沸湯（開水）點服」，或者「如茶點飲」。諸湯主治比較近似，如一切冷氣，胸膈痞塞，飲食減少之類。其藥物種數多少不一，以氣香之藥為主，而且都要加甘草調味。據《夢粱錄》記載：「有浮鋪早賣湯藥二陳湯，及調氣、降氣並丸劑安養元氣者。」[97]可見連中醫常用的二陳湯也是屬於早點飲料之一。這些湯、藥無非憑藉調氣降氣、安養元氣的功效宣傳，才使宋人喝藥湯成為時尚。

這種時尚，自然不會僅僅在民間流行，風源還在官家。據記載，翰林院也參與制定「熟水」方，「以紫蘇為上，沉香次之，麥門冬又次之」。理由是紫蘇「能下胸膈滯氣，功效至大」[98]。至於當時的商家、醫家、道家在競相拉攏主顧、施主時，饋贈品中除藥品、屠蘇袋之外，還有仙朮湯等各種湯劑，也就是「熟水」。

除「熟水」藥湯之外，宋代的各色果品副食中也充斥市場。《東京夢華錄》記載，在酒肆茶樓，遊蕩著多種混混角色。有一種人叫「廝波」，專門為客人換湯、斟酒、歌唱，或者獻上果子香藥之類小物品。還有一種人叫「撒暫」，也不問酒客買不買他

---

97. 〔宋〕吳自牧，《夢粱錄》，見《四庫全書．史部地理類》，卷13，頁8。
98. 〔宋〕朱彧，《萍洲可談》，見《四庫全書》或《叢書集成初編》2754冊（上海：商務印書館，1935），卷1，頁2。

的東西，上來就給客人散發他的藥品或其他果品之類，然後要錢[99]。這些人所持的「果子香藥」、「蜜煎香藥」，也就是用香藥調製的零食。例如《和劑局方》裡的「木香餅子」，就是用多種香藥，加甘草熬膏，做成小餅子，可以不拘時候服用[100]。至於酒肆散發的香藥，大抵也不是原藥材，而是經過加工易攜易用的香料品。例如宋代四川用榅桲（木瓜）切去頂，剜去心，納檀香、沉香末、麝香少許，蓋上頂蓋，用線捆紮蒸爛，候冷研如泥，再加少許冰片和勻，做成小餅子。燒之香味不減龍涎香[101]。至於用香藥加工的飲食品，包括糕點、果品、粥、保健飲料、酒等，其名目之多，用心之良苦，更是令人嘆為觀止了[102]。

宋人在香藥、熟水方面的時尚，可以說是上自帝王將相，下自平民百姓，無不捲入其中，並由此影響到醫藥家的用藥。那麼，這種習俗的危害難道僅僅是過於奢靡嗎？不是。從醫學的角度看，食物用於食療，少害有益；藥物用作食品添加劑，卻是有害少益。有些中藥確實難以區分是藥還是食，以之充饑則謂之食，以之治病則謂之藥。但是絕大多數的中藥是可以區分開來的。是藥就有偏性（所謂「是藥三分毒」），有偏性就不宜久服。拿藥當食，本意是希望天天保健，日日太平，但沒有想到藥物的偏

99. 〔宋〕孟元老，《東京夢華錄》，卷2，頁73。
100. 〔宋〕太平惠民和劑局，《太平惠民和劑局方》，卷3，頁107。
101. 〔宋〕張世南，《游宦紀聞》，見《四庫全書・子部雜家類》，卷2，頁1。
102. 〔宋〕周密，《武林舊事・市食》，卷6，頁8–14。

性積累多了，就會引起副作用。元代的李鵬飛對宋代濫服熟水曾提出嚴厲的批評。他認為「世之所用熟水，品目甚多。貴如沉香則燥脾，木骨草則澀氣，蜜香則冷胃，麥門冬則體寒。如此之類，皆有所損！」也就是說哪種藥都有它的副作用。他特別對當時最上品的紫蘇湯不滿，認為紫蘇「久服則泄人真氣，令人不覺」。可是當時的人卻早晚服用，毫無益處。他認為「芳草致豪貴之疾，此有一焉！」也就是說這些芳草香藥可以引起豪貴人群患病，也就是我們今天所說的「富貴病」。

濫用香藥的風氣隨著宋代的滅亡、元代醫學中朱丹溪滋陰派的興起而漸息。這股風氣引起的社會問題似乎並不很大，但對現代的啟示卻最大。打著保健預防、強身健體旗號的保健飲食物在當今充斥市場，而且像走馬燈似的你方唱罷我登場。為促使大家使用某些保健品，商家運用其時最能打動人的醫藥學理由（宋代是調氣、養元氣，當代是補充微量元素、維生素、提高免疫力之類），混淆藥食區別，指望人們像每日進食一般使用它。其後果最終將帶來藥物偏性所產生的疾病。

太平世界，富裕社會，或社會中的富裕人群，他們的需求就不僅僅是吃飽喝足，還會追求享受更多的人間之樂。明代末期「以人補人」就是在這類追求之下產生的一股畸形用藥風潮。

四、「以人補人」

所謂「以人補人」，可不是中醫食療中的「以臟補臟」（以動物臟器補益人體相應的臟器）。它是指使用某些特定的人部藥，以達到壯陽補虛目的的一種用藥法。人部藥是中藥分類的一個類別，它包括人體的某一部分（髮、鬚、爪等）以及人體的分泌物或排泄物（人尿、口津唾等）、廢棄物及其加工品（紅鉛、秋石等）。而在「以人補人」用藥風潮中，使用最多的是紅鉛、蟠桃酒、秋石、紫河車。這四個藥物的名字都已經過美化。紅鉛是用女子月經加工製成。蟠桃酒則主要指人乳。秋石的製作原料是人的尿液。紫河車是胎盤的隱名。這樣的四種藥物成為明末席捲朝野、引起醫學界對立的「以人補人」用藥風潮的主要內容[103]。

這四樣藥的使用都不是從明代開始，但「以人補人」用藥風潮卻盛行於明末，其風源來自日益腐朽的明宮廷。和秦皇、漢武一樣，明代的帝王也希望長生不老。但到明代之時，燒煉金丹之風已經被千年以來無數禍害證實了它的荒唐無稽，因此煉丹術從「外丹」（用爐鼎燒煉金丹，服丹以求不死）逐漸轉向「內丹」（以人體為「鼎爐」，修煉人體內部精氣神以求長生）。明代帝王的荒淫無道，使一幫方士、佞臣有機可乘。明宮廷的歪風浸淫濫觴於

103. 甄雪燕，〈明末「以人補人」用藥風氣興衰的研究〉，《中華醫史雜誌》，34.1 (2004.1)，頁11–16。甄雪燕為筆者的碩士研究生，此為其畢業論文摘要。原文考證甚詳，本節多參考其文。

正統 (1436–1449) 年間，糜爛腐朽於成化 (1465–1487)。成化間大臣萬安、倪進賢、李實、張善等競獻房中術祕方於明憲宗[104]，皆得恩寵。

到嘉靖間，奸佞之臣勾結方士爭進長生祕方。這些祕方當然不再可能全是金丹石藥，必須變換花樣，尋找理論，才能哄騙帝王，搪塞忠諫大臣之口。據記載，嘉靖 (1522–1566) 之時，因獻方而邀官食祿者多達數十人，其中「邵元節、陶仲文以方術得一品之位，其他如段朝用、顧可學、盛端明、朱隆禧等數十輩，多以春方、媚藥、房中術進，皆得恩寵」[105]。其中最著名的當數道士邵元節、陶仲文。邵元節原本是龍虎山上清宮的道士，嘉靖三年 (1524) 應召進京被封為真人，曾「加封禮部尚書，賜一品服色」[106]。他又引進了道士陶仲文，「獻房中祕術，得幸世宗」，得到了高官厚祿，封為真人，能和皇帝同坐綉墩[107]。更有一班無恥群小，雖是儒臣出身，卻爭仿道士邀寵獻媚伎倆，也向皇帝進獻「煉藥」，滿足皇帝的淫欲。其中「應天府丞朱隆禧、都御史盛端明、布政司參議顧可學……俱以煉藥貴顯」[108]。其中顧可學雖是進士出身，但因盜竊官帑，被朝廷斥歸，以至於家居二十餘

---

104. 〔明〕沈德符，《萬曆野獲編》（北京：文化藝術出版社，1998），頁582。
105. 〔明〕沈德符，《萬曆野獲編》，頁576–577。
106. 〔清〕張廷玉，《明史》（北京：中華書局，1974），卷307，頁7895。
107. 〔明〕沈德符，《萬曆野獲編》，頁582。
108. 〔明〕沈德符，《萬曆野獲編》，頁576–577。

年。當他聞知世宗好長生之術，於是買通奸臣嚴嵩，「自言能煉童男女溲為秋石，服之延年」[109]，從而得以東山再起。

那麼這些道士、佞臣的祕方又是些什麼東西呢？邵元節、陶仲文主要是使用紅鉛，用童女初次的月經煉得如朱砂模樣。而顧可學、盛端明之流則用童男小便煉成秋石作為祕方。這樣的藥物，當時的人就指出：「名曰長生，不過供祕戲（房中術）耳。」[110] 也就是說名為皇上長生，實則為皇帝宣淫泄欲提供壯陽藥而已。為了煉這些祕藥，帝王聽信道士之言，採取了種種荒淫無道、凌辱女性的手段。這從紅鉛、蟠桃酒的收集和製作可見一斑。

為了煉製紅鉛，明世宗在嘉靖壬子 (1552)、乙卯 (1555) 間，兩次選八歲到十四歲的女子四百六十餘人進宮[111]。這些女子被作為煉藥的「鼎器」，要經過挑選，對身體、長相有非常嚴格的要求。然後她們被圈養起來，調養百日，不許吃葷腥辛熱食物，不許喧嘩歌舞[112]。更有甚者，為了盡快得到紅鉛，方士們甚至使用「催鉛方」[113]，用活血藥物促使月經早早降臨。等女子月經初潮之時，方士們用專門的器具收集排出的月經。還有所謂「生取梅子法」，乃黃婆用手探入陰道收集塊狀月經，美其名曰「生擒

---

109. 〔清〕張廷玉，《明史》，卷307，頁7902。
110. 〔明〕沈德符，《萬曆野獲編》，頁582。
111. 〔明〕沈德符，《萬曆野獲編》，頁863。
112. 〔明〕孫一奎，《赤水玄珠》，見《孫一奎醫學全書》（北京：中國中醫藥出版社，1999），卷10，頁249。
113. 〔明〕龔居中，《五福全書》，明崇禎三年序刊本，卷4，頁11。

活取」[114]。這些月經或者用烏梅水使之凝固，或者配合使用人乳粉、秋石末來吸收固定，再經過一些故弄玄虛的澄洗、加入某些藥物（茯苓、人乳、牛乳等），做成所謂「紅鉛」。為了巧立名目，甚至加入有毒性的朱砂，再拌和植物藥麻黃、茯苓等，做成丸劑[115]。至於服用紅鉛，則有口服（甚至包括直接服用新鮮經血）、鼻吸、貼臍等方法。為了製造神祕氣氛，服用時還講究時辰，需要焚香、更衣、素食等。有關製作和服用紅鉛的種種方法，荒誕無聊，非現代人所能理喻。

人乳既是嬰孩食用之物，又是自古以來的補益佳品。蟠桃酒既以人乳為原料製成，按理不應該出現荒唐的事情。但為了荒淫目的製作的祕藥，自然不會過於簡單。除了在名稱上故弄玄虛，稱之為蟠桃酒、仙人酒之外，方士們在採集方法上煞費苦心。他們還是把人作為「鼎」，要求年輕的童男童女，長相清秀，讓他們交合，使女方懷孕，然後按方士的要求調理孕婦。孕婦將分泌初乳，被認為是「藥將熟」。方士感興趣的不是自然的乳汁，而是初乳分泌時的少許脂狀凝結物，被作為神祕的「黍米金丹」[116]。

最為荒謬的是所謂「返經為乳法」，即強行擠取未婚女子的乳汁。此法將未婚女子像豢養動物一樣，用食物和藥物按方

114. 〔明〕高濂，《遵生八牋．靈祕丹藥牋》（北京：人民衛生出版社，1994），卷17，頁678。

115. 〔明〕羅洪仙，《仙傳四十九方》（中國中醫研究院藏手抄本），頁14。

116. 〔明〕高濂，《遵生八牋．靈祕丹藥牋》，卷17，頁680。

士的規矩調養，然後再用種種催乳、引乳的方法去榨取處女的「乳汁」。在方士的理論中，這是將室女的經血轉變為乳汁，所以叫「返經為乳法」。還有一種更為殘忍獸性的做法：先讓女子服下具有毒性的黑鉛和朱砂以及其他藥物，然後用酒將女子灌醉，再強行揉搓其乳房，然後讓服用者像野獸一樣貪婪地乘女子酒醉吸吮其乳汁[117]。此法的荒謬，是要讓女子服用「回經藥」、「催乳藥」，破壞其生理週期，引起異常反應。為了讓提供蟠桃酒的女子「無遺泄之患」，竟然「不可令女子伸腳睡臥」、「夜常時時勤勤喚醒，勿令酣睡，恐夢中泄去藥也」[118]。這是對女子缺乏人性的摧殘和折磨，也是體現明末「以人補人」邪術性質的重要方面。

至於秋石，是用人尿經過複雜的方法提煉出來的一種結晶物。其製備方法倒不怪異，只是裝神弄鬼的噱頭更多一些而已。用小便煉製的秋石，最早見於北宋的《蘇沈良方》。據考其條文，可知秋石的製備法是沈括所錄，其時當在嘉祐六年 (1061)[119]。作為藥物，秋石確有其效，主要用於久病虛勞、平喘消鼓脹等。從人尿製備秋石，也被英國科技史家李約瑟等稱讚

117. 〔明〕吳正倫，《養生類要》（北京：中醫古籍出版社，1990），前集，頁82。

118. 〔明〕馮時可，《眾妙仙方》（明萬曆二十三年勛襄複刻本），卷1。

119. 〔宋〕沈括撰，胡道靜校注，《新校正夢溪筆談》（北京：中華書局，1963），卷26，頁264。

為中國醫藥化學的非凡成就[120]。但在明末「以人補人」風潮中，秋石的作用被渲染誇大。秋石由治病的藥物一旦被用於壯陽，它就在歷史舞臺扮演了與其功效不相稱的角色。

同樣，紫河車（胎盤）雖然早在唐代《本草拾遺》已經記載（人胞），但採用紫河車這個名字，卻是道家所為。道家把承載胚胎的胎盤比喻成「河車」，又「以紫為良」，故名紫河車[121]。紫河車的運用一直到明嘉靖初才在吳球創立的大造丸中使用，從而廣為人知。在「以人補人」風潮中，紫河車也是重要的一味藥物，但收集和製備此物還沒有怪異之法。

以上四種藥物中，以紅鉛和蟠桃酒的製作最具有邪術性質。「以人補人」之風從宮廷刮起之後，很快就波及到社會。嘉靖皇帝服用了催淫壯陽的藥物之後，不理朝政，專事淫樂，以至於在嘉靖二十一年 (1542) 被不堪凌辱的宮女楊金英等險些勒死[122]。最後這位荒淫的皇帝還是死於服食丹藥。為了爭奪紅鉛，嘉靖皇帝與徽王朱載堉兄弟相爭，最後導致朱載堉自殺而死[123]。嘉靖之後的隆慶皇帝也沉湎於淫邪之術。明末著名的「紅丸案」，就是因紅鉛引起。明光宗朱常洛剛繼位不久，就因荒淫無度而病倒。此

---

120. 轉引自阮芳賦，《性激素的發現》（北京：科學出版社，1979），頁118–134。
121. 〔明〕李時珍，《本草綱目》，卷52，頁2964。
122. 楊劍宇，《中國歷代帝王錄》（上海：上海文化出版社，1989），頁892。
123. 谷應泰，《明史紀事本末》（瀋陽：遼瀋出版社，1994），頁991。

時鴻臚寺官李可灼卻進紅丸（紅鉛為丸）[124]，這無異於火上加油。結果光宗連服二丸即亡，在位僅一月。但李可灼不僅沒有受到處罰，而且得到賞銀，引起了朝野議論紛紛[125]。紅鉛等所謂祕藥引起的禍患由此可見一斑。

宮廷好服紅鉛方，自然也會波及整個社會。社會上有錢有勢之人也紛紛仿效，爭煉紅鉛等藥，一時喧囂塵上。例如當時滁陽有個聶道人，專門出售紅鉛丸。廬州太守龔廷賓有多個老婆，就用百金購買十丸紅鉛丸，一月之內盡服之。不久九竅流血而死[126]。可見明末紅鉛丸已經成為商品在市面出售。其價格百金十丸，昂貴之極。高額利潤誘惑著許多騙子趨之若鶩，參與煉製紅鉛的活動。

與以往歷次波及社會的用藥風潮不同的是，明末大批的醫藥學家、甚至有很多名醫，也為紅鉛方推波助瀾。檢視從嘉靖到崇禎年間 (1522–1644) 出現的醫藥書，很少有不記載紅鉛方者。反對這股歪風的醫藥家竟然成了少數派。在這股風潮中，究竟有多少人煉、服紅鉛，已無法統計。明末這股服用紅鉛方的風潮屬於「邪術」是毫無疑問的。但是，為什麼明末這股「邪術」能得逞近一百餘年，而且引起了醫藥界許多醫家的共鳴呢？這還要從支撐這股邪術的理論尋找根源。

明代著名學者高濂（約1527–1596）認為，學仙延壽的人想用金

---

124. 〔清〕張廷玉，《明史》，卷218，頁5763。
125. 中國歷史研究社，《三朝野記》（上海：上海書店，1982），頁21。
126. 〔明〕謝肇淛，《五雜俎》（明聚德堂刻本），卷11，頁38。

石草木修製成丹，但金石草木都屬於異類，無法和人相契合。「竹破須將竹補宜」[127]，即竹子製的東西破了還是用竹子去補才是最好的。明・王三才《醫便》(1569) 則認為，用人乳這樣的人血化成的東西來補血虛，「所謂布衣破而以布衣補之意也」[128]。明・孫一奎認為「藥貴同類」，並引《仙經》曰：「同類易收功，非種難為巧。」[129] 這些「竹破竹補」、「衣破布補」、「藥貴同類」的說法，都是為用人身之物去補益人體尋求依據。使用紅鉛、蟠桃酒、秋石、紫河車等，都是屬於「以人補人」之列。明・吳正倫《養生類要》反覆強調「以人補人最妙，世所少知」，又云「以人補人，其效無加」，都是據這一思想立論[130]。毋庸諱言，這樣的理論的確比使用金石、草木藥養生的理論來得更誘惑人。

唐・孫思邈《千金要方・養性・房中補益》中曾引「彭祖」曰：「以人療人，真得其真。」[131] 其原意是通過房中術，達到以人的性生活來治療人疾病的目的，那才是真正的好方法。但在明代，房中的「以人療人」被改造成了用人身的藥物來「以人補人」的涵義，於是就為人部藥的使用提供了理論依據。

明末支持使用紅鉛的醫家很多，他們杜撰了許多關於使用

---

127. 〔明〕高濂，《遵生八牋・靈祕丹藥牋》，卷17，頁688。
128. 〔明〕王三才，《醫便》，見《珍本醫書集成》（北京：中國中醫藥出版社，1999），頁446。
129. 〔明〕孫一奎，《赤水玄珠》，卷10，頁249。
130. 〔明〕吳正倫，《養生類要》，前集，頁128。
131. 〔唐〕孫思邈，《備急千金要方》，卷27，頁488。

紅鉛的理論。例如繆希雍認為「月水乃陰中有陽之物，能補陰除熱」，童女首經即紅鉛，「能回垂絕之陽氣」[132]。但繆氏並沒有為紅鉛的功效提供可靠的證據，屬於人云亦云。王三才則認為「室女天真未行，慾心未動而自然來」的月經，「得純陰之正」，可以「移陰補陽」[133]。孫一奎則認為用紅鉛可以「假未破女子之陰，以補助虧欠之陽，正所謂採陰補陽之義」[134]。這些人為杜撰的屬陰或屬陽，對解釋紅鉛的作用都是蒼白無力的。所謂「採陰補陽」或「移陰補陽」的說法，本來是古代房中術的陳辭濫調，但卻被明代的醫家作為使用紅鉛的理由。

至於蟠桃酒（人乳）、秋石、紫河車等藥，本是行之有效的治病之藥。對這些藥物功效的理論解釋很多，無非認為它們原來都是人體的水液、精血化成。本著「同類相補」的原則，醫家們將它們或加精製，或配合其他藥再用於補益人體，或作治療用藥，似乎無可厚非。但把它們用來滿足社會上某些人的淫欲，甚至借製藥為名變著花樣壓榨女性，就失去了這些藥物本來的功能。

在宮廷淫風頻刮的情況下，一些信奉道教的醫家或學者（如孫一奎、吳正倫、高濂等）、一些服務於上層社會的名醫（如龔廷賢、龔居中等），成為「以人補人」、鼓吹紅鉛方的幹將。這些醫家、學者的參與，反過來又助長了紅鉛方在社會流行。但這並不意味

132. 〔明〕繆希雍，《神農本草經疏》，卷15，頁557。
133. 〔明〕王三才，《醫便》，頁446。
134. 〔明〕孫一奎，《赤水玄珠》，卷10，頁250。

著明代整個醫學界都捲進了這股濁流，也有堅決反對紅鉛方的明白人。

李時珍就是最明白的醫學家。他在《本草綱目》中旗幟鮮明地反對服用紅鉛：

> 今有方士邪術，鼓弄愚人，以法取童女初行經水服食，謂之先天紅鉛，巧立名色，多方配合，謂《參同契》之金華、《悟真篇》之首經，皆此物也。愚人信之，吞咽穢滓，以為祕方，往往發出丹疹，殊可嘆惡！按：蕭了真《金丹詩》云：一等旁門性好淫，強陽復去採他陰。口含天癸成為藥，似恁洳沮枉用心。嗚呼！愚人觀此，可自悟矣。凡紅鉛方，今並不錄。[135]

他把當時服用紅鉛方定為好淫的「方士邪術」、左道旁門，指明「先天紅鉛」係「巧立名色」。信奉紅鉛的是些愚蠢的人，他們吞咽月經這樣的穢滓，還自以為是祕方。所以李時珍聲明，凡是紅鉛方，《本草綱目》都不採錄。

此外，李時珍對蟠桃酒也有非常正確的意見。他認為人乳是人身陰血所化，「未受孕則下為月水，既受孕則留而養胎，已產則赤變為白，上為乳汁，此造化玄微，自然之妙也」。但方士故意隱去人乳的名字，稱之為仙人酒（蟠桃酒）、生人血、白朱砂，

135.〔明〕李時珍，《本草綱目》，卷52，頁2953。

也屬於巧立名色。更可惡的是：「邪術家乃以童女矯揉取乳，及造『返經為乳』諸說，巧立名謂，以弄貪愚。此皆妖人所為，王法所誅，君子當斥之可也！」[136] 李時珍對壓榨童女「返經為乳」的邪術可謂深惡痛絕，稱邪術家是妖人，應該用王法制裁。他用「貪愚」二字，點出了邪術追隨者的本質。

另外一個明白人是明末福建人蕭京，他寫了一部書叫《軒岐救正論》（約1644），專門抨擊當時醫學界的不正之風。蕭氏對明末醫學界許多人士為服食紅鉛方張目的做法提出了嚴厲的批評，將主張陰陽採補術的醫家斥之為「淫醫」。其中點名批評了龔應圓，認為龔氏的《福壽丹書》「教人採戰之法。詳列方論，誨淫敗德，絕人長命，真岐黃之罪人也」。所謂「採戰」，乃房中術的術語，指採陰補陽、御女久戰之法。蕭氏還把矛頭直接指向醫學界的一些行為不端的敗類，揭露他們不過是「借醫求食」而已。他們「不通經書，不諳方脈，乃專務旁門，祕煉毒丸，獻媚權貴，枉道取悅」[137]。這一批評比李時珍所說還要切中要害！在明末服食紅鉛方的歪風中，有的醫家並不真懂醫術。他們從事左道旁門，「祕煉毒丸」，只是為了討好權貴，不惜丟掉醫學道德。

除李時珍、蕭京之外，明代還有一些著名醫家也對服紅鉛之風持反對態度。如萬全（密齋）認為，養生的正道，「只要不思

---

136. 〔明〕李時珍，《本草綱目》，卷52，頁2950。
137. 〔明〕蕭京，《軒岐救正論》（北京：中醫古籍出版社，1983），頁531–532。

聲色，不思勝負，不思得失，不思榮辱，心無煩惱，形無勞倦而兼之導引，助之以服餌，未有不長生者」[138]。「服餌」就是服用某些外物，萬氏認為應該以服用穀肉果菜為上，也就是飲食療法最好。其餘服用金石之藥，以及服用女子初經作紅鉛者，都應該摒除！《醫方考》(1584) 的作者吳崐的批評也入木三分：「近世術家有導取紅鉛者，使童女內服壯陽泄陰之藥，外用異術以取之，往往致瘵，是殺人而療人也。豈同仁之德耶？」[139] 吳氏指出導取紅鉛的弊病是讓童女內服違反其生理的藥物，而且用「異術」（即一些怪異的損傷女性的方法）取月經，經常引起疾病，這屬於「殺人而療人」的不道德行為。殺的是無辜的女孩，療的卻是填不滿其淫欲的權貴們！

明代滅亡以後，這股以服食紅鉛為代表的「以人補人」邪風終於停息，但此歪風留給後人的教訓極為深刻。尤其是明末許多醫家違背醫學道德，為虎作倀，值得反思。為什麼像月經這樣的穢滓之物，經過某些人的包裝神化，居然可以作為祕方靈藥大行於世？清代名醫徐大椿曾經深刻地指出，這是「富貴人賄醫所造者」。通俗地說，就是富貴人用金錢誘惑醫家編造出來的。因為「凡富貴之人，何求不得？惟懼不能長生縱慾爾！」[140] 他們為了滿足欲望，必然要追求長生之方。堅持醫德的醫生不會違心捏

138. 〔明〕萬全，《養生四要》，見《萬密齋醫學全書》（北京：中國中醫藥出版社，1999），卷5，頁36。

139. 〔明〕吳崐，《醫方考》（北京：人民衛生出版社，1990），卷3，頁188。

140. 〔清〕徐靈胎，《慎疾芻言》，見《徐靈胎醫學全書》，頁367。

造長生方，這就決定了他們不會受富貴人歡迎。但能應酬、甚至主動迎合富貴人的醫生卻能從中獲利，於是世上就會不斷出現虛假的長生祕方，只是祕方的花樣不斷翻新而已。

五、成癮藥物與時尚藥

中國古代波及社會的用藥風潮發展到明末，已經將近二千年。從服用以金石為主的丹藥、石藥，到濫用以植物為主的香藥、熟水，進而發展到「以人補人」的人部藥。這些風潮所用的藥物大致是從礦物到植物，再到人體的某些廢棄物，其毒性似乎越來越小，其理論也越來越誘惑人。再者，這些用藥風潮的週期越來越短，煉丹持續了千年，服石不過五百年，香藥不到三百年，而服食紅鉛等人部藥只有百餘年。更有趣的是，這些用藥風潮的目的也在逐漸變化。從最早宣稱服金丹可以求仙不死，到以為服石可以強壯健身，再到服用香藥、熟水以求日常保健，最後發展到吞咽穢滓紅鉛以求縱欲求歡。從以上進程可以看出：隨時代的進步，人們逐漸認識到人生有限，不死難尋。但同時也可看出，社會上的追風用藥，逐漸朝著滿足一時的精神或肉體欲望的方向發展。

早期服食丹藥的人群中，固然有企圖長生不死的帝王權貴，但也有純粹出於信仰而以身試藥的道家方士。煉丹的術士之中，固然有很多騙子，但也有很多真正的實驗家。但在明代「以人補人」風潮中，情況就複雜得多。服藥者和提供藥品者的關係，基本上已經分離，更多的商業因素攙雜其中。藥品在社會上某些人群中得到青睞，但這些人群往往不是病人，而是希望延年益壽或獲取一時精神肉體愉悅的健康人。對於這些人來說，藥品已經失去了「治病」的基本作用。藥品作為商品，又被商家作為牟利的工具玩弄於股掌之中。這種情況在進入清代以後，並沒有改變，而且變本加厲。明末和清代社會廣泛流傳的藥品，主要是一些外來的藥物，其中最突出的是鴉片、煙草和洋蟲。

鴉片：古代又稱阿片（英文opium的譯音）、阿芙蓉（花色似芙蓉），是罌粟果實中的汁液凝固乾燥而成。罌粟最早見於唐代陳藏器的《本草拾遺》，原名罌子粟。此物或以為是唐代與西域交流時從西方引進[141]。因為罌粟果實像一個小罐子（罌），種子又細小如粟，所以得名。唐代只使用罌粟的種子，可以用來煮粥，也可以作藥用。罌粟種子含極少量的罌粟鹼和嗎啡，因此作食品無礙，至今歐洲等國家還用罌粟種子撒在麵包上，就好像中國在食品上撒芝麻粒一般。唐代使用罌粟，主要是對付當時服用丹石引起食欲不振的副作用，將其種子與竹瀝（鮮竹燒烤後滴瀝出的汁液）一起煮食，據說味道極美[142]。

雖然用罌粟果內汁液可製作鴉片，但中國唐、宋本草都

141. 汪企張，〈中國鴉片歷史的考據〉，《醫藥評論》，46 (1930.11)，頁2–6。

142. 〔宋〕唐慎微，《重修政和經史證類備用本草》，卷26，頁497。

沒有這樣的記載。有的文獻認為鴉片在唐代就已經從國外進入了中國[143]，這是因為有人把唐代進入中國的西藥「底野迦」(theriaca) 作為鴉片的別名[144]。「底野迦」是西方拜占庭時代的萬應藥，是一種多成分製成的藥丸。雖然其中含有鴉片，但卻不是單純的鴉片製劑，還有膽汁、沒藥等許多成分在內[145]。也有人說其中只含有1%的鴉片[146]。唐《新修本草》只說底野迦是「諸膽」組成，並沒有意識到其中含有鴉片。該藥屬於進口藥，很少流傳。

中國直到北宋才知道利用鴉片主要原料罌粟殼。宋・方勺《泊宅編》首次記載：「治痢以罌粟，古方未聞。」其法用罌粟殼、去核鼠查子（山楂）各數枚，焙乾研末服下[147]。方勺《泊宅編》所載多為北宋元祐 (1086–1093) 到政和 (1111–1117) 年間的事，可見罌粟殼在北宋末已經開始運用。南宋無論本草還是方書，用罌粟殼治痢的記載越來越多。《紹興本草》明確地記載：「其殼

143. 辭海編輯委員會，《辭海》（上海：辭書出版社，1980），頁1358「鴉片貿易」。
144. 范行準，〈胡方考〉，《中華醫學雜誌》，22.12 (1936/12)，頁1243。此後江蘇新醫學院《中藥大辭典》鴉片條也將底野迦作為鴉片的別名。
145. 相關文獻可見筆者考證之文所引：鄭金生，〈從唐代底野迦到宋代人工牛黃〉，《中成藥研究》，2 (1982/2)，頁34。
146. 同140。
147. 〔宋〕方勺，《泊宅編》，見〔宋〕張杲《醫說》轉引，卷6，頁4–5。

炒而斷泄利，諸方頗用之。蓋有收澀之性多矣。」[148] 使用罌粟殼，才算是開始利用其所含的嗎啡成分。

鴉片真正開始在中國作為一味藥物，是在明代。李時珍將此藥用阿芙蓉之名收入《本草綱目》，並說「前代罕聞，近方有用者」。李時珍已經知道如何從罌粟果實中採集鴉片。當時鴉片的功效，只是在罌粟殼的功效之外，多了一條「能澀丈夫精氣」，但其具體運用，已經超出了治療範圍。李時珍說：「俗人入房中術用之。京師售一粒金丹，云通治百病，皆方伎家之術耳。」[149] 然而在明代方書中，阿芙蓉的記載還不是很多，說明此物還沒有在社會廣泛流傳。

鴉片作為藥物，它具有強烈而又快速的鎮痛、收澀止痢等功效很快被醫家認識到。但對於講究辨證論治的中醫治療來說，濫用含嗎啡的罌粟殼或者鴉片顯然是不合適的。元代朱丹溪就已經認識到罌粟殼「治病之功雖急，殺人如劍！」必須「先去病根，此乃收後藥也」。李時珍也指出罌粟殼「初病不可用之」[150]。明末醫家繆希雍對罌粟殼的使用有更詳細的分析，他認為「古方治嗽及瀉痢、脫肛、遺精多用之，今人亦效尤輒用，殊為未妥」。繆氏用了「效尤」一詞，顯然是批評濫用罌粟殼。他指出如果不加辨證使用，就會導致「變證百出而淹延不起矣，可

148. 〔宋〕王繼先，《紹興校定經史證類備急本草》，卷12，頁14。
149. 〔明〕李時珍，《本草綱目》，卷23，頁1495。
150. 〔明〕李時珍，《本草綱目》，卷23，頁1494。

不慎哉？」[151]可見罌粟殼雖然有其療效，中醫對它的使用卻是審慎的。鴉片的毒副作用較之罌粟殼，不可同日而語。清・趙學敏《本草綱目拾遺》記載了鴉片可使人「不殺身不止」，吸食者服久之後偶然停止，就會「困憊欲死，卒至破家喪身。凡吸者面黑肩聳，兩眼淚流，腸脫不收而死」[152]。綜上所述，醫藥界對罌粟殼和鴉片的使用，有著清醒的認識，更不會鼓吹濫用這樣的藥物。

據考鴉片（阿片）作為藥物進口是在萬曆十七年 (1589)。此後在萬曆四十三年 (1615)、清康熙二十七年 (1688) 和雍正十一年 (1733) 制定的稅則中，都包括了鴉片。乾隆以前鴉片作為進口藥輸入中國，但數量尚不大[153]。十八世紀中，由於英國東印度公司輸入中國的鴉片過多，導致白銀嚴重外流。清嘉慶元年 (1796)，清政府才下令禁止鴉片進口，以後又反覆重申鴉片煙禁[154]，但收效甚微。鴉片的輸入不僅給政府財政帶來很大的問題，更重要的是鴉片給中國民眾的毒害越來越深重。為了迫使鴉片進口合法化，英國發動了鴉片戰爭 (1840–1842)，導致中國逐步淪為半殖民地半封建社會。清末、民初，鴉片毒化中國，使國人

151. 〔明〕繆希雍，《神農本草經疏》，卷30，頁742。

152. 〔清〕趙學敏，《本草綱目拾遺》，見《本草名著集成》（北京：華夏出版社，1998），卷2，頁625。

153. 陳新謙，《中華藥史紀年》（北京：中國醫藥科技出版社，1994），頁149。

154. 趙爾巽等，《清史稿・邦交志・英吉利》，見《二十五史》（上海：上海古籍出版社、上海書店），卷154，頁9386。

背上「東亞病夫」的恥辱。這次鴉片風行整個社會的歷史原因，已經與此前各種波及社會的用藥風潮完全不同。

吸食鴉片者既不是為了長生，也不是為了保健，只是為了貪圖片刻煙癮。鴉片流行於社會，也沒有任何中醫、西醫的理論支持。以往社會濫用藥物的風源往往在朝廷，但清代並非如此。清朝廷也深切意識到鴉片對國計民生的危害，「詔以鴉片煙戕生，通飭督撫斷其來源」[155]，禁止官民買食、種植鴉片，但卻擋不住國外列強為了他們自身的經濟利益而動用的堅船利炮。可見某種藥品一旦超出治療範圍、成為獲利豐厚的商品，它在社會的流行就已經不能從醫藥方面找原因了。——鑑於這些問題已經屬於社會史範圍，本文不再繼續討論。

煙草：這是另一個在清代廣泛流行的藥品。煙草來自美洲，它的傳入應該和哥倫布抵達美洲新大陸有關。關於煙草傳入中國的時間，一般認為在明末。有的工具書注明出自《滇南本草》。《滇南本草》據說是蘭茂 (1397–1476) 所撰。如果此說屬實，則煙草在哥倫布抵達新大陸之前已經在中國有分布。但實際上不僅蘭茂是否為《滇南本草》作者尚存爭議，而且至今沒有發現一個嘉靖之前的《滇南本草》版本[156]。因此，現有的《滇南本草》文字記載無法否定煙草是從國外傳入。

煙草傳入可靠的記載是明・張景岳《景岳全書・本草正》(1624)。該書記載：「此物自古未聞也，近自我明萬

155. 趙爾巽等，《清史稿・本紀・仁宗紀》，卷16，頁8886。
156. 尚志鈞，林乾良，鄭金生，《歷代中藥文獻精華》，頁267–269。

曆 (1573–1619) 時始出於閩廣之間，自後吳楚間皆種植之矣。」煙草在中國傳播的速度很快。張景岳認為這是由於在征滇之戰中，軍隊深入瘴癘之地，無不染病，只有一個營安然無恙。問其原因，則因這一營的士兵都服煙。從此以後，煙草可以避瘴就傳播開來。西南一方，無論老少，朝夕不能離煙。張氏自己也體驗了抽煙的效果，認為它有醉人的作用，並認為該物之氣上能溫心肺，下能溫肝脾腎，能使通身溫暖微汗，元陽陡壯，逐寒邪瘴氣、風濕疼痛，頃刻取效云云。但同時張氏也指出煙可以「耗氣」[157]。明・方以智 (1611–1671)《物理小識》的記載可與張景岳所載相印證。方氏認為煙草是明萬曆末有人從海外攜帶到福建漳州、泉州，以後漸傳至九邊。抽煙的方法是口含長管，火點煙而吞之。方氏也認為煙草可以祛濕發散，但卻指出「久服則肺焦，諸藥多不效，其症令人忽吐黃水而死」。方氏還提到，明末崇禎時曾經一度嚴禁吸煙，但結果卻無法禁止[158]。

與張景岳差不多同時的倪朱謨《本草彙言》(1624) 中也記載了煙草，其中提到當時煙草已經從生江南浙閩發展到「西北亦種植」，而且在北方發展得很快，「北人日用為常，客至即然（燃）煙奉之，以申其敬。」也就是說，四百年前以煙敬客的習俗已經在北方流行了。倪氏把煙草放在毒草類，說它雖然可以

---

157. 〔明〕張景岳，《景岳全書・本草正》，見《張景岳醫學全書》（北京：中國中醫藥出版社，1999），卷48，頁1546。

158. 〔明〕方以智，《物理小識》，見《四庫全書・子部雜家類》，卷9，頁28。

「通利九竅」，「大能禦霜露風雨之寒，辟山蠱鬼邪之氣」，但「如陰虛吐血，肺燥勞瘵之人，勿胡用也。偶有食之，其氣閉悶昏憒如死，則非善物可知矣，所以陰虛不足之人不宜也」[159]。

明末姚可成在《食物本草》(1642) 中將煙草稱之為返魂煙，並講述了一個海外鬼國一女病將死，嗅此草而復生的傳奇故事。該書記載：「今閩廣諸處，燒入竹筒，吸煙滿口，使竅穴俱遍，仍噓出之，日行二三次，去百疾，強健輕身。」但姚氏又認為抽煙乃「夷狄之習」，不應該被中國人仿效。他把抽煙的習俗視為「違令越禮，莫此為甚」[160]。也就是說姚氏承認煙草的功效，但卻認為中國人不應該抽煙。清・張璐《本經逢原》(1695) 則云：「始自閩人吸以袪瘴，向後北人藉以辟寒，今則遍行寰宇。」[161] 清・趙學敏《本草綱目拾遺》(1765–1803) 幾乎彙集了當時所有有關煙草的文獻記載。趙氏根據個人見聞，認為煙草之害，「耗肺損血」，但是人多受害而覺察不到。《秋燈叢話》記載有人吸煙達到了「酷嗜」的地步，朝夕需要吸煙一斤[162]，其煙癮之大，古今罕見。

煙草傳入中國不過百餘年，就已經從南到北，遍行寰宇。其速度之快，傳播範圍之廣，前所未有。明末以來，吸食煙草的方

159. 〔明〕倪朱謨，《本草彙言》，卷5，頁25。
160. 〔明〕姚可成補輯，《食物本草》（北京：中國醫藥科技出版社，1990），卷21，頁410。
161. 〔清〕張璐，《本經逢原》，卷1，頁786。
162. 〔清〕趙學敏，《本草綱目拾遺》，見《本草名著集成》（北京：華夏出版社，1998），卷2，頁621–623。

式與以煙敬客的習俗，沒有太大的改變，因此清代有關的本草記載也就不繁贅述。至於煙草利弊，至今仍然爭論紛紜。雖然古代南人說吸煙祛瘴，北人說吸煙避寒，也有人說煙可「開鬱」（解除鬱悶）、「解倦」（消除疲乏）[163]，但這些作用畢竟是昨日黃花。時至今日，無論中醫、西醫，誰也不會把煙草作為正經藥物。煙草雖然不像鴉片那樣屬於毒品，但其副作用也日益引起社會的關注。明崇禎時禁煙的失敗，除了煙民對煙癮的依賴之外，煙草所帶來的商業利益，也是很重要的原因。但既然煙草差不多已經從藥物中分離出去了，故本文也就不再多議。

洋蟲：除鴉片、煙草之外，清代一度流傳的藥物還有一種「洋蟲」，又叫九龍蟲。這是一種身長才六公釐左右的小昆蟲，不過小黑豆瓣那樣大小，此蟲屬於擬步蟲科昆蟲洋蟲（*Martianus dermestoides* Chevr.）。原分布在南洋一帶。據《本草綱目拾遺》記載，此蟲明朝末年始傳入中國，也有人說是康熙初年才有此物。這種昆蟲可以用竹筒裝起來人工飼養。據說用茯苓屑、紅花、肉桂末飼養，就會色紅而光澤可愛。就是這樣一種小蟲子，被說成是一種萬能藥，可以行血分，暖脾胃，和五臟，健筋骨，去濕搜風，壯陽道，治勞怯。只要加上藥引，其治療的疾病就多達數十種[164]。

洋蟲在《本草綱目拾遺》中的記載雖然頗為神奇，但在清代

---

163. 〔清〕龍柏，《脈藥聯珠．藥性考．遲脈》（清嘉慶十三年 (1808) 刻本），頁14。

164. 〔清〕趙學敏，《本草綱目拾遺》，卷10，頁808–809。

其他醫藥文獻中卻很少提到。清末民初，出現了幾種關於該蟲的專書，如《九龍蟲治病方》、《洋蟲》、《九龍蟲藥集》[165]，其內容也是介紹該蟲的歷史和治療作用。此外清末民間也流傳一些關於洋蟲的抄本，內容大同小異。這似乎說明到清末民初，民間還有人熱中於洋蟲的飼養或使用。不過此藥始終沒有能廣泛流傳，二十世紀下半葉以後也就銷聲匿跡，連知道九龍蟲為何物的人也很少了。

以上介紹了清代及其以前歷代波及社會的用藥風潮。這些風潮一個接著一個，甚至一波未平，又起一波。藥物本來是醫生治病的武器，但在這些時髦用藥風潮中，興風作浪的並不主要是醫生。不同時代的思想和社會風尚，都對這些社會性的用藥風潮產生或多或少的影響。不同時代、不同教育背景的人們，他們頭腦中固有思想和對自然界的認識水準，決定了他們會接受什麼樣的藥物，而不在乎這些藥物究竟有多少真實的長生保健作用。時代的不斷進步，醫藥的不斷實踐，固然有助於減少盲目追風用藥者，但卻無法杜絕新一輪時髦用藥風潮發生。因為有人還會利用現代人頭腦中的固有知識，「創造」出可以使他們接納的新時髦藥物。也可以說只要有新科學發現出現，藥商都會開始打它的主意。但藥品是否真正運用了這些高科技知識，決不能輕信廣告和仿單，要關注學術研究的報導。

筆者在二十世紀五十年代，親眼見到社會上許多人家用瓶

---

165. 薛清錄，《全國中醫圖書聯合目錄》（北京：中醫古籍出版社，1991），頁201–202。

養「紅茶菌」（一種用紅茶水飼養狀似膠凍的菌類物），據說有保健作用。七十年代初，中國大陸某些地區一度盛行「雞血療法」，於是肌肉注射雞血成為時髦的健康法。這些沒有醫藥學依據的健康法，只靠著人云亦云，就能在社會上掀起軒然大波。更何況當今某些指望藥品或保健品牟利的商家，他們善於運用最時髦的科學術語進行廣告轟炸、撩撥人們心理最傳統、最隱祕的欲望，確實還有可能製造出新一輪的社會用藥風潮。只是這樣的風潮就像山溪春水，易漲易落，起伏週期越來越短而已。

歷來談中國藥學史的論著，大都竭力宣揚歷史上的藥學成就和發明，本文所談，似乎有揭短露醜之嫌。然而談歷史就不能迴避以往的愚昧，回顧走過的彎曲之路，正是為了警示未來，讓後人在可能出現的新一輪社會追風用藥風潮中，保持一分警惕、兩分清醒、三分超然。

中藥炮製與雷公

什麼叫中藥？這個問題似乎不值得問，但又不能不問。

中藥是中國或中醫使用的藥物嗎？其實中藥自古就吸收了許多外國藥，當今西醫或洋人也可以使用中藥；中藥就是天然物品嗎？其實中藥裡也有精製的化學藥品，中藥也可以被製成包括注射液的各種劑型，再說國外也用天然物，故天然物不等於中藥。在當今的世界裡，隨著學科的交融，中藥、西藥越來越接近，兩者的界限也越來越模糊。如果要說傳統中藥，一般說來應該具備兩大特色：一是按照中醫用藥的經驗和理論去使用，二是需要依法炮製。

走遍中國和世界各地，只要是傳統中藥店，都會藥香四溢。這溢香的產生就得益於中國特有的炮製。

一、「炮炙」涵義及其主要內容

中藥為什麼要炮製？那就得先從「炮製」這兩個字談起。「炮製」古代又寫作「炮炙」。「炮」和「炙」在古代就是兩種用火加工食物或藥物的方法。後世將這兩個字組合起來，就成了製備中藥的總稱，並形成了一門學問。「炮炙」是一個很古樸的學科命名，就像古代將常用手法外治法稱為「推拿」、「按摩」一樣，推、拿、按、摩，實際上都是具體的手法名稱。

「炮炙」法源遠流長，甚至可以追溯到人類開始用火的階段。藥、食同源，不僅指它們發現的過程，也包括加工的方法。遠古人類在學會用火以後，開始進食熟食。把肉食裹上一層東西，或者連毛一起放在火上燒，這就叫做「炮」。《詩經・小雅》的「有兔斯首，炮之燔之」[1]，就是這個意思。「炙」字本身就是一個象形字，下面是火字，上面是肉字，就是肉在火上烤（所謂「炙，炮也，從肉在火上」）[2]。可見炮或炙都是早期的食物加工法。馬王堆出土的漢代古醫書《五十二病方》有一個治痔瘡的方法，就用上了食物療法：用醬灌黃雌雞，讓牠自己死亡，然後用菅草裹雞，外面塗上泥土，放進火裡去炮，等泥乾之後，吃

1. 向熹，《詩經詞典》（成都：四川人民出版社，1986），頁847。
2. 〔宋〕徐鍇，《說文解字繫傳通釋》，見《四部叢刊初編》（上海：商務印書館，1936），卷19，頁198。

雞[3]。此雞如果不用來治病的話，也可以作為美饌。所以炮製實際上源於食物的烹調製備法。

炮製發展的早期，也用「修治」、「修事」、「修合」、「合和」、「修製」等名詞，其意義等同「炮炙」，而且不容易與具體的兩種炮製方法（炮、炙）混淆。但因為北宋・唐慎微《證類本草》第一次引用了古老的《雷公炮炙論》這樣一部專著，所以「炮炙」才逐漸引人注目。「炮製」一詞出現在南宋，與「炮炙」不僅發音相同，意義也一樣。這兩個詞在古代經常同時使用，並沒有多大的差別。近現代一般多用「炮製」。

藥物為什麼要炮製？簡而言之，就是為了方便服用、增效減毒。清代醫學家徐大椿對炮製的目的有非常精闢的論述。他說：

> 凡物氣厚力大者，無有不偏。偏則有利必有害。欲取其利而去其害，則用法製之，則藥性之偏者醇矣。[4]

也就是說，凡是藥物，其性質都有所偏。中醫治病，正是利用藥物的偏性來糾正疾病導致的人體功能失衡。如果藥物的偏性太強，雖然祛病力量也強，但同時也會傷及人體的正氣。因此，要保留藥物的功效，又要防止藥物的損害，就要用一定的方法進行炮製，這樣藥物就可以放心使用了。

那麼要怎樣對藥物進行炮製呢？徐大椿提出了四個方面的內

---

3. 馬繼興，《馬王堆古醫書考釋》，頁520。
4. 〔清〕徐大椿，《醫學源流論》，卷上，頁39。

容：「或製其形，或製其性，或製其味，或製其質。」[5]具體來說就是：

製其形：就是針對藥物的外形進行加工炮製。任何天然動、植、礦物，要變成適合服用的藥物，都必須經過淨選和切製。所謂淨選，就是去掉原藥材的雜質（泥土、附著物等）和非藥用部位（如去掉不含藥力的蘆頭、粗皮、木心、外殼、頭足等等）。然後要根據不同藥材的實際情況，將它們製成方便服用或煎煮的飲片、粉末等，這叫「切製」或「粉碎」。將藥材製成粉末或飲片，既可直接煎服或吞服，又可為進一步製成某種劑型作準備。經過這樣的製作，藥物已經失去原形，變得適合服用。當然，在製其形之前，先要確定這「形」是否是該藥的真形，也就是確定藥物是否屬於正品，防止偽劣之藥充數。

製其性：藥性指藥物的寒熱溫涼、有毒無毒之性。例如黃連藥性過寒，雖可清熱燥濕，但苦寒也容易傷胃，因此用點生薑拌炒，既可適度控制寒性，又能增加止嘔開痰的功效。對於毒性藥，這樣的監製就更必要了。諸如烏頭、附子、馬錢子等毒性強烈的藥品，在古代無法精確控制劑量的情況下，用水煮、籠蒸、油炸、砂燙，以及加其他輔料的方法減低其毒性，就顯得非常必要。通過蒸煮烹炸，藥物還可能改變原來的性能，增加新的效果。例如生地黃蒸製後就成為熟地，功效也就由清熱涼血變為滋陰補血。此外，還可以通過添加各種輔料（酒、醋、鹽水等）賦予

---

5. 〔清〕徐大椿，《醫學源流論》，卷上，頁39。

藥物上行、入肝、走腎、止痛等效果，更好地溶解藥物的有效成分，增添效力，也屬於改變藥性的範圍。

製其味：這裡味可指藥物的味道（酸、苦、甘、辛、鹹），也可以指藥物的氣味（腥、膻、臊、焦、腐等）。味過於苦，容易令人嘔吐；氣味過於腥膻，令人噁心反胃，無法下咽。因此炮製又可以發揮矯味、除臭作用。所以像動物類的藥材（如龜甲、鱉甲、紫河車、烏梢蛇、五靈脂等），都要經過炒泡、或用酒、醋等進行炮製。

製其質：「質」為質地，藥物的虛實輕重、濕潤枯燥都屬於質。質地堅硬的角類、石類，或銼末，或水飛。質地濕潤的肉質植物或易腐敗動物藥，都要經過特殊方法炮製處理，才能乾燥、保存或進一步加工。質地過於滋膩的藥物（如熟地、黃精）容易礙胃，影響食欲，需要加砂仁、陳皮進行炮製，減低其質地導致的滋膩之性。

以上四製，只是炮製的主要方面。由於中藥種類眾多，使用目的各異，炮製的方法也就隨之千變萬化，內容極為豐富。但和中藥學其他內容一樣，炮製也走過了漫長的歷程，其間峰迴路轉、花明柳暗，絕非一馬平川。

二、炮炙起源與漢代醫籍中的炮製

（一）炮製與烹調同興

藥、食同源，不僅在於藥物的發現，也體現在炮製術的起源。神農嘗百草，「一日而遇七十毒」，這是先民尋求食物和藥物付出的代價。在醫藥發展的早期，有毒之物是一把雙刃劍。毒物雖能傷人，卻也能治病，所以《周禮・天官》有「聚毒藥以供醫事」的說法[6]。這些早期藥物中，毒性最早被人認識、並利用它來治病的是烏頭。《淮南子》提到：「天下之物，莫凶於雞毒。（雞毒，烏頭也。）然而良醫槖而藏之，有所用也。」[7]明知烏頭有毒，還要收藏它，因為烏頭有治療作用。如何盡量克制藥物的毒性？在人類發展的早期，最偉大的發明是人工取火。「燧人氏始鑽木取火，炮生為熟，令人無腹疾。」[8]一把火，改變了人類的食性和生活，也成為此後中藥炮製最主要的手段。

農業社會中，植物類食物增多。隨著陶器的發明，火與水共同參與了食物的烹製。《古史考》謂「黃帝使造釜甑」，於是可以「蒸穀為飯，烹穀為粥」[9]。也因此產生了中藥最早的劑型

6. 〔漢〕鄭康成注，《周禮注疏・天官冢宰下》，見《十三經注疏》（北京：中華書局，1980），卷2，頁21。
7. 〔漢〕劉安，《淮南子・主術訓》，卷9，頁139。
8. 《禮含文嘉》，轉引自〔宋〕李昉，《太平御覽》，卷869，頁3854。
9. 〔蜀〕譙周，《古史考》（北京：中華書局，1991），頁9。

「湯液」。商初的大臣伊尹善於烹調，因此他就被中醫奉為湯液的創始人。晉・皇甫謐認為：「伊尹以亞聖之才，撰用《神農本草》，以為湯液。」[10] 伊尹所在的商代，當然不會有《神農本草》這樣專書的出現。皇甫謐所言，也只是流傳於當時的一種說法而已。但是毫無問題的是，三千多年前的商代，已經採用水、火共製來烹調食物。伴隨著食物烹調也就降生了中藥湯液。為了使藥物製成湯液服用，必須對藥材粉碎加工，還需要像烹調一樣，調味矯臭，使藥物得以下咽。藥物和食物在炮製中有時同樣難分難解。許多烹調用的調料（如薑、桂、醋、鹽、梅）、日常飲料（酒醴）也都用於炮製藥物。「酒為百藥之長」[11]，它既是一味最古老的藥物，也是炮製藥物中運用最廣的輔料之一。伴隨著烹調術的發展，也催生了中藥的炮製術。炮製產生的過程非常漫長，直到先秦時期，炮製術一直在不斷地積累經驗。但在先秦的書籍中，中藥炮製的知識仍然非常零散。隨著漢代醫籍的出土，才使我們有條件瞭解更多的早期炮製狀況。

（二）出土漢代醫籍中的炮製與「㕮咀」考

在馬王堆漢墓出土的《五十二病方》等書中，關於藥物的淨選、粉碎、炮炙等已經有了較多的記載，如洗滌（澣）、清潔或

10. 〔晉〕皇甫謐，《甲乙經・序》（北京：人民衛生出版社，1982），頁2。

11. 〔漢〕班固，《漢書・食貨志》，卷24，頁1183。

去除非藥用部位（擇、去、破）、過濾（捉）、切（靳）、搗（段）、研磨（冶）、粉碎（咀、父且）、用火加工（溫、燔、燒、炙、熬、煏）、用水加工（煮、煎、蒸、淬、爨、沸），以及加多種液體輔料浸泡藥液[12]。在《養生方》中，已出現了六個藥酒方，《雜療方》中也有一藥酒方。用酒、醋、動物油脂等加入藥方就更為常見。總體看來，馬王堆漢墓出土醫書所展示的加工炮製方法還相當簡單，但炮製的主要方面都已經涉及到。

馬王堆漢墓出土的醫書，可以幫助我們解決一個古老炮製法的千古疑案——「㕮咀」。「㕮咀」在傳世醫書中頻繁出現，但是其真正的涵義卻一直爭議不休。在馬王堆漢墓醫書出土之前，該詞最早見於《靈樞‧壽夭剛柔篇》的藥熨法。其法用藥計四種，「皆㕮咀，漬酒中」[13]。東漢末張仲景《傷寒雜病論》也有這一方法。但這些醫書都沒有解釋「㕮咀」的意義和具體方法。

比張仲景晚將近三百年的梁‧陶弘景《本草經集注》第一次解釋這個詞：「舊方皆云㕮咀者，謂秤畢搗之如大豆，……今皆細切之，較略令如㕮咀者。」按這個說法，在南北朝藥學家心目中，「㕮咀」就是把藥材秤好以後，搗成大豆那麼大的顆粒。既然如此，為什麼不能直接說「搗碎」而要用「㕮咀」呢？

唐代《新修本草》主持人蘇敬又解釋說：「云㕮咀，正謂商量斟酌之，餘解皆理外生情爾。」[14]意思是「㕮咀」即「商量斟

12. 馬繼興，《馬王堆古醫書考釋》，頁121–146。
13. 《靈樞經》（北京：人民衛生出版社，1963），卷2，頁21。
14. 〔宋〕唐慎微，《重修政和經史證類備用本草》，卷1，頁35。

酌」，其他解釋都不對。但「㕮咀」怎麼能和「商量斟酌」聯繫得上呢？真令人百思不得其解！對此，宋代藥學家們也都表示不理解。掌禹錫說「㕮咀」就是陶弘景說的細切。寇宗奭說細切也不對，因「儒家以謂有含味之意，如人以口齒嚙，雖破而不塵，但使含味耳」[15]。他的意思是說：「㕮咀」在儒家看來有「含味」的意思。好像把東西放口裡咀嚼一樣，把藥材切破，又不讓它出粉塵，只是使藥材保持原味。寇氏的解釋也非常牽強，沒有出示依據。尤其是怎樣才能使藥材「破而不塵」？寇氏並沒有細說。所以從漢代到北宋末，一千多年間，誰也沒有真正把這個詞解釋清楚，而且越說越令人糊塗。

元代李杲（東垣）是一位臨床醫生，他的解釋很直白：「夫㕮咀，古之制也。古者無鐵刃，以口咬細，令如痲豆，為粗藥，煎之，使藥水清，飲於腹中則易升易散也，此所謂㕮咀也。」[16]李杲念念不忘他的脾胃宜「升散」理論，所以把㕮咀製成的藥和「易升易散」聯繫起來。他認為古代沒有鐵做的刀具，所以古人用嘴咬細藥材，這就叫「㕮咀」。這種解釋可能是從「咀」字入手的，「咀」有口咬咀嚼的意思。然而問題是：既然用口咬，為什麼不直接叫「咀」，而要加一個「㕮」字呢？如果「㕮咀」可以單憑一個「咀」就作出解釋，為什麼從陶弘景到寇宗奭，許多很有學問的藥學家都猜不到，要等李東垣破解這個謎呢？看來，

15. 〔宋〕唐慎微，《重修政和經史證類備用本草》，卷1，頁47。
16. 〔元〕王好古，《湯液本草》引〔元〕李杲《用藥心法》，卷2，頁34。

這樣古老的炮製方法，還得從最古老的材料中去尋找答案。

馬王堆漢墓出土的古醫書，證明古代確實有用口咬藥的方法。《五十二病方》已經出現「咀薤以封之」（嚼爛薤，封住凍瘡）、「取菫葉……皆以甘沮（口咀）而封之」（取菫葉用口嚼爛封之）、「完者相雜咀」（把完整的藥放在一起嚼碎）[17]。由此可見，馬王堆古醫書時代（公元前二世紀以前），藥物粉碎法還有「口咀」一法。此法直到現在，民間草醫還經常使用。但此書中凡是用口咬，都只出一個「咀」字，不和「㕮」連用。而且「咀」字雖或被誤寫作「沮」，但卻無寫作「且」者。所以，如果說用口咬嚼藥物，只用「咀」字就夠了，為什麼後世要加一個「㕮」字呢？千年難解，看來就是這個「㕮」字。

但是馬王堆出土的《雜療方》卻有「父且」二字。原文為：「取空壘二斗，父且。」[18]「空壘」是古藥名，何為「父且」？如果說「父且」就是「㕮咀」，也就是咀嚼，那麼要咬碎二斗藥，恐怕是舊病未除，還要賠上滿口的牙齒了。請注意：原書這個「且」字，並沒有寫作「咀」字。馬王堆漢墓出土醫書該用「咀」的地方，並沒寫作「且」。如果硬要說「且」就是「咀」，確實難以服人。

這「父且」在馬王堆漢墓醫書只出現了一次，但在《武威漢代醫簡》中作為炮製法，「父」出現了一次，「父且」出現

17. 馬繼興，《馬王堆古醫書考釋》，頁564、630、649。
18. 馬繼興，《馬王堆古醫書考釋》，頁751–752。

七次[19]。而且用此法加工的藥材動輒數味，絕對不是用口咬能解決問題的。《武威漢代醫簡》出土的年代大約是東漢早期（一世紀），比馬王堆漢墓醫書要晚將近三百年。這麼多的「父且」，都不加口字旁，很難說是誤寫。那麼既然不能認定「父且」就是「口咀」，它又是什麼方法呢？

考「父且」二字的原義，「父」，郭沫若認為：「父乃斧之初字。石器時代，男子持石父以事操作，故孳乳為父母之父。」[20]父癸鼎上的「父」字，很清楚是一手持斧（斧特別大）的形象。又「且」的原義，據考為「俎」[21]，俎既是禮器，也是砧板。《史記・項羽本紀》：「如今人方為刀俎，我為魚肉，何辭為？」其中的「俎」，也就是砧。古詞之中，既有「斧鑕」，也有「斧質」，質就是鑕，也就是砧。《漢書・項籍傳》：「孰與身伏斧質，妻子為戮乎？」又《韓非子・外儲說左下》：「（西門豹）願請璽，復以治鄴。不當，請伏斧鑕之罪。」[22]所以「刀」和「俎」、「斧」和「質、鑕」，都是前者

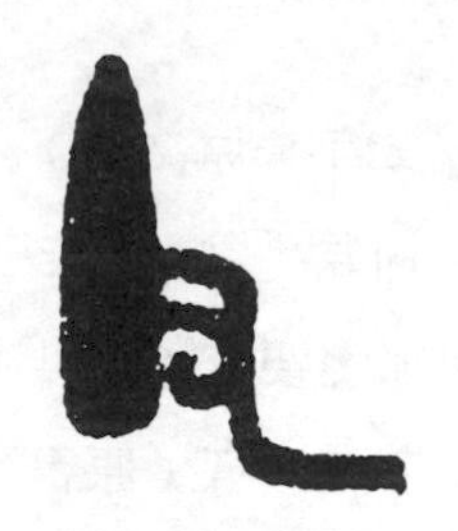

圖9　父癸鼎之「父」字

19. 甘肅省博物館，武威縣文化館，《武威漢代醫簡》（北京：文物出版社，1975），簡17、47、57、71，木牘80甲、80乙、87甲、89甲。
20. 郭沫若，《甲骨文字研究》，見《漢語大字典》三卷本（成都：四川辭書出版社，1995），頁2039。
21. 漢語大字典編輯委員會，《漢語大字典》（成都：四川辭書出版社，1996），頁15。
22. 〔周〕韓非，《韓非子・外儲說左下》，見《四庫全書・子部》，卷12，頁10。

為刃具、後者為砧板，它們可以組成一個意義為砍殺的詞，為什麼同樣為刃具和砧板的「父」、「且」不可以組合成一個砍斫意思的詞呢？

如此說來，「父且」的原義，可以理解為「斧俎」[23]。就像「杵臼」、「刀俎」、「斧鑕」一樣，這是一組粉碎砍斫物體的工具。用斧去砍斫敲打藥材令細小，底下墊以砧俎，應該就是「父且」(後世加上口字成了「㕮咀」)的本義。如果這種理解沒錯的話，這就和陶弘景說的㕮咀之後藥「如大豆」不矛盾，同時也可以解釋為什麼二斗、幾味乃至十幾味的藥物也都可以用「㕮咀」法了。看來，問題出在「父且」一法的用詞過於古老，東漢初還通行，過五百多年到陶弘景時，就僅知道其法產生的結果，卻不知道其詞原始的涵義了。後人將這兩個字加上「口」字旁，更讓人疑惑，結果就憑想像去猜測。若無出土醫書的原始面貌，恐怕至今誰也不敢想像「㕮咀」原來就是「父且」(斧俎)。

從出土漢代醫藥文獻來看，至少在東漢初的炮製方法，主要還停留在使藥材更適合煎煮服用的階段。因此，把各種形狀的藥物加工得細小些，以便進入容器，就成為很主要的方法。諸如「冶」，就是粉碎成末，既可以用磨，也可以用杵臼；「擣」，就是用杵臼；「斬」，就是刀切；父且(即後世誤寫的「㕮咀」)，

23. 拙著初版問世後，始得見田樹仁先生〈㕮咀考辨〉一文(見《醫古文知識》，1992，期1，頁9–11)。田先生已先得我心，慚愧初版未能引用田先生大作。其後雖有人從音韻等角度對其文觀點提出質疑，但結合古代用藥實際，當仍以「斧俎」說義長。

就是用斧頭砍斫藥材令細。以上方法，大多不是針對單個藥物，而是針對一個方劑。也就是把一個方劑的藥物（可以是單味，也可以是多味）集中之後，再一起把它們冶、搗、父且（「㕮咀」），變得細小。酒、醋、童便、動物油脂等，也是在方劑合成之後加入的。所以《神農本草經》說：「藥性有宜丸者，宜散者，宜水煮者，宜酒漬者，宜膏煎者」，所謂酒漬、膏煎、水煮、丸散，也都是在整個方劑配合好了之後，加入液體輔料（也可以說是一種藥物），很少針對單味藥進行炮製。這是因為在醫藥發展的早期，醫藥分工不明顯，藥材交易還未形成規模，藥物的炮製還不像後世那樣由專業藥工完成後再售賣給病人。所以炮製大多由醫生或病人自己動手。其時炮製工具，均為家家必備生活用品，並不需要後世藥家所用的特殊工具。

從炮製的以上特點來看，東漢早期（一世紀）以前，應該屬於炮製發展的早期。經過漫長的歲月，藥物炮製從食物的烹調逐漸脫胎而出，其方法簡單，以「製其形」（淨選粉碎）為主，且主要是針對整個處方。但是以東漢末張仲景《傷寒雜病論》為標誌，中藥炮炙進入了一個新的階段。

（三）傳世漢代醫藥書中的炮製法

傳世的漢代醫藥書中，最重要的是《神農本草經》和張仲景《傷寒雜病論》。這兩書不僅是醫藥劃時代的著作，也是炮製發展階段的標誌物。《神農本草經》的年代雖然至今沒有定論，但筆者從出土的醫方書炮製所能達到的總體水準，推斷《神農本草經》中總論內容形成的時代，大致在東漢時期。《神農本草經》總論提到藥物「陰乾暴乾，採造時月生熟，土地所出，真偽陳新，并各有法」，也提到了藥物的丸、散、水、酒、膏等劑型，甚至還提到「凡此七情，合和視之，當用相須者、相使者良，勿用相惡者、相反者。若有毒宜製，可用相畏、相殺者」[24]。也就是說在《神農本草經》中，已經涉及到了藥物乾燥方式、採集和加工製作的時間、藥物的生熟（炮製過的藥一般稱熟藥），還出現了好幾種藥物的劑型。這些劑型的前期工作，實際上就是對藥物進行炮製。除此以外，所謂「七情合和」，既可指藥物在方劑中的配合注意事項，也可理解為用「七情」指導藥物的炮製過程。事實上後世經常用藥物的「七情」來確定炮製所用的輔料或藥物。因此，從《神農本草經》總論談及的內容來看，東漢時期，藥物的炮製已經進入了有理論指導的階段。

但是在《神農本草經》的具體藥物之下，炮製法還不很多。這少量的炮製法有的屬於當時道家煉丹術的一部分，例如「丹砂能化為汞」、「石膽能化鐵為銅」等，這些都屬於煉丹所見到的化學反應，嚴格地說，都不是為了治病進行的藥物炮製。除此以外，該書中某些動物藥已經有了炮製法。例如桑螵蛸需要蒸熟（以殺滅其中的蟲卵）、露蜂房、蛇蛻、蜣螂都需要火熬（烤炙）之類。《神農本草經》中的某些藥物，已經並非天成。如烏頭「汁

24. 〔宋〕唐慎微，《重修政和經史證類備用本草》，卷1，頁31。

煎之名射罔」。又大豆黃卷，是用大豆發芽而成，後世炮製將此叫做「蘗法」。阿膠、白膠等，都是家畜皮熬成的膠。《名醫別錄》是魏晉間的名醫增補而成，其內容和《神農本草經》一樣，很少具體藥物的炮製方法。但其中的辛夷有「去中心及外毛，毛射人肺，令人咳」，說明當時已經知道，藥物若不經淨選可帶來副作用。早期本草的炮製記載雖然很少，但這不奇怪，因為自古以來考察炮製實際情況主要依據方劑書。因此，張仲景醫書就成為考察漢末炮製實際水準的重要依據。

張仲景《傷寒雜病論》在當今已經分成了兩書：《傷寒論》、《金匱要略》。這兩部書在炮製方面的一大進展是：藥物的炮製法主要已經不是針對方，而是在方中每一藥物之下注明炮製的方法。這一傳統一直流傳至今。看起來這是一個不起眼的變化，實際上這意味著在組成方劑以前，其中的藥物已經事先經過了一定的炮製程序，符合配方要求。這可能意味著當時已經有專業藥師先行完成了這一過程，並出售經過炮製的藥物。或者在配方以前，各藥必須根據各自的特性，先行炮製。這又說明炮製已經從主要適應服用，進展到針對藥性。因此，無論從哪一方面來看，方劑各藥分別炮製，都意味著炮製的一大進展。

仔細爬梳張仲景醫書的所有炮製法，不難發現，除了保持早期炮製發展階段的一些淨製、粉碎方法之外，特別突出的炮製法進展有如下幾方面：

在淨製法中，去除非藥用部分的方法進一步擴大，而且這些方法中明顯可見是出於一定增效目的，並不單純是清潔或純化藥物。例如種仁類藥物（杏仁、桃仁、巴豆）要求去皮尖，可以使藥力易於煎出。又如麻黃去節，現代證實麻黃節中的發汗等成分含量確實比莖要少，故去節可能旨在發揮藥物的藥力。但其中的杏仁去「兩仁」則不免帶有早期用藥中的「異形恐懼」心理。據考杏仁「兩仁」，不過是一種雙胚乳現象，和雞蛋雙黃一樣，沒有什麼奇怪的[25]。杏仁使用不當，確實有毒，但和雙仁無關。在醫藥發展早期，人們對異常形態的物品心存疑慮，導致了規定杏仁要去「兩仁」的記載。

在藥物粉碎法中，由於當時的工具沒有大的變化，所以仍然採用搗、研、切、㕮咀等舊法，只是使用切、剉法的藥物數量比馬王堆漢代醫書要更多些，這說明刀具的使用逐漸改進。在用火製方面，張仲景時代已經大有進步，需要火製的藥物近四十味，還出現了「燒灰存性」、「炒去汗」等法。其中燒存性的方法能部分改變藥效。水製藥物也從以清潔藥物為主，更多地轉向改變藥性、降低毒性的方向發展。例如麻黃要「湯泡去黃汁」，半夏、吳茱萸要「湯洗」，都是為了減低其副作用。部分藥名之下，經常注明水洗的作用，如蜀漆「洗去腥」，水蛭「暖水洗去腥」，海藻「洗去鹹」等。運用輔料炮製單味藥的地方越來越多。例如大黃「清酒浸」、烏梅「苦酒浸一宿」。總而言之，張仲景醫書中的炮製法不僅進展到炮製單味藥為主，而且炮製的目的性更明確，都是為了更好發揮藥性的作用，減低其副作用。所

25. 鄭金生，〈中藥早期藥理考略〉，《大陸雜誌》，98：6（臺北，1999.6），頁15–35。

以張仲景醫書的許多炮製法一直沿用下來，對中藥炮製產生了深遠的影響。但張仲景醫書的炮製法十分零散，也沒有系統的理論總結，這一狀況直到此後南北朝時代才有了改觀。

三、藥業興起與炮製理論總結

東漢以後，中國經歷了三國、兩晉、南北朝長達三個半世紀分分合合的動亂時期。這一時段中，張仲景醫書並沒有像宋代及其以後那樣廣為人知。直到唐代，張氏的藥方仍然被江南的醫者們祕藏而不輕傳[26]。雖然這三百多年的政局很少有太平的時候，但各地的醫藥卻仍在無拘無束之中發展，積累了許多豐富的治療經驗，也產生了一些理論解說。在炮製發展歷程中，這是非常關鍵的一個時期，因為從這一時期開始，炮製術受到了來自經濟利益驅動的衝擊。藥業的興起促使炮製術為藥材進行商業「包裝」。

古代早期的醫家行醫，很像當今偏遠地區的草藥醫生，自採、自賣，並當場介紹藥物功效及使用方法。漢代有一位賣藥人韓康，字伯休，據說他「常採藥名山，賣於長安市」，歷三十餘年[27]。漢代還有一位賣藥的老翁，人稱壺翁。據說他每天在集市

---

26. 〔唐〕孫思邈，《備急千金要方》，卷9，頁187。
27. 〔宋〕范曄，《後漢書·逸民列傳第七十三》（北京：中華書局，1982），卷83，頁2770。

賣完藥以後就跳進一壺中。壺翁之說雖然有傳奇色彩，但也說明當時賣藥已經是一個謀生的職業。1972年甘肅武威旱灘坡出土了一批東漢初抄寫的醫學簡牘。這批簡牘後來整理成《武威漢代醫簡》一書。該書最後記錄了十幾個藥物的價格[28]。地處甘肅的漢墓中都有藥物價格的記錄，這說明至少東漢初，藥物的市場交易已經比較普遍。但僅憑賣藥還不能說明專門的藥業已經形成、醫藥開始分家，因為賣藥人可能同時也充當醫生。

到了南北朝時期，醫藥分家已經比較明顯。北齊・徐之才 (505–572)《藥對・序》在談到當時的醫藥狀況時說：古代的好醫生，都是自己採藥。現在做醫生，已經不自己採藥，也不知道藥物生長的季節、藥性冷熱的消減、分兩多少，這樣不知藥物的醫生，「徒有療病之名，永無必愈之效」[29]。也就是說，北齊之時，醫藥分家已經比較明顯了。許多醫生完全不懂藥物的採集。藥物集中在藥家和藥商之手。梁・陶弘景更清晰地描述了當時醫藥分家的嚴重狀況：

> 眾醫都不識藥，惟聽市人。市人又不辨究，皆委採送之家。採送之家，傳習造作，真偽好惡，並皆莫測。[30]

這裡的市人，指的是藥商。不懂藥的醫生只知道從藥商那裡

---

28. 甘肅省博物館，武威縣文化館，《武威漢代醫簡》，91甲、91乙。
29. 〔宋〕唐慎微，《重修政和經史證類備用本草》，卷1，頁37–38。
30. 〔宋〕唐慎微，《重修政和經史證類備用本草》，卷1，頁34。

進貨，但藥商又不能考究藥物，就都委托採集、出售藥物的人家。這些人靠家傳之術加工處理藥物，真偽好惡，一概不知。南北朝醫藥分家造成的藥物真偽和質量降低的問題，已經影響很大。藥品一旦作為商品在社會流通，它就必須服從商品流通的規律，在經濟利益驅動下接受商品持有人的「包裝」。那麼，南北朝時究竟有沒有「包裝」藥物的現象呢？當然有，請看陶弘景所舉的例子[31]：

「鐘乳醋煮令白」：石鐘乳在魏晉六朝是服石的主藥，市場需求量大。為了賣好價錢，就必須使石鐘乳外形白晰，於是就用醋去煮石，溶去雜質令白。

「細辛水漬使直」：細辛以根長鬚多者為好。藥家為了追求外觀，就用水把屈曲的細根經潤透之後拉直。但是水漬之後，其氣味就隨之而減。

「黃耆蜜蒸為甜」：黃耆本來就甜，質佳者更甜。為追求質佳效果，再加蜜蒸。但黃耆生用和蒸熟效果不一樣，這樣一來生黃耆的作用就消失了。

「當歸酒灑取潤」：這也是迎合當時判斷當歸質量標準而作的加工。當歸以油重體潤者為好。市場為了以次充優，就用酒灑，使外觀更油潤。當歸活血補血，灑點酒也問題不大，但以次充優則會影響藥效。

「螵蛸膠著桑枝」：螵蛸是螳螂的卵鞘，習慣上稱之為桑螵

---

31. 〔宋〕唐慎微，《重修政和經史證類備用本草》，卷1，頁34。

蛸，其實螳螂結鞘，並不分草木種類。藥家為了迎合人們「以桑為優」的心理，就用膠黏上桑枝。此舉增加成本，加膠以後也影響療效。

「蜈蚣朱足令赤」：《名醫別錄》記載蜈蚣「赤頭、足者良」[32]。但當時的蜈蚣以黃足者最多，一般認為不堪用。於是藥家就用火炙讓足變紅，或者把蜈蚣腳塗上朱色。

以上的炮製加工法，都不是為了藥物方便服用，也不是減毒增效。商家的目的無非是以次充優、追求外形美觀，牟取更高利潤。但這些額外加工炮製不僅增加人工成本，而且某些附加炮製法還會使藥效降低，甚至造成副作用。自從南北朝以來，歷經一千六百多年，直到今天，藥業界為了追求藥材形色美觀、造成質優假象而進行的藥物炮製，從來沒有間斷過！諸如為使山藥外觀更白，用硫磺薰製的方法，還會引起毒害。因為硫磺有一定毒性，薰製以後就會殘留在藥材上。類似的附加炮製，也可以稱之為「無效的商業炮製」，在商品利潤的驅使下，深深地滲入到藥物炮製之中。所以陶弘景說：「此等皆非事實，俗用既久，轉以成法，非復可改。」[33] 也就是說這些不合事實的無效炮製法由於沿用日久，有些甚至變成炮製的規矩，積重難返了。

藥材未經炮製之前，可能會有一些非藥用的部分，例如不含有效成分（古稱「藥力」）的粗皮、木心、蘆頭（根頭部的地上殘莖），都必須去除乾淨。但某些藥商為了偷工省時而減去這些工

32. 〔宋〕唐慎微，《重修政和經史證類備用本草》，卷22，頁447。
33. 〔宋〕唐慎微，《重修政和經史證類備用本草》，卷1，頁34。

序，勢必影響到用藥的效力。南北朝藥業分立之後出現的這些現象延續到唐代，依然未能消除。唐代孫思邈曾描述過他所見到的市場炮製場面：民間百姓在市場上買到藥以後，就隨便到市面上雇人「搗合」（粉碎調劑）。製藥人不按規矩加工藥物，像石斛、菟絲子這樣難搗碎的藥物，很費人力時間，加工者就偷偷地把這些藥拿出來丟掉。炮製場所的環境很差，塵土穢氣進入藥中。過篩去雜質時，粉塵隨風飛揚。眾口嘗藥，眾鼻嗅藥，這樣一來藥物的精氣都散失光了，和朽木有什麼區別呢[34]？孫思邈描述的雇人搗合藥物，很類似現在所說的來料委托加工。因此唐代可能還很少有前店後廠式的藥店，出賣炮製好的藥材，所以人們購得生藥之後，還需要臨時雇人加工炮製。從這一點來分析，六朝、隋、唐雖然醫、藥開始分家，但藥業的規模並不大。參與賣藥、製藥的人可能主要是農民，以藥為副業，隨採隨賣，或臨時幫助加工藥材。唐代的書中還沒有見到類似宋代的專職藥材手工作坊，因此其炮製法必定缺乏規範。粉碎工具也還是以杵臼為主，故而造成粉碎藥材時粉塵飛揚。

儘管醫、藥分家以後，藥品作為商品，在流通過程中出現了一些問題，但從中藥發展的角度來看，這樣的分家是必然的，也是具有社會進步意義的大事。醫療和藥品流通，是兩個性質不同的領域。藥品是一種特殊的商品，它既要具備醫療所需要的質量，又需要服從商品價值規律。醫藥不分家雖然看似完美，但實

---

34. 〔唐〕孫思邈，《備急千金要方》，卷1，頁13。

際上只是醫藥發展史上的一個初級形式。當醫、藥內容都極大豐富之後，要想同時掌握醫、藥兩大內容，又同時從事藥品商業流通和醫療，就存在極大的困難。中國人口的日益增多，都市日益擴大，藥業的形成是不可逆轉的潮流。要促使醫藥結合，唯一的辦法是加強醫藥的溝通。中醫發展史上許多精醫通藥的名家對醫藥交流發揮了巨大的作用。陶弘景就是這些大家中的一員。

梁・陶弘景是歷史上屈指可數的醫藥兼通者。他不僅整理合成了《神農本草經》與《名醫別錄》，而且在此基礎上添加了很多個人的醫藥學見解，從而形成了《本草經集注》。在中藥的炮製製劑方面，陶弘景在中藥史上創造了最早的製藥法則。

鑑於當時中藥「並用見（現）成，非能自採」的局面已經形成，陶弘景無力回天，也無須阻擋歷史潮流，所以他很現實地在《本草經集注》序例中設置了「合藥分劑料理法則」，專門討論藥物的炮製、劑量、藥劑處理等基本原則。這也是中藥史上第一篇製藥的專論，完成了幾件製藥史上具有劃時代意義的大事，其意義決不亞於後來的《雷公炮炙論》。

陶氏首先確定藥物的劑量單位。在先秦、兩漢時期，藥物的劑量比較粗放，經常用一種約略的單位，如一方寸匕、三指撮、一握、一虎口、若干枚等等。即便後來有了度量衡計數法，但因歷史時期的變化，度量衡轉換也隨之改變。為了統一藥物的計量單位，陶弘景規定了「十黍為一銖，六銖為一分，四分成一兩，十六兩為一斤」的藥物重量單位。又制定了容量單位的標準，把刀圭、方寸匕、撮、勺、合、升等度量術語規範化。同時又將中藥丸劑大小的各種參照物（如細麻、黍粟、大豆、小豆、梧桐子等）逐一明確其大小。

其次，陶氏極力主張藥物的粉碎應該從搗製進入切製。前已述及，早期藥物的細化，主要是通過搗、杵、舂、父且（㕮咀）等粉碎法，製成的藥物如大豆般大小的顆粒。搗製過程必然產生粉塵。要吹去粉塵，又勢必損失藥量。因此陶氏認為「此於事殊不允當。藥有易碎難碎，多末少末」，這樣加工出來的藥物就不是原來的劑量。所以他贊成「今皆細切製，較略令如㕮咀者」，好處是既無粉末，又能「粒片調和」。陶氏順應藥物細化過程的趨勢，指出了切製對控制劑量、易於調劑的優點。推廣切製，也與當時刀具的發展有關。漢末以後，「剉」字的使用越來越廣，其意義就是刀切或者其他刃器的砍斫[35]。但此時剉切以後的產品還不是規格統一的飲片，可能屬於不規則的藥片或粗顆粒。此外，陶氏對各類型藥物的炮製原則，都一一舉例解說。例如「完物皆擘破」，即一些種子果實類（包括一些核果類）的藥材入藥要剖開；但花類、細小種子類卻應該完整使用；各種蟲類都應該微炙……等等。

陶氏「合藥分劑料理法則」對後世製藥影響最大的是其中的理論論說。儘管漢代及其以前的醫藥書中都已經有了很多中藥炮製法，但是為什麼要進行炮製，卻沒有具體的理論解釋。陶弘景則不然，他首先把《神農本草經》的藥物「七情」理論和具體藥

35. 張同君，〈剉非銼辨〉，《醫古文雜誌》，4 (2004)，頁20–21。

物炮製結合起來。他認為炮製「猶如和羹調食，魚肉葱豉，各有所宜，共相宣發也」。也就是說炮製與烹調一樣，必須加入適當的原料，才能發揮最好的效果。陶氏談到「七情」炮製具體藥物時說：「半夏有毒，用之必須生薑。此是取其相畏以相制也。」[36] 後世的薑製半夏，就是受此影響而形成的。此外，陶氏對湯、丸、散、藥酒、膏等不同劑型的製作法也有詳細的規定。

在部分藥物之下，陶氏注明了炮製的理由（以下諸例均見《本草經集注》）。例如：麻黃煮沸後掠去沫，「不爾令人煩」；巴豆打破，去皮、心，「不爾令人悶」；半夏開水洗去滑涎，「不爾戟人咽喉」等等。除了避免藥物的副作用之外，如何通過炮製，最大限度發揮藥物的效力，也是陶氏所關注的問題。在《本草經集注》中，多處提到「令藥味得出」、「盡其藥力」，都是為了正常發揮藥效。如本草書經常在桂心、厚朴、杜仲、秦皮等樹皮類的藥材後注明去粗皮，陶氏解釋說這是「削去上虛軟甲錯處」，也就是現代所說的樹皮外的木栓層，目的是「取裡有味者」，「裡」即樹皮內層，也就是藥物發生作用的部位。「有味」即含有藥味，也就是含有藥物的有效成分。大黃的用法則不必細切，水開之後才放入大黃，不能久煮，這樣「勢力猛，易得快利」[37]，很快能發揮大黃通便的作用。雖然陶弘景沒有指明每一個藥炮製的理由，但就以上所舉之例，已經給後世以莫大的啟示。

在陶弘景影響下，唐・孫思邈（約581–682）《千金要方》卷

36.〔宋〕唐慎微，《重修政和經史證類備用本草》，卷1，頁31。
37.〔宋〕唐慎微，《重修政和經史證類備用本草》，卷1，頁36。

一設立了「合和」（即炮製）篇，其內容大多轉錄自《本草經集注》。該篇開首有論一段，其中提到：藥物「有須燒煉炮炙，生熟有定，一如後法。順方者福，逆之者殃」[38]。把炮製的重要性提到了相當的高度。所謂「順方者福，逆之者殃」，意思是按照炮製規則就得福，反其道而行之就遭殃。孫思邈《千金要方》設「合和」專篇，又影響到此後許多醫方書都來仿效。如日本・丹波康賴《醫心方》卷一設有「合藥料理法」、「藥斤兩升合法」、「藥不入湯酒方」；宋・王懷隱《太平聖惠方》卷一有「論合和」，托名張仲景的《金匱玉函經》有「證治總例」篇[39]……等等，它們都把炮製作為方書的一個基本內容。醫方書附炮製專篇，推本溯源，都來自陶弘景所創的「合藥分劑料理法則」。

陶弘景是一位道家，但是他在炮製內容方面，卻從來是道、俗分明，沒有把道家燒煉丹藥的那一套炮製法搬進本草。但是中國第一部炮製專著《雷公炮炙論》，卻帶有濃烈的道家色彩。

---

38. 〔唐〕孫思邈，《備急千金要方》，卷1，頁10。
39. 姜德有，〈《金匱玉函經・證治總例》與孫思邈《千金要方》的關係〉，《中醫藥學報》，2 (1985)，頁13–15。

四、雷斅與《雷公炮炙論》

六朝與隋唐之間，出現了第一部炮製專著《雷公炮炙論》。這部書首次把「炮」和「炙」合為一詞，並用作書名。很有趣的是，其書內容不如其書名的影響大，其書名又不如其人名響亮。以至於後世有人把作者雷斅與上古時代黃帝之臣「雷公」相混淆。明清藥家無不以「雷公炮製」為正宗招牌，但其書實際內容並不是醫家炮製法的正宗，而偏向於道家製藥。

雷斅與雷公：《雷公炮炙論》的雷公，是一位凡人，姓雷名斅。關於他生活的時代，一直撲朔迷離。宋・蘇頌《本草圖經》第一次提到他：「按雷斅《炮炙方》……然雷斅雖名隋人，觀其書乃有言唐以後藥名者，或是後人增損之歟？」[40] 蘇頌是一位博古明經的大學者，他說雷斅是隋 (581–619) 人，自然不可忽視。連蘇頌也對他書中的內容有唐以後的內容表示驚訝，則說明蘇頌不相信其書的時代會在唐以前了。但造成雷斅生活年代爭議的起因是南宋時一條記載。

南宋時《雷公炮炙論》一書還有單行，據記載該書為「雷斅撰，胡洽重定。述百藥性味、炮熬煮炙之方。其論多本之乾寧晏先生。斅稱內究守國安正公，當是官名，未詳」[41]。就是這條記

40. 〔宋〕唐慎微，《重修政和經史證類備用本草》，卷3，頁89。
41. 〔宋〕晁公武，趙希弁，《郡齋讀書志・附志》，見《中國歷代書目叢刊》第一輯（北京：現代出版社，1987），頁1109。

載，導致諸說紛紜。

明・李時珍《本草綱目》(1578) 認為雷斅是劉宋時人，而且特別指明「非黃帝時雷公也」[42]。但在古代，劉宋時的一名凡人，自然不如黃帝時的名醫更有號召力。因此至晚在明初的《醫學源流》一書中，已經把雷斅列入三皇時代，以「太乙雷公」為名，將黃帝時臣雷公與後世的雷斅混為一談，稱其「著有《炮炙論》，其序載在本草，云公姓雷名斅」，並給予他四句圖贊：「太乙雷公，醫藥之宗。炙煿炮爁，千古無窮。」[43]明・陳嘉謨《本草蒙筌》書前附加的熊宗立《歷代名醫圖姓氏》轉錄了《醫學源流》之文，還加了一幅太乙雷公圖[44]。這樣一來，一位凡人，就因為姓氏之便成為上古的聖人。明清之時，諸多藥店無不標榜「雷公炮製」，但絕少有人知道雷公本是雷斅，更沒有人真正根據雷公炮炙法去製藥。雷公，成了明清醫藥界的崇拜熱點。充斥明清醫書市場的《雷公

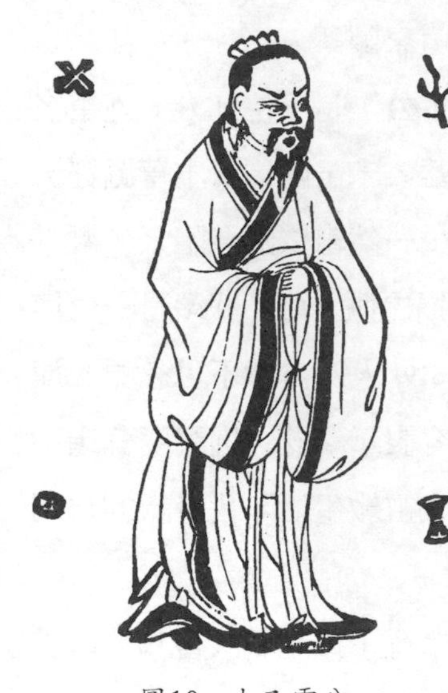

圖10　太乙雷公

42. 〔明〕李時珍，《本草綱目》，卷1，頁3。
43. 〔明〕熊宗立，《名方類證醫書大全》後附《醫學源流》（上海：上海科學技術出版社，1988），頁2。
44. 〔明〕陳嘉謨，《本草蒙筌》書首《歷代名醫圖姓氏》（北京：人民衛生出版社，1988），頁34。

藥性賦》，則根本與《雷公炮炙論》無關。

近現代學者們圍繞著雷斅的生活時代，爭論不斷。有人根據胡洽之名見於劉宋 (420–479) ·劉敬叔《異苑》一書，就把雷斅作為南北朝劉宋時人。因為此書既然經過劉宋·胡洽重定，則雷斅更在胡洽之前[45]。

也有人依據「其論多本之乾寧晏先生」。晏先生即郭晏封，唐人，有《製伏草石論》六卷，見《新唐書》記載。因此推斷雷斅可能是五代末至宋初人[46]。

從其書涉及的炮製方法、器具、語言風格以及其他一些典籍的旁證，有人認為《雷公炮炙論》是唐中期之作[47]。尚志鈞等本草學家則依據敦煌出土題為張仲景的《五藏論》（唐初或唐以前）中已經提到了「雷公妙典，咸述炮炙之宜」[48]，且五代《蜀本草》首次引用《雷公炮炙論》等理由[49]，認為還是遵從蘇頌之說為好，將雷斅定作隋人。其書中唐以後的藥品可能是後人補入[50]。此說比較可信。

---

45. 〔日〕多紀元胤，《中國醫籍考》（北京：人民衛生出版社，1983），頁130。
46. 范行準，《中國醫學史略》，頁78。
47. 祝亞平，《道家文化與科學》（合肥：中國科學技術大學出版社，1995），頁205。
48. 馬繼興等，《敦煌醫藥文獻輯校》（揚州：江蘇古籍出版社，1998），頁59。
49. 〔宋〕唐慎微，《重修政和經史證類備用本草》，卷10，頁252。
50. 尚志鈞，《雷公炮炙論·瀕湖炮炙法》（合肥：安徽科學技術出版社，1991），頁137–147。

那麼，雷斅的《雷公炮炙論》究竟內容如何呢？

《雷公炮炙論》：雖然炮製內容在《本草經集注》中已有專論，但作為專著，《雷公炮炙論》是第一部。雷公及其炮製書的名字在唐《五藏論》、後蜀《蜀本草》中早已經出現，但其書的內容卻晚到北宋末唐慎微的《證類本草》才被大量引用。該書原書已經不存，只有《證類本草》保存了它的二百七十二個藥名。此後明清許多本草引用的《雷公炮炙論》條文，實際上都出自唐慎微所引。那麼，明清本草是否都遵從該書的炮製法呢？其實並不盡然。這是因為該書某些藥物的炮製法，並不是醫家實用的炮製法。

《雷公炮炙論》的內容可以說是醫家、道家炮製法的融合體。無論雷斅是劉宋人還是隋唐人，在他的書中出現這樣的風格都是合乎情理的。因為在六朝隋唐之時，正是道家煉丹、俗家服石的鼎盛時期。這一時期金石藥的炮製法也發展到了極致，而且出現了用草木伏製金石藥的方法。這一方法在《雷公炮炙論》中有充分的展示。該書序言中專門提到：「令鉛拒火，須仗修天。如要形堅，豈忘紫背。留砒住鼎，全賴宗心。雌得芹花，立便成庚。硇遇赤須，水留金鼎……」[51] 這一長串的艱深文句中，凡劃底線的全是草藥。道家希望用這些草藥，參與到煉丹過程，降伏金石藥。該書幾乎所有的礦物藥炮製法中，都或多或少使用了草藥。和醫家炮製法不同的是，這些草

51. 〔宋〕唐慎微，《重修政和經史證類備用本草》，卷1，頁41。

藥並不是醫家炮製常用的輔料藥（諸如生薑、甘草、黑豆、白礬、豆腐、吳茱萸、膽汁等），而是一些道家「伏煉」金石的專用草藥。這些草藥名有的可見於本草（如紫背天葵、百部、夜交藤等），有的卻從來不被醫家所用，只流傳於道家書中。如龍尾蒿、碧棱花、天碧草、和陽草、五方草等十幾種。

除此以外，《雷公炮炙論》無論炮製什麼樣的藥品，其程序之繁複、忌諱之多，都很難在漢魏六朝，乃至隋唐兩宋的醫書中見到。但這些炮製法特點，卻正是道家所長。醫家所用藥物的炮製，在六朝醫藥分家之後，其法一般都很簡單。這是因為醫家用藥治病，炮製只為減毒增效；而藥家出於成本計算，也不會把普通藥物的炮製法複雜化。道家則不然，他們用藥目的旨在長生、帶有實驗性質的煉丹術、成品未能在社會廣泛流通，具備這些特性的道家藥物，才會不計成本，把炮製過程神祕化、複雜化。

以石硫磺一藥為例，按陶弘景介紹，這是屬於道家、醫家都使用的藥物。在醫方之中，該藥最普通的製法是研成細末，多為外敷，極少內服。但作為服食之品，就必須經過繁雜的煉製法。那麼《雷公炮炙論》的方法屬於哪一類呢？該書記載，炮製石硫磺四兩，要耗費龍尾蒿自然汁一鎰、東流水三鎰、紫背天葵汁一鎰、粟遂子莖汁一鎰。經過密閉火煮，待汁盡，再以百部末十兩、柳蚛末二斤，一簇草二斤，細切，再煮二天。然後才取出硫磺，用熟甘草湯洗了，入缽中研二萬匝方能使用[52]。

52. 〔宋〕唐慎微，《重修政和經史證類備用本草》，卷4，頁103。

按此記載，雷公炮炙石硫磺四兩，第一次就要耗費一百四十四兩（一鎰為二十四兩）三種草藥的汁（榨取這些汁所需要藥材就無法計算重量了）和水。熬乾這些液體需要多少時間和火力暫且不算。在第二道工序中，又要加草藥七十四兩，再煮四十八小時，才能取出硫磺。最後在研缽中研二萬匝。按每分鐘研八十匝，不歇手地研，也需要四個多小時。如此計算，四兩硫磺，至少需要人工三個晝夜，重量超過三十六倍的輔料藥（含榨取的藥汁）、十八倍的水，如果是商品藥，經過炮製後這硫磺該值多少錢呢？誰能用上這麼昂貴的藥材呢？所以明末名醫李中梓批評說：「古法製藥如雷斆，失之太過。」[53]但李氏沒有意識到，《雷公炮炙論》的炮製藥物方法，並非主要為醫家而設，也非當時醫藥家實用炮製法的總結，主要是著眼於道家修煉藥物所需的藥物炮製。因此該書的內容和梁・陶弘景《本草經集注》序例所載的炮製法，差距太大。

但這不等於說《雷公炮炙論》是從另一個世界傳來。正如陶弘景所云，儘管道家的「藥道」（用藥目的和煉製方法）有自己的特點，但「用藥之理，一同本草」[54]。道家和醫藥家炮製藥物其實也有共通之處。諸如藥物的潔淨和精選、研磨粉碎、某些常用輔料的炮製法，都基本相同。例如樹皮類藥，也都需要去外層粗皮。桂條下雷公記載：「去上粗皮，取心中味辛者使……取有味

---

53. 〔明〕李中梓，《本草通玄・凡例》（康熙十七年雲南刊本），卷首。
54. 〔宋〕唐慎微，《重修政和經史證類備用本草》，卷1，頁33。

厚處生用。」[55]這和醫家的炮製是完全相同的。其他非道家常用的藥物，其炮製法就簡潔得多，與醫藥家炮製法已經比較接近。

《雷公炮炙論》具體藥物的炮製法雖然繁瑣，成本極高，不適合醫家所用，但卻是道家正統炮製優秀之作。真正的道家煉丹是一種科學實驗。該書確實類似製藥實驗記錄，每一藥名下記載的炮製程序非常規範，甚至令人驚嘆。一般說來，各藥首先要涉及藥物的真偽、優劣的外觀鑑別，指出容易混淆的藥品及其形態，選取用來炮製的藥用部位等，這是檢驗藥材、保證質量的首要環節。其次，對製藥的環境、用藥的種類、用火或水的要求、精確的劑量和時間、工具的名稱及質地（如銅刀、槐砧等）、輔料的種類、乾燥的方式等等，都按工序先後，逐一精確介紹。必要時講述相關的道理。該書沒有含混不清的劑量（如少許、適量等）和時間單位，沒有語焉不詳的過程，可操作性很強。該書對操作環境的要求雖然帶有道家的色彩，但要求工作場地潔淨是無可指責的。例如雌黃炮製：「凡修事，勿令婦人、雞、犬、新犯淫人、有患人、不男人、非形人、曾是刑獄地、臭穢，已上並忌。」[56]而環境惡劣骯髒，正是古代藥家炮製存在的一個缺陷。

綜合考察《雷公炮炙論》對後世炮製的實際影響，可以說後世很少照搬該書比較繁複的具體藥物炮製法。但是該書的某些製藥方法，如壓油取霜法、輔料的多樣化（如米泔水浸、童溺浸等）等，卻被吸收來炮製相關藥物。尤其是該書講述的一些炮製的理

---

55. 〔宋〕唐慎微，《重修政和經史證類備用本草》，卷12，頁290。
56. 〔宋〕唐慎微，《重修政和經史證類備用本草》，卷4，頁104。

論，例如不去掉某些非藥用部位就會引起的副作用、錯誤藥材種類和炮製法造成的危害等，也大多都被後世本草引錄。這些內容在《雷公炮炙論》中最為豐富新穎。此外，該書對同一藥物區分部位用藥十分講究。例如瞿麥只用蕊殼、不用莖葉，楝實使核即不使肉、當歸分頭身尾入藥等。這些分部用藥除了當歸以外，都不曾對醫藥家產生影響。

中醫各科的第一部專著，往往都是該學科劃時代的總結，也往往成為後世再發展的基石。但《雷公炮炙論》是一個例外。它可能形成於隋唐或更早，但並沒有對當時的炮製產生影響。只是從北宋末《證類本草》轉錄之後，才開始逐漸為人所知，而且主要是明清本草中引錄其內容，藥家則利用其名氣作為商業招徠的手段。該書炮製藥物程序嚴謹，但炮製藥物的目的卻主要是為道家而設，這使它的內容對醫藥家影響甚微。此後的宋代藥物炮製發展與該書沒有太大的關聯。

五、宋代的藥局、「煮散」與「飲片」

（一）宋代藥局及其炮製法

經過唐末、五代之亂，宋代國家統一為經濟發展提供了條件。在整個中國歷史上，宋代都市藥業最為繁榮。這和當時手工業、商業的發達有很大關係。頻繁的海外貿易，藥物是其中重要的貨物。尤其是香藥，已經成為國家對外稅收的重要來源。奢靡的社會風氣，導致香藥、食藥（保健食物藥品或保健飲料）、成藥的盛行，藥材的需求量急劇增大。因此，兩宋的藥業非常發達，具體表現在都市藥局和藥鋪的興盛情形[57]。醫、藥雖然在六朝已經開始明顯分家，但那時的藥業，除了藥物交易之外，在藥物炮製方面可能還主要是來料加工，並沒有見到具有一定規模的專門藥材炮製作坊。但宋代藥業已經分化出了許多專職功能的藥鋪。國家建立的藥局更是組織嚴密，具有較大的規模。

宋代政府成立官藥局，是古代社會的首創。其最初的動機是政府瞄準了藥材在商業貿易中的重要性，故利用國家力量建立藥局。熙寧九年 (1076)，首都汴梁（今河南開封）建立了第一所熟藥所（製售成藥的藥店），是為此後官藥局的前身。其時正值國用不足，王安石變法，設市易法，以圖政府在商業競爭中獲利。熟藥所的建立，雖然也打著「惠民」的旗號，但實際上是國家「理財」的措施之一。熟藥所成立的第一年，就因獲利甚豐，受到宋神宗「減磨勘三年」的嘉獎[58]。熟藥所的成功，使之在崇寧二年 (1103) 擴大為七個藥局，其中五個是「出賣藥所」（即藥物門市部），二個是「修合藥所」（即製藥工場）。政和四年 (1114)「出

57. 范行準，〈兩宋官藥局〉，《醫文》，1–4 (1943)，頁29–38、33–40、31–38、27–32；另馬繼興，〈宋代的民營藥商〉，《中國藥學雜誌》，27增刊 (1992)，頁1–6。

58. 〔清〕徐松輯，《宋會要輯稿・職官二十七》（北京：中華書局，1957），頁21–22。

賣藥所」改名為「惠民局」，「修合藥所」改名為「醫藥和劑局」，合稱為「惠民和劑局」，又簡稱「藥局」[59]。

作為國家的藥局，其規模建制明顯不同於民間前店後廠式的藥店。藥局不僅承擔國家急需藥品的製作，也負責供應民間藥品，因此其工場的規模很大，並有一定的制度。例如「製藥有官，監造有官」[60]，官名有「和劑專知官」、「雜買務辨驗藥材官」、「和劑局修合官」等等[61]。由此可見，藥局建立之初，對藥物的炮製製劑已經有比較健全的制度和管理，非唐代民間藥物簡單加工服務可比。宋代的《太平惠民和劑局方》是官藥局的成藥配製專書。書中的成藥製備法、藥物名下的炮製法，最能體現宋代藥物炮製和製劑的水準。

南宋時，藥局官許洪編輯了《指南總論》[62]，其中「論合和法」、「論炮炙三品藥石類例」等節，都論及藥物炮製。「論炮炙三品藥石類例」共有藥物炮製論述一百四十九條，僅少數藥品的炮製法明顯摘引自《雷公炮炙論》，略加刪改。多數藥品使用的是宋代藥物炮製法。《雷公炮炙論》中極為繁複的礦物類藥物的炮製，在《指南總論》中已經大大精簡。如：「丹砂、雄黃、雌黃：凡使先打碎，研細，水飛過，灰碗內鋪紙滲乾，始入藥

59. 范行準，〈兩宋官藥局〉，《醫文》，1–4 (1943)，頁29–38, 33–40, 31–38, 27–32。
60. 〔宋〕周密，《癸辛雜識．別集上》（學津討原本第十九集），頁8。
61. 〔清〕徐松輯，《宋會要輯稿．職官二十七》（北京：中華書局，1957），頁66–68。
62. 〔宋〕陳衍，《寶慶本草折衷》，元刻本，卷20，頁5。

用。」[63]其他藥物的炮製法也都非常簡捷實用，很少看到由於牟利而附加「無效炮製」內容。整個宋代沒有專門的炮製專著，但《和劑局方》及其所附《指南總論》的炮製專篇，是宋代炮製法的代表。此外，宋代其他醫藥書中也有許多藥物炮製內容。總體說來，中國藥物炮製發展到南宋，已經基本定型。後世的炮製法雖然陸續也有進展，但沒有大的突破。

與此同時，兩宋民間的藥鋪也非常繁盛。在眾多各具特色的藥鋪中，以生藥鋪和熟藥鋪最多。例如北宋京城有宋家生藥鋪[64]，潘節幹熟藥鋪、張家生藥鋪、納庵丹砂熟藥鋪、仁愛堂熟藥鋪、毛家熟藥鋪等等[65]。生藥是指沒有加工過的藥材，熟藥則是經過加工製備的丸散膏丹等成藥，但這兩種藥鋪可能都出售經過炮製、可供煎飲的飲片。因為所有湯劑和其他成藥製備所需藥材，都必須事先經過炮製。由此可知，在藥業空前發展的宋代，藥物的炮製也達到了相當高的水準。毒藥的減毒炮製技術日臻成熟，多種日常簡單易得的飲食物被作為炮製輔料，某些難以粉碎的藥材有了新的省時省力的方法，諸如此類的進展很多。

宋代是中藥炮製發展的鼎盛時期。這一時期中最值得注意的

---

63. 〔宋〕太平惠民和劑局，《太平惠民和劑局方》附《指南總論》，卷上，頁419。

64. 〔宋〕孟元老，《東京夢華錄》，卷3，頁102。

65. 范行準，〈兩宋官藥局〉，《醫文》，1–4 (1943)，頁29–38、33–40、31–38、27–32；另馬繼興，〈宋代的民營藥商〉，《中國藥學雜誌》，27增刊 (1992)，頁1–6。

炮製變化，就是北宋的煮散逐漸轉變為南宋的飲片。

（二）從「煮散」到「飲片」的演變

在藥物所有炮製法中，藥物的細化（切片或粉碎）是最基本的工序。而細化的方法中，早期是以「搗」、「父且」（㕮咀）為主，主要工具是杵臼、斧俎。其次是斬、切、剉等法，使用的是刀具。此外還有研、磨等法，則使用磨、研缽或碾子等工具。

古代「湯」劑和「散」劑使用的先後及作用均不相同。凡治病當先用湯來蕩滌臟腑，開通諸脈，因為水能淨萬物，所以用湯劑。次則用散，治四肢久病，風冷發動[66]。散劑必須經過研磨、過篩，才能直接用水沖服，不用煎煮，這樣的劑型叫作「散」。湯劑出現在漢代或更早，一般要用搗或㕮咀法，這樣得到帶有粉塵的粗顆粒。按湯劑的要求，必須「吹去細末」，使用淨顆粒。本文前已提到，陶弘景認為藥有易碎難碎、末多末少，無法控制劑量，主張用細切的方法取代搗或㕮咀法。隨著金屬工具的改進，六朝、唐代的處方中，湯劑採用切、剉法者日益增多。但舂杵粗顆粒畢竟快捷，所以也仍然是藥物細化的重要方法。

「煮散」是一種什麼樣的劑型呢？此名最早見於《肘後備急方》[67]，但古人並沒有給它下確切的定義。筆者檢索唐代主

---

66. 〔唐〕孫思邈，《備急千金要方》，卷1，頁3。
67. 〔晉〕葛洪，〔梁〕陶弘景，《補輯肘後方》（合肥：安徽科學技術出版社，1983），頁71。

要的《千金要方》、《千金翼方》、《外臺秘要》等書，從數十個煮散方的描述中，得出「煮散」主要是這樣的劑型：要經過粉碎、甚至過篩，但卻是一種粗散，並非細末。用時絹袋包裹，煎煮時還要經常撥動。如《千金要方》的「丹參煮散方」，要求是「治下篩，為粗散，以絹袋子盛散二方寸匕，以井花水二升煮，數動袋子」[68]。「治」是古代「冶」字之誤，即粉碎。數動袋子，是防止粉末煎煮時黏住鍋底。但個別的煮散方也有採用「切如豆」的方式煎煮者[69]。和散劑一樣，煮散一般被認為力量不及湯劑[70]。

煮散方在唐代的使用並不多。但自安史之亂以後，到五代國家分裂，使交通嚴重阻隔、藥材供應也隨之缺乏。出於節省藥材的目的，原來不起眼的「煮散」方式被推上了歷史舞臺。所以宋代名醫龐安時說：「唐遭安史之亂，藩鎮跋扈。迨及五代，四方藥石，鮮有交通，故醫家少用湯液，多行煮散。」[71] 煮散每劑的藥量很少，不過數錢而已，在藥材缺乏的時候，這只是一個權宜之計。

五代多用的煮散，憑慣性延續到北宋。宋初《太平聖惠方》

---

68. 〔唐〕孫思邈，《備急千金要方》，卷11，頁210。
69. 〔唐〕王燾，《外臺秘要》（北京：人民衛生出版社，1955），卷19，頁523。
70. 〔唐〕王燾，《外臺秘要》，卷18，頁493。「若毒氣盛，非煮散所能救者，急服麻黃等湯也。」
71. 〔宋〕龐安時，《傷寒總病論》，見《叢書集成初編》（上海：商務印書館，1936），卷6，頁130。

許多湯液被改造成煮散方。《博濟方》則幾乎全部以煮散代湯。《和劑局方》將近三分之一的方劑是煮散方，就連以湯、飲為名的方劑，也幾乎全用煮散。很有意思的是，日本至今的漢方用藥，即便是湯劑，其用量也非常少，而且一般都是細顆粒狀，非常類似北宋的煮散。筆者以為，有可能是北宋煮散盛行之時，此法通過《和劑局方》傳入日本，結果被彼邦受容。至今日本的藥典還沿襲《局方》名稱，就是一個證明。類似煮散這樣的藥劑方式很適合藥材資源缺少的日本，所以沿用至今。但在中國，以煮散代湯的方式卻遭到了醫家的強烈反對。

宋・龐安時對當時「古方湯液存而不用」的局面非常不滿。他批評說：「醫家省約，以湯為煮散。至有未能中病，疑混而數更方法者多矣。沿習至今，未曾革弊。」所以他主張對病勢重、應該用湯劑者，要注明「不可作煮散也」[72]！宋代的科學家沈括也極力反對湯、散不分。他認為「煮散古方無用者，唯近世人為之」。這種說法當然有失考證，其實古方也用，用得少而已。但他認為不同的劑型用法不同：「欲達五臟四肢者，莫如湯；欲留膈胃中者，莫如散；久而後散者，莫如丸。又無毒者宜湯；小毒者宜散，大毒者須用丸。又欲速者用湯，稍緩者用丸。」但北宋時「用湯者全少，應湯者皆用煮散」，而煮散一次不過三五錢，力量無法與湯劑相比[73]。北宋末的《聖濟總錄》也批評了「近

72. 〔宋〕龐安時，《傷寒總病論》，見《叢書集成初編》（上海：商務印書館，1936），卷6，頁130。

73. 〔宋〕沈括，《元刊夢溪筆談》，卷26，頁5–6。

世一切為散，遂忘湯法」的流弊[74]，並對湯、散作出了明確的區分：以剉、切、㕮咀、粗搗篩為湯劑，極細末為散。也有人從煎出來液體的清、濁來衡量是否是真正的湯劑。《太平聖惠方》認為「湯必須澄清，若濁令人心悶」[75]；《寶慶本草折衷》認為澄清的湯能「傳遠經絡而無滯」[76]。可以說在宋代反對以煮散代湯的呼聲很高。

到南宋之時，濫用煮散的風氣漸漸平息。醫方書中要求切成片的記載越來越多。據南宋・周密《武林舊事》記載，當時已經有「熟藥丸散，生藥飲片」的說法[77]。從此「飲片」一詞隨著飲片的廣泛運用，一直流傳到今。「飲片」的出現代表著一種新型的切片方法。所謂飲片，是將藥物切製成各有規格的片子，與陶弘景時代簡單的細切有很大的區別。一般的刀具很難保證飲片的規格化，只有專門的鍘刀才能適應切製各種飲片的要求。而南宋・朱端章《衛生家寶產科備要》等書的記載證明[78]，南宋藥業已經使用了專門的鍘刀來切製飲片。這種鍘刀能一人使用，省力，可以切製比較堅硬的藥材，同時能控制飲片的厚度。明代使

74. 〔宋〕趙佶，《聖濟總錄》（北京：人民衛生出版社，1962），卷3，頁171。
75. 〔宋〕王懷隱，《太平聖惠方》（北京：人民衛生出版社，1958），卷2，頁31。
76. 〔宋〕陳衍，《寶慶本草折衷》，卷1「敘製劑之法」。
77. 〔宋〕周密，《武林舊事》，見《知不足齋叢書》第16集，乾隆五十八年(1793)長塘鮑氏刊，卷6，頁6。
78. 〔宋〕朱端章，《衛生家寶產科備要》（光緒十三年(1887)十萬卷樓本），卷2–4均有鍘字。

用的刀具都是這樣的鍘刀（參303頁圖20）。

以飲片為原料的湯劑最終取代了粗散為原料的煮散，究竟是醫家反對的力量，還是藥業發展的自身需要？可能兩者兼而有之。因為在藥材供應已經非常豐富的宋代，以節省藥材為主旨的煮散已經不合時宜。煮散必須要經常撥動袋裝的散末，說明它在煎煮中容易糊化巴鍋，對病家不方便。而且它也不符合醫家用藥劑型的要求，更無法給藥業賺取更大利潤留出施展的空間。因為任何藥材一經為散，所有的外部特徵都消失了。這樣很難鑑別原藥的種類，也無法體現原料的真偽優劣。飲片則不然，它可以根據不同的藥材，切製成能反映其原藥材形狀的片子，如當歸切成豎片，保留了鑑別特徵。即便是一劑藥煎成了藥渣，也能輕易地鑑定出所用的藥物。這是散劑所無法具備的優勢。

藥業人員為了顯示自家藥材的質量，在飲片的切製方面下了很多功夫，藉以招徠顧客。中醫飲片的規格非常多，而且形態很美觀，有直片、斜片、厚片、柳葉片、蝴蝶片等眾多的名目，可以反映藥家的工藝和原藥材的質量。飲片切製的厚度可以隨藥材的性質而改變。例如澱粉多的淮山就應該切成厚塊，煎煮時不易迅速糊化；而堅硬的檳榔則應該切得非常薄，俗有「檳榔不見邊、白芍飛上天」的說法，指的是檳榔片要薄到看不到原藥的邊緣，白芍要薄到吹口氣就能飛起來。顯然，像這樣的薄片其有效成分的溶解絕對不弱於散劑。飲片易於乾燥，即便在屋外晾曬，也不必擔心像散那樣被小風刮走。切製的時候也不可能出現搗藥時粉塵隨風飛揚的場面，有益藥業人員的身體健康。同時飲片儲藏時不會像細末那樣容易吸濕長黴，因此易於運輸或經常晾曬。正是由於飲片具有這麼多的優點，所以，飲片從南宋以後一直流行到今。

從煮散到飲片，看起來是一個很簡單的用藥劑型改變問題，但實際上體現了醫家對不同劑型的嚴格要求，也說明製藥工具的改進促進了藥物粉碎切片的發展。飲片的出現，既是中藥炮製的一個新的內容，又為藥家的商業競爭拓展了空間。宋以後藥物炮製朝著理論完備的方向繼續發展。同時藥家的商業競爭又帶來了炮製過當的弊病。

六、理論完備與炮製過當

宋代以後的炮製法已經趨向成熟。醫、藥分家之後，臨床醫家對藥物基原的瞭解越來越少，但是藥物炮製卻是臨床醫家非常關注的問題。究其原因，可能是醫家雖然很難得到野外採集藥物，但卻非常容易進入中藥房觀察生藥形態和藥物炮製。古代社會的藥店多數為前店（出售藥品）後廠（加工炮製），醫生可以坐堂行醫，也可以自己開辦藥房。即便是單純治病的醫生，也與周圍的藥店有密切的關係，所以醫家對炮製一般比較關注。其表現是在醫生的處方中，對每一味藥物的炮製方法都有嚴格的規定。炮製在北宋時《雷公炮炙論》進入本草之前，並沒有占據顯要地位。但到明清之時，炮製已經成為本草不可或缺的內容。

明代唯一的官修本草《本草品彙精要》(1505) 中，藥物內容被劃分為二十四項，其中專門有「製」一項，就是炮製的內容。《本草綱目》藥物內容為八項，其中的「修治」就是炮製。可見炮製的地位無論從學術還是從醫藥活動的實際考量，在明清之時都已經相當高了。從學術角度來看，金、元及其以後，中藥炮製的最大進展就是理論日益完備。

（一）炮製理論日益完備

金、元時期，中藥藥理學有了長足的發展。用藥知其然，也要知其所以然的理論用藥在當時已經比較普遍。藥物炮製在這種學術氛圍下，其理論有了前所未有的擴展。宋代及其以前，炮製的理論除了在主流本草或大型方書（如《千金要方》、《太平聖惠方》等）之前有少量的炮製總論之外，對具體藥物的炮製機理關注較少。只有少數藥物下注明不炮製會出現什麼樣的副作用。但到了金、元以後就不同了，幾乎每一味藥物的炮製，其目的或原理都比較明確。這是因為炮製總體理論已經建立，因此易於指導藥物的炮製。

元・李杲（東垣）《用藥心法》在「用藥酒洗曝曬」一節指出：具有寒涼性質的藥物如黃芩、黃連、黃檗、知母，一般其藥力是向下走的。如果要治療頭面和手指、皮膚的疾病，可以用酒炒，借酒的力量上騰。大黃需要火煨，「恐寒則傷胃氣」。黃檗、知母這樣苦寒走下的藥物，如果用在久虛之人，要用酒浸曝乾，也是「恐寒則傷胃氣」。當歸酒浸曝乾，是希望賦予它發散的作用。川烏、附子要火炮，是為了「制毒」[79]。從這些藥物炮製機理可以看出，其炮製目的已經不限於避免副作用，而是利用加輔料炮製，擴大藥物使用的範圍。

按照中藥的藥性藥理，酸鹹的藥往下走，辛甘的藥往上走；寒性的藥下沉，熱性的藥上浮。但通過加其他輔料去炮製，可以改變藥物的走行方向。如果上升的藥加鹹、寒藥去引導它，那它就會下沉達到下焦；如果下沉的藥用酒去炮製，就會引導它上浮到顛頂。所以李時珍認為，雖然藥物有「根升、梢降，生升、熟降」（根的頭部上升、根梢部下降；未炮製的生藥上升，炮熟後的藥下降）的規律，但通過炮製，卻可以人為改變，所謂「升降在物、亦在人也」[80]！這就為炮製從「減毒」向「增效」方向發展打開了大門。

金、元時的「歸經」、「引經」理論為多種輔料進入炮製提供了理論基礎。所以明代陳嘉謨歸納了多種炮製輔料的作用。例如酒製升提，薑製發散。入鹽走腎軟堅，用醋注肝止痛。童便走下除劣性，米泔水製和中去燥。乳製滋潤回枯、生陰血，蜜製甘緩、益元陽……[81]。其他如陳壁土、麥麩、烏豆、甘草、羊酥、

---

79. 〔元〕李杲，《用藥心法》，見《金元四大家全集》（天津：天津科學技術出版社，1994），頁866。

80. 〔明〕李時珍，《本草綱目》，卷1，頁73。

81. 〔明〕陳嘉謨，《本草蒙筌》，總論，頁5。

豬脂等輔料，陳氏也一一說明了使用它們的道理。清代的張叡又補充了吳茱萸汁、豬膽汁、牛膽汁、秋石、枸杞、糯米、牡蠣、蛤粉、黃精自然汁、黑芝麻、礬湯、皂角水、乾漆水等作為炮製輔料的原理[82]。清・徐大椿則把各種輔料歸納為：「或以相反為製，或以相資為製，或以相惡為製，或以相畏為製，或以相喜為製。」[83]也就是根據藥性之間相互輔助、制約的關係，確定使用輔料的種類。經過明清醫家的不斷補充，藥物炮製輔料已經極大豐富，但其中也不乏濫竽充數或巧立名目者。

不僅炮製輔料的使用各有依據，就是其他炮製法，也都能發現使用它們的各自理論所在。陳嘉謨第一次把散亂的炮製法總結為三類九法。它們分別是：

火製：煅、炮、炙、炒（四種）；

水製：漬、泡、洗（三種）；

水火共製：蒸、煮（二種）。[84]

陳嘉謨的這種炮製法分類對後世影響很大。清・張叡《修事指南》在陳氏九法基礎上增「煎」法，並分別指出各炮製法的理由：火製法：「煅者去堅性，炮者去燥性，炙者取中和之性，炒者取芳香之性。」水製法：「浸者去燥烈之性，泡者去辛辣之性，洗者取中正之性。」水火共製法：「蒸者取味足，煮者取易爛，煎者取易熟。」[85]

---

82. 〔清〕張叡，《修事指南》（杭州：抱經堂影印本，1926），卷首。
83. 〔清〕徐大椿，《醫學源流論》，卷上，頁39。
84. 〔明〕陳嘉謨，《本草蒙筌》，總論，頁5。
85. 〔清〕張叡，《修事指南》，卷上，頁4。

不僅如此，就連乾燥法、粉碎法、淨選法等，也都被解釋為各有道理。例如乾燥法：「陰者取其性存，曬者取易乾，烘者取易脆，懷乾（放在懷裡捂乾）者取性全。」粉碎法一般認為是為了適應不同質地的藥材而採取的方法，但明代也認為對保存藥性各有用處。所謂搗杵者取其性和，鎊末者取其性在，水磨者取其性真；用銀器製藥可以去毒，沙鍋煎藥取其味真；竹刀切不改藥味等等。至於藥物淨選的去心、去皮、去土、去雙仁、去皮尖等，也都各有說法。到明清時代，中藥炮製幾乎所有的環節、方法、所用的輔料，都可以從理論上予以解釋。而有了理論依據，又可以推而廣之，創造出更多的炮製法。這就是明清炮製法的特點。

那麼，炮製總目的是什麼？明・張四維總結說：「諸藥煆煉炮炙，其中有為伏性者，有為去毒者，有為引經絡者。其法不同，其理不同。」[86] 也就是伏性（降低藥物的劣性）、去毒、引經三種。其實這三者，歸納起來也就是減毒、增效二法。減毒包含了伏性、去毒兩方面的作用；而增效則包括引經，可以擴大治療的病位，也包括各種炮製輔料所增添的治療作用。徐大椿則歸納為製其形、製其性、製其味、製其質四方面。改變性、味包括了減毒增效，改變形質卻包括了將藥材加工成適合服用、適於消化的粉末、飲片或劑型。總而言之，炮製發展到明清，無論從炮製的主旨，各種方法的使用，都已經目的明確，道理清晰。

明清時期的藥業非常發達，商業競爭的需要，也促進了藥物

---

86. 〔明〕張四維，《醫門祕旨》，見《海外回歸中醫善本古籍叢書》（北京：人民衛生出版社，2002），卷15，頁311。

的炮製製劑急速發展，其中既有新的進展，但也出現了一些在經濟效益催化下的炮製弊病。

（二）明清炮製新進展與炮製過當

明清時代的炮製方法非常豐富，理論總結也很周全，但很不相稱的是，這一時期的炮製專著卻出奇的少。真正能算得上炮製專著的只有明・繆希雍的《炮製大法》(1622)、清・張叡《修事指南》(1704) 兩種而已。前者的資料主要本於明・羅周彥《醫宗粹言》(1612)，後者則基本上是從《本草綱目》中抄錄的炮製資料，兩書都談不上是作者所在時代的炮製經驗總結。可是明、清時期「雷公炮製」的名聲又是空前的響亮，以「雷公炮製」為名的書籍也不少。但只要仔細看看這些書的內容，就知道它們不過是打著「雷公炮製」的旗號，從《證類本草》中摘錄一些《雷公炮炙論》的條文，實際內容就是一般的綜合性本草，並非炮製專著，更談不上反映明清時代的炮製實際狀況。這類書籍大多是應書商所求「攢」出來，沒有太大的學術價值。

但是在一些不以炮製為名，不打著「雷公」旗號的明、清醫藥書中，卻保留了很多當時的炮製成果和新進展。其中最為出色的就是明・李時珍《本草綱目》。李時珍在三百七十二種藥物之下，記載了藥物的炮製法。這些方法有的雖然也輯自前人，但更多李時珍自己總結的當時炮製經驗。因此若以內容而論，李時珍《本草綱目》中的炮製內容最能反映明代的炮製實況。

除此而外，明、清的許多綜合性醫書、醫方或本草書中，也有很多反映當時炮製經驗的內容。例如明・張四維《醫門祕旨》(1576) 雖然是綜合性醫書，但其卷一十五有專門的「煆煉門」，記載了許多藥物的精製法（如玄明粉、半夏、當歸等）。羅周彥《醫宗粹言》第四卷〈藥性論〉，不僅彙集了古代的炮製精論，還記載當時許多新發展出來的精製某些藥物的方法。此卷中的「諸藥製法」一節，記載了一百一十五種常用藥物的實用炮製法。如果將這一卷單行成書，可以說是名副其實的製藥專著。其餘著作在此不予贅舉。

從技術而言，明清時期已經達到了古代藥物炮製的高峰。藥業的興盛，也就產生了商業競爭。這種競爭主要體現在兩方面：一是貨源充足、貨真價實；二是遵古炮製、飲片精良。由於古代的炮製主要是由各藥店自己操辦，因此炮製也就因地區、家傳等的不同，有了形形色色的方法。這種競爭總的趨勢是推動了藥物炮製的發展，形成了各地具有地方特色的藥物炮製法。一藥有數種炮製法的現象已經非常普遍。其中很多炮製法是藥工經驗的總結，非常值得發掘利用。

但與此同時，商業競爭也使明清炮製出現了一個普遍性的問題：炮製過度。其表現形式是對藥物施行精加工，工序增加，外觀色澤皆美，毒性很小，但在此過程中，卻因炮製過度引起了藥力的降低甚至喪失。

炮製必須適度，明・陳嘉謨早有告誡：「凡藥製造，貴在適中。不及則功效難求，太過則氣味反失。」[87] 但什麼叫適中？很難界定。

以藥物的解毒為例，一個毒藥，解毒到什麼程度才算適中？用什麼方法才能保證適中？這是一個很困難的問題。明末名醫張景岳（介賓）對附子的炮製最有研究，提出過許多非常新穎的觀點。例如他認為「天下之制毒者，無妙於火」。這是因為火能革物之性。藥物的氣味，遇火則失，藥物的剛柔之性，也是遇火即失。以附子為例，這是一味毒性比較大的中藥。張氏認為，如果用白水把附子煮之極熟，「則全失辣味，並其熱性俱失，形同蘿蔔可食矣」，還怕什麼毒呢？所以張氏感慨地說：「今人但知附子之可畏，而不知太熟之無用也。」張氏主張附子適中的炮製是「口嚼尚有辣味」[88]。藥物炮製過度，藥效盡失，就成了無用之物，既浪費了藥材，也延誤了治癒的機會。附子在明清之時，有各種各樣的炮製法。如水浸、麵裹煨，黑豆煮，甘草、鹽水、薑汁、童便煮等等。但在古代技術條件下，這些方法究竟如何，並沒有一個量化的標準，只能憑口感經驗來確定。清代吳儀洛對附子的炮製法，最服膺張景岳之法。他贊同張氏的甘草湯泡附子的方法，認為可以「毒解而力不減，允為盡善」[89]。如果像當時某些市醫那樣把附子漂淡，就等於是用一個附子的名字罷了，對治

---

87. 〔明〕陳嘉謨，《本草蒙筌》，總論，頁5。
88. 〔明〕張景岳，《景岳全書·本草正》（北京：人民衛生出版社，1991），卷48，頁1200。
89. 〔清〕吳儀洛，《本草從新·附子》（上海：上海科學技術出版社，1958），卷4，頁97。

療沒有好處。

在其他毒性藥加工的問題上，也同樣存在著炮製過度的問題。例如清・趙學敏就對當時藥肆所賣的「仙半夏」炮製法提出批評。所謂「仙半夏」，就是將半夏浸泡，「盡去其汁味，然後以甘草浸、曬。入口淡而微甘，全失本性」！醫生認為這樣的半夏性平和而不燥烈，可以用於體虛有痰之人。但趙學敏認為服用這樣的半夏，和吃半夏的渣滓沒有什麼不同，於治療無益[90]。

明清之時的毒藥炮製為什麼會走向極端，出現過度炮製的問題？畏懼毒性當然是其中重要的原因。對此明・張景岳的觀點非常可取。他認為「無藥無毒」，熱藥有熱毒，寒藥有寒毒。用藥不當，過用寒、熱，就能產生中醫所謂的「毒」。但毒有大小，用有權宜，並不在於單純的炮製去毒。使用得當，毒藥也能治病；使用不當，家常茶飯也能毒人。所以他強調「製得其法，用得其宜」[91]，只有在炮製、使用兩方面都恰到好處，就可不懼怕藥毒。

但毒藥炮製過度的另一個原因，屬於社會性。在藥店如林的商業競爭中，任何的失誤都可能導致聲譽盡失。所以醫、藥兩家都很注意用藥的保險係數。一旦因藥物毒性造成醫療事故，勢必顏面掃地，危及生計。清代江浙一帶是醫藥最為集中的地區，當地醫家用藥最講究清淡平和。用藥偏清涼固然和學術主張有密切

---

90. 〔清〕趙學敏，《本草綱目拾遺》（北京：人民衛生出版社，1983），卷5，頁172。
91. 〔明〕張景岳，《景岳全書・本草正》，卷48，頁1201。

的關係，但也不能排除醫家求穩怕事的心理。明末清初名醫李中梓對當時天下好用寒涼之藥的心理有入木三分的分析。他認為寒涼之劑，即使用藥有誤差，但人多不察。這些性質寒涼的藥物，好像朝廷的陰柔小人，國祚已經要移變了，他們還在抹泥塞縫[92]。其實清代江浙一帶的醫生所用藥物，也沒有特別寒涼的藥物，只是偏涼的清淡平和之物，如沙參、玉竹、白芍、石斛之類。清代葉天士《臨症指南醫案》中的用藥法是這派醫家的代表之作。醫家如此，則藥家炮製也是求穩怕毒，競相以炮製精良為名，行炮製過當之實。例如吳儀洛就提到當時「市醫將乾薑泡淡用之，殊屬可笑」[93]！清・徐大椿也提到其時的乾薑，「乃泡過百次而無味者也」[94]。薑性熱，乃尋常家菜蔬調料，居然還要泡淡，藥物炮製的謹小慎微，於此可見一斑。清・陳修園對葉天士用藥深表不滿：「時行《臨症指南》，其藥慣用生薑滓、泡淡附子、地黃炭、泡淡吳萸、漂淡白朮，及一切炭藥，海中各種乾殼，皆無氣無味之類。」[95]

陳修園提到的「泡淡」是用水過度浸泡，使藥物氣味喪失。在炮製中，浸泡除有意識地使用於減低藥物燥性外，更多用於飲片加工之前的藥材軟化。明清之時，飲片加工已經取代搗製的粗

92. 〔明〕李中梓，《醫宗必讀》，見《李中梓醫學全書》（北京：中國中醫藥出版社，1999），卷1，頁85。
93. 〔清〕吳儀洛，《本草從新・乾薑》，卷11，頁223。
94. 〔清〕徐大椿，《醫學源流論・醫家論》，卷下，頁44。
95. 〔清〕陳修園，《女科要旨》，見《陳修園醫學全書》，卷3，頁743。

顆粒用於湯劑。但乾燥之後的生藥在切片之前要經過浸潤軟化，這個過程如果不得法，就會造成由於浸泡過度而喪失藥力。所以民間有「切藥的徒弟，潤藥的師傅」之說。明・陳嘉謨很明確地指出：藥物切片「需要得法」，原則是「堅者待潤」，必須用「微水滲」，才能算是得法。而且切藥忌諱一次切得很多、留藏很久，「恐走氣味不靈」[96]。在炮製實際中，能做到陳嘉謨所說的「得法」，並非不可以。但在追求用藥清淡、不求有功但求無過的世風影響下，藥物浸泡過度成為一大弊病。

陳修園提到清代有些人好用「一切炭藥」也是炮製過度的表現，只不過泡淡是用水，而製炭是用火而已。炮製用火，張景岳早已指出藥之氣味，遇火則失。藥物製炭，多用於止血藥。但清代過多地將藥物製炭，已經不為止血，而是炫奇鬥異，展示其藥性多能而已。清・吳儀洛就提到：「市醫常將熟地、枸杞等炒作炭用，是甘潤養陰之品，變而為苦燥傷陰之物，非徒無益，而又害之矣！」[97] 在社會風氣影響下，類似的藥物炮製炫奇鬥異，不僅表現在藥物減毒方面，也表現在輔料的添加等許多方面。

金元以及明清之時，輔料的多樣化固然是一大進展，但使用過度，不僅耗費工本，也並無實效。其時最多見的是一樣藥物經過幾種製法，使工序輔料大增。如香附子一藥，本來是極為平常、隨處可見的一種藥物。但在宋以後該藥大行於世，被作為「氣病之總司，女科之主帥」，幾乎無所不治。於是元代出現了

96.〔明〕陳嘉謨，《本草蒙筌》，總論，頁4。
97.〔清〕吳儀洛，《本草從新・熟地》，卷3，頁68。

「四製香附」，也就是將香附子分作四份，分別用酒、醋、鹽、童子小便去浸泡，然後合在一起做成丸[98]。像這樣的藥物還有蒼朮，可以四製，甚至八製（酒、醋、米泔、鹽水、川椒紅、茴香、補骨脂、黑牽牛）[99]。於是本來簡捷實用的醫家炮製法中，出現了一類非常煩瑣的方法。濫用輔料，費工費時，在醫學道理上也是講不通的。例如附子一藥，就有童便製、薑汁、鹽水、甘草、黃連等炮製法。明・張景岳認為，附子本性熱，就是利用其熱來回陽救逆。如果用寒性的黃連去炮製，那還能指望附子能回陽嗎？若用童便炮製，則不免尿氣。脾氣大虛的人，一聞到那尿臭氣，便要噁心嘔吐，這樣藥還沒有進口，就先受其害[100]。

另一類利用製藥技術堆積藥物的表現是「麴藥」。以麴入藥，早已有之。中醫著名的「六神麴」（簡稱「神麴」），就是一味運用很廣的好藥。唐代著名的「磁硃丸」，就是磁石、硃砂和神麴組成的。麴的運用，可以使藥不礙胃，輔助其他礦物藥發揮作用。經過釀製的麴藥，可以使某些藥物的運用更加平和、範圍也更加廣泛。麴藥的運用，本來是中藥炮製的一個重要的進展。但是到明清之時，濫加多種藥物入麴的現象開始出現。李時珍批評說：「各地有入諸藥草及毒藥者，皆有毒。惟可造酒，不可入藥也。」[101] 但此風至清代綿延不絕。從六味藥組成的神麴，後

98. 〔明〕李時珍，《本草綱目》，卷14，頁890–892。
99. 〔明〕李時珍，《本草綱目》，卷12，頁740。
100. 〔明〕張景岳，《景岳全書・本草正》（北京：人民衛生出版社，1991），卷48，頁1200。
101. 〔明〕李時珍，《本草綱目》，卷25，頁1544。

來發展到九十六味、一百零八味的福建范志麴[102]，風行一時。身為福建人的清代名醫陳修園，以親身體會斥責這類「神麴」之害。他說：「余臨症二十年，而泉州一帶先救誤服神麴之害者，十居其七。」他認為神麴本名六神麴，只有六味藥，現在的人去掉「六」字，濫加各種克破（藥性為克伐攻破）的藥物至數十種，甚至有「百草神麴」之說，已是面目全非。此方之藥雜亂無序，損傷元氣。除了消導之外，並無其他特長，但卻被作為包治百病之藥。這些藥物經過發酵以後，藥性全變。即便是補養之藥，也會變為臭腐穢濁之物，傷脾敗胃。因此他極力陳述該藥可使輕病變重，重病致死的危害[103]。從現在的眼光來看，如此百物混雜，加之釀造不精，很可能產生各種致病甚至致癌的黴菌。陳修園親眼所見的危害，並非危言聳聽。

綜觀上述舉例，說明儘管某些炮製法確實有其作用，但如果炮製過度，就會走向反面。造成炮製過度的原因，恐怕主要是受商業競爭的影響。藥家為了標榜自己的炮製藥物的特色，經常標新立異，引人注目。清・徐大椿分析其中原因時說：「後世好奇炫異之人，必求貴重怪僻之物，其製法大費工本，以神其說。此乃好奇尚異之人，造作以欺誑富貴人之法，不足憑也。」[104]也就是說，那些追求奇異之法、稀少之物的炮製法，實際上是為了

102. 〔清〕趙學敏，《本草綱目拾遺》，見《本草名著集成》，卷3，頁648。

103. 〔清〕陳修園，《神農本草經讀》，見《陳修園醫學全書》，卷4，頁805。

104. 〔清〕徐大椿，《醫學源流論》，卷上，頁39–40。

將其法神祕化，藉以欺騙有錢的人，賺取更大的利潤。當然，炮製工本的增加，受害者也決不限於有錢的人，這些增加的成本都會轉嫁到病者身上。

此外，炮製是否過度，有時也與地區有關。例如清末四川的炮製就比較簡單，而廣東則炮製複雜。對此現象，清末唐容川的解釋是：廣東藥肆，為了炫耀其藥物清潔，故炮製太過，藥力因此受損，顯得太薄。四川藥多價賤，雖極力炮製，也無法賣得重價，所以賣藥者對炮製無意求精[105]。但仔細追究，所謂地區差別，根源還是炮製能否給藥家增添利潤。所以東南沿海地區，或都市繁華之地，藥業競爭激烈，炮製的精好、奇異，必然會有利於競爭。可見炮製法的精粗、繁簡，有時又不取決於醫家，而是受社會經濟利益的影響。但從醫學角度來看，藥物有當炮製者，有不須炮製者。其法之繁簡，必須根據藥物本身的性質，本著減毒、增效、易服、本少的原則來決定。

儘管明清以來出現了炮製過當的問題，但從社會學的角度來看，也毫不為奇。就像當今科技發達，也會因此產生其他的社會問題一樣（如噪音、污染等），只能正視這些問題，逐步予以解決，不能因噎廢食。近現代以來，中藥炮製的科學研究日益深入。通過這些研究，更證實了中藥炮製的科學性，同時也為選擇低成本、高效用的炮製法提供了依據。

---

105. 〔清〕唐容川，《本草問答》，見《唐容川醫學全書》（北京：華夏出版社，1999），卷下，頁549。

本草插圖的演變

——兼談本草插圖中的寫實與藝術問題

在中國，用圖畫來輔助說明物體形態的歷史，可以上溯到象形文字起源的時代。常見物體的大類群，其中文字的創建，往往依靠象形，如羊、魚等。某些特徵非常突出的物體，也是憑藉象形而立其名。例如中藥的「朮」，李時珍就認為：「按六書本義，朮字篆文，象其根幹枝葉之形。」[1] 然而象形文字中的抽象圖案極為粗放，要表現本草中數以百計、各不相同的藥物形態，顯然無能為力。因此，本草學為準確辨認藥物形態，除採用盡可能精確的文字描述之外，還經常輔以直觀的插圖。

1. 〔明〕李時珍，《本草綱目》，卷12「朮」，頁733。

一、早期的本草圖多為美術珍品

從現在的眼光來看，藥物書中的插圖屬於科學繪圖，是鑑定藥物種類、表現製藥工具流程等內容的重要手段。科學繪圖雖然也講究美觀，也有不少藝術性很強的作品，但科學繪圖的生命力在於寫實，不會一味追求美學價值。由於大多數科學繪圖不極力追求藝術效果，所以現在的繪畫藝術館裡，很少看到科學繪畫的展品。但在中國早期的本草繪圖中，科學繪圖與藝術繪圖並無明顯分工。早期的本草圖也不乏藝術珍品。

中國的本草插圖，唐以前已然多見。例如陶弘景《本草經集注》紫芝條下注：「此六芝……形色瑰異，並在《芝草圖》中。」[2] 這說明公元五世紀左右已出現了《芝草圖》。芝草是古代一類形色奇異、被道家視為吉兆神品的一類植物（尤以菌類植物為多）、動物、礦物的總稱。因此，每當芝草出現，朝野都會有人記錄並繪製成圖。例如杜寶《大業拾遺錄》記載：「七年 (611) 六月，東都永康門內會昌門東生芝草百二十莖……武賁郎將段文操留守畫圖表奏。」又繆襲〈神芝贊〉也記載三國魏青龍元年 (233) 出現神芝草，「詔御府匱而藏之，具畫其形」[3]。魏晉六朝時期，此類芝草圖數量很多。晉・葛洪《抱朴子》在描述

2. 〔宋〕唐慎微，《重修政和經史證類備用本草》，卷6，頁168。
3. 〔宋〕李昉，《太平御覽・藥部・芝下》，卷986，頁4366。

了一百二十種菌芝之後，稱其「自有圖也」[4]。可見當時芝草圖十分盛行。芝草雖然也是一類藥物，但畢竟套上了神靈的光圈。因此其圖形雖多，很難說是真正的本草插圖。

本草插圖在正史中最早見於《隋書・經籍志》，其中有《芝草圖》一卷、《靈秀本草圖》六卷[5]。「本草圖」一詞的出現，標誌著具有寫實意味的實用本草插圖已經成為本草學的重要組成部分。《靈秀本草圖》作為第一種正史記載的本草圖，也被唐・張彥遠（約815–875）《歷代名畫記》收載。張彥遠顯然親自見過此圖，他不僅記載了該圖的作者為原（一作源）平仲（當為隋以前人），還特意注明：「起赤箭，終蜻蜓。」[6]赤箭是天麻的苗，這說明該畫中的藥物從植物藥赤箭到動物藥蜻蜓，正符合當時本草著作的編排順序。因此該圖當是輔助某本草的圖卷。

除此以外，張彥遠還記載了另外兩種本草圖，一是貞觀年間 (627–649) 名畫家王定 (580–668) 的《本草訓誡圖》，另一種是佚名氏《神農本草例圖》一卷。顧名思義，《本草訓誡圖》應該是供傳授藥物知識之用，而《神農本草例圖》也應該是輔助《神農本草經》而繪製的插圖。在《歷代名畫記》中，《神農本草例圖》被排在諸多漢代的名畫之間。由於張彥遠並沒有說明是否按時代排列各名畫，所以還不能論定《神農本草例圖》為漢時之

---

4. 〔晉〕葛洪，《抱朴子・內篇・仙藥》，卷11，頁47。
5. 〔唐〕魏徵，令狐德棻，《隋書・經籍志》（北京：中華書局，1973），卷34，頁1044。
6. 〔唐〕張彥遠，《歷代名畫記》，見《四庫全書・子部藝術類》（上海：上海古籍出版社，1987），頁313–314。

作。不過這至少表明，中國早在唐代或其以前就已經有和《神農本草經》相輔而行的例圖了。

以上所述的本草名畫早已散失，但可以推想，這些藥圖應該都是彩色的。這一推想可以從《新修本草》(659) 所附藥圖得到證明。

《新修本草》是唐代著名的官修本草，該書有輔助《藥圖》二十五卷。孔志約是該書的編撰者之一，他為該書寫序時稱讚藥圖：「丹青綺煥，備庶物之形容」[7]，說明當時的本草輔助圖的確是彩色繪製，而且相當精美。作為官修本草的輔助圖，其參與繪圖者當然也應該是畫家，可惜他們的名字不見記載。倒是《新修本草》正文記載了一個名叫徐儀的人纂有《藥圖》[8]。複製彩色本草圖很不容易，因此要讓這些藥圖流傳後世也就非常困難。到北宋印刷術盛行之時，即便官府收藏圖書之處，也已經見不到《新修本草・藥圖》存世了。

所幸的是北宋官庫中還殘存有唐明皇李隆基 (685–762) 御製的《天寶單方藥圖》一卷。《天寶單方藥圖》雖然名氣不大，但在本草史上卻有其創新之處。該書「敘物真濫，使人易知；原診處方，有所依據」[9]。也就是說該書把鑑別藥物和臨床處方用藥兩方面的知識揉合到一書，其書圖、文並茂，相輔而行，因此其藥

---

7. 〔宋〕唐慎微，《重修政和經史證類備用本草》，卷1，頁29。
8. 〔宋〕唐慎微，《重修政和經史證類備用本草》，卷9，頁233。
9. 〔宋〕蘇頌，〈本草圖經序〉，收入《重修政和經史證類備用本草》，卷1，頁26。

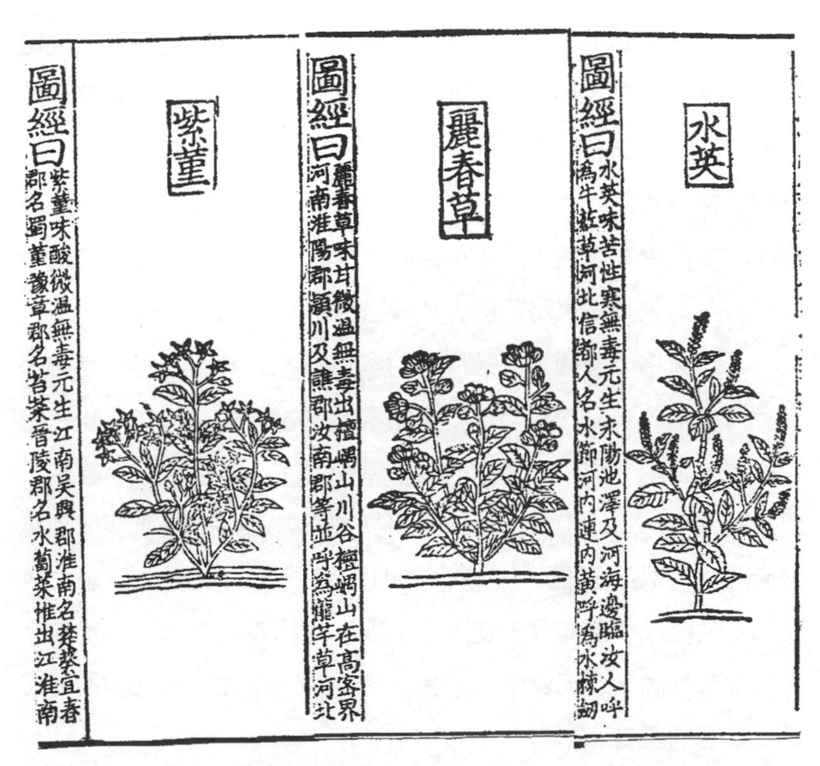

圖11　《天寶單方藥圖》三圖

圖可以稱得上名副其實的本草插圖。《天寶單方藥圖》雖僅殘存一卷，但窺豹一斑，啟發了宋・蘇頌編纂《本草圖經》。《本草圖經》繼承了《天寶單方藥圖》集辨藥與用藥功能於一身，合藥圖、圖經（解說）、單方於一書的特點。據最近的考證，《本草圖經》還引用了《天寶單方藥圖》至少三幅圖。[10]

---

10. 鄭金生，〈《天寶單方藥圖》考略〉，《中華醫史雜誌》，23:3 (1993.7)，頁158–161。

這三幅藥圖是水英、麗春草、紫堇。其共同的特點是有地線掩蓋根部，用以表現生長在地面上的藥用植物；它們的主莖位於圖的中線上，左右構圖比較勻稱，而且都是表現植株的全體，不很講究植株各部分的比例。蘇頌將《天寶單方藥圖》中的這些彩圖改繪成墨線圖，收入《本草圖經》。因此而僥倖留存下來的三幅藥圖可以讓後人粗略瞭解唐代藥圖的大致風格。

《天寶單方藥圖》也是宮廷的本草藥圖，其繪圖者亦當有畫家參與。由於史料的缺乏，對中國早期的本草圖只能作浮光掠影的介紹。要之，唐代及其以前的本草圖基本上都是彩圖。繪製這類藥圖需要一定的畫技。其中的精品被作為著名的繪畫藝術品見載於唐《歷代名畫記》。唐代前期及其以前的藥圖大多獨立成卷，直到唐代中期的《天寶單方藥圖》才出現圖文合一、真正意義的本草插圖。《天寶單方藥圖》孑遺的一卷成了聯繫手繪與版刻本草圖的紐帶。

二、版刻本草插圖的演變

唐代及其以前的彩色本草圖雖然「丹青綺煥」，絢麗美觀，甚至不乏藝術珍品，但對於實用的本草學來說，古代這些彩繪本草圖實際上好看不好傳。彩繪的特殊技法，彩繪印刷的艱難，使之無法廣泛推廣，難以發揮鑑別藥物的作用。因此，北宋雕版印刷術興盛之時，方便實用的版刻本草插圖就應運而生了。

版刻本草插圖採用的是墨線圖，其表現力大大低於彩繪本草圖。但這種形式的藥圖能輕易地隨文字廣泛流傳，因此從北宋開始，對本草學發展真正起推動作用的還是版刻本草插圖。北宋以前，墨線圖就曾經出現在醫藥書中，例如馬王堆漢墓出土的《養生方》有墨線的外陰部位名稱位置圖[11]，敦煌卷子中的灸法圖則是一種繪有人體穴位的灸療圖譜[12]等等。可是北宋以前的藥物墨線圖至今沒有發現。現在所知最早的本草墨線圖見於《本草

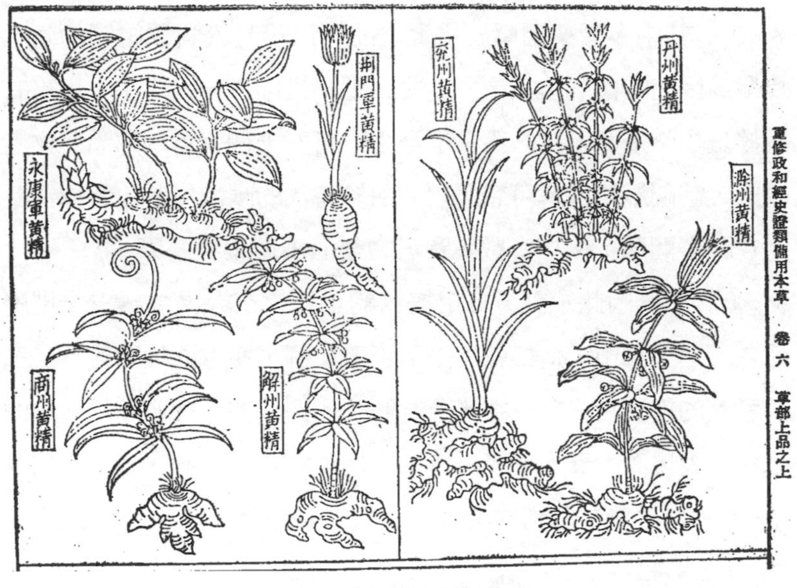

圖12　《本草圖經》藥圖

11. 馬繼興，《馬王堆古醫書考釋》，頁748。
12. 馬繼興，《敦煌古醫籍考釋》（南昌：江西科學技術出版社，1988），頁431。

圖經》。

《本草圖經》由蘇頌主編，完成於嘉祐六年(1061)。該書充分汲取唐《新修本草》編書的經驗，「取諸般藥品，繪畫成圖」。為了反映藥品的真實形態，該書編者借助官修本草的優勢，通過朝廷下詔，向全國各藥物產地徵集標本和藥圖，要求各地仔細辨認藥物的根莖、苗葉、花實的形色大小。對於國外進口的藥品，則下令在交易市場徵詢客商，要求每一味藥各一二兩，或一二枚，密封後送到京城，「以憑照證，畫成本草圖，並別撰圖經」[13]。編者用這樣方式一共徵集到藥圖近千幅(「繪事千名」)，其中多數藥圖屬於寫實之品，已經具備科學繪圖的基本特徵，因此學術價值很高。這些藥圖不是出自一人之手，也沒有證據是專職畫師所為，應當是全國一百五十個州軍的熟悉藥物者繪成，其圖風格各異可想而知。由於時代的限制，其繪圖技法還存在許多問題。例如多數藥圖盡力全面表現藥物基原(原動、植、礦物)形態，因此，許多藥用植物的全株(尤多見於高大喬木)被壓縮在一個小圖中，這樣就失去了正確比例，使這些插圖帶有某種示意圖的性質。只有少數藥圖能顧及比例，採用截取局部枝條的方法來表現高大喬木或藤本植物全株(見木蘭、女貞、柏實、黃檗等藥條下)。甚至還有個別的藥材圖，只表現藥用的部位，不涉及全株(如乾薑圖)。

蘇頌是一位具有遠見卓識的科學家，面對來源這樣複雜的

---

13. 〔宋〕蘇頌，〈圖經本草奏敕〉，見《重修政和經史證類備用本草》，卷30，頁548。

藥圖，他採取的方式是兼收並蓄、和盤托出。他最後選定了九百三十三幅圖，分別插入六百三十五種藥物正文之中。因此有的藥物可能會有多幅不同地區進獻來的、差別很大的藥圖。根據這些寫實藥圖所示，後人才得以瞭解當時各地區的不同用藥種類。當時徵集到的藥圖也含有彩色圖。例如「膃肭臍」、「漏蘆」等藥條文中，蘇頌都提到了原圖的色彩[14]。此外，該書還採納了當時內府所藏北宋初期收集的藥圖和唐代《天寶單方藥圖》。所以，《本草圖經》收載的本草插圖，實際上出自不同時代、不同地區、不同繪畫者的手筆。其原始圖形或為彩繪、或為墨線，最後都由蘇頌統一改為墨線圖（但基本保留了各圖的風格），雕刻上版。

《本草圖經》是中國本草史上第一部版刻的本草圖譜。從此以後，墨線本草圖成為本草插圖的主體，為藥物鑑定發揮了巨大的作用。《本草圖經》大部分藥圖來自寫實，因此其圖是名副其實、立足實用的早期本草科學繪圖。這些圖形雖然還存在種種缺點，有些還帶有示意圖的韻味，但因大多數藥圖屬於原創寫實圖，因此，後世很多本草（如明代《本草品彙精要》、《本草綱目》，清代《植物名實圖考》等）都或多或少從中汲取營養。從這個意義上來說，北宋《本草圖經》是中國本草插圖的實際源頭。雖然這些插

14. 〔宋〕唐慎微，《重修政和經史證類備用本草》引《本草圖經》「膃肭臍」條：「今滄州所圖乃是魚類而豕首兩足，其臍紅紫色，上有紫斑點。」「漏蘆」條：「今諸郡所圖上……秦州者花似單葉寒菊，紫色，五七枝同一簳上；海州者花紫碧，如單葉蓮花。」據此，各地所上之圖應該包括彩圖。

圖在當代美術史上無人提到它的藝術價值，但在本草史上的科學價值卻值得大書特書。

《本草圖經》之後，許多本草書都附有墨線插圖。這些插圖的旨趣已經與中國早期具有藝術欣賞價值的彩色本草圖迥然不同，只有從科學繪圖的角度去考量其是否原創寫實，才能分出高下伯仲。那些因書商貪圖花俏而仿刻前人的本草插圖，從學術上來說其實沒有什麼價值。例如清代《本草備要》本來無圖，乾隆以後諸多版本卻附有藥圖，這實際上是書商襲取《本草綱目》的某些附圖，並非原創，不值一提。值得重視的是那些立足寫實、反映當時用藥實際的版刻本草插圖。

明・朱橚《救荒本草》(1403–1424) 版刻本草插圖最具寫實性。這是因為該書的插圖是在文字作者指導下，由畫師寫生繪成。朱橚 (1362?–1425) 是明代一位藩王，明太祖朱元璋第五子，封為周王，謚定，故稱周定王。這位藩王在醫學史上有兩大功績，一是編繪了《救荒本草》，二是組織編纂了大型方書《普濟方》。他編繪《救荒本草》採用的方法，在古代中國可以說是前無古人、後少來者。他從農夫山民那裡購買四百多種可用於荒年度饑的植物苗木，種植在一個園圃中，親自觀察植物的生長，「俟其滋長成熟，迺召畫工繪之為圖」[15]。該書一共有四百十四種植物圖，除一百三十八種已見於前代本草之外，其餘二百七十六種屬於新增之品（見該書李濂序）。

15. 〔明〕李濂，〈救荒本草序〉，見〔明〕朱橚《救荒本草》（北京：中華書局影印太原本，1959），序頁。

《救荒本草》的編繪方式，絕對保證了插圖的寫實性。從繪圖技巧來說，畫工的專業畫技也確保其圖能準確表現植物的形態，而且風格統一。當然，從繪畫藝術角度來看，此書構圖確實顯得很死板，然而以科學繪圖來衡量其圖，卻是最具鑑別特徵的版刻本草圖。《救荒本草》並不是為藥物學而編繪，但只要其中涉及藥物的插圖，就具有很高的考察藥物來源價值。可惜的是，該書開創的由本草研究者實地觀察、按實物寫生的良好學風，在中國卻沒有幾個後繼者。因為從元代開始，中國本草學研究的重心已經轉向臨床用藥及其理論，關注藥物來源的學者非常少，所以《救荒本草》注重實物考察的傳統未能得到發揚。此書東渡日本以後，卻大受重視。日本江戶時期的學者繼承了該書注重實物考察的傳統，紛紛走向野外，觀察和描繪植物，產生了一系列的植物、農學著作，繪製了成千上萬張精美的植物圖，使彼邦植物學有了長足的發展。牆裡開花牆外香，用於《救荒本草》是最恰當不過了。

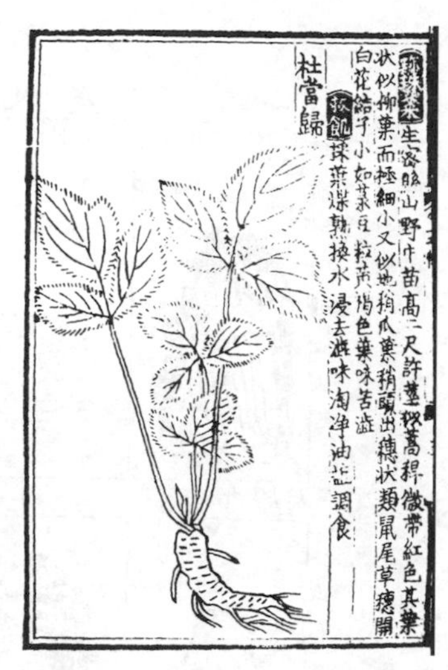

圖13　《救荒本草》植物圖

那麼，此後著名的《本草綱目》所附藥物插圖價值如何呢？

《本草綱目》最早的刻本（金陵本）存圖二卷，圖一千一百零九幅。從該版附圖的外形來看，線條粗糙，構圖簡陋，與精細的

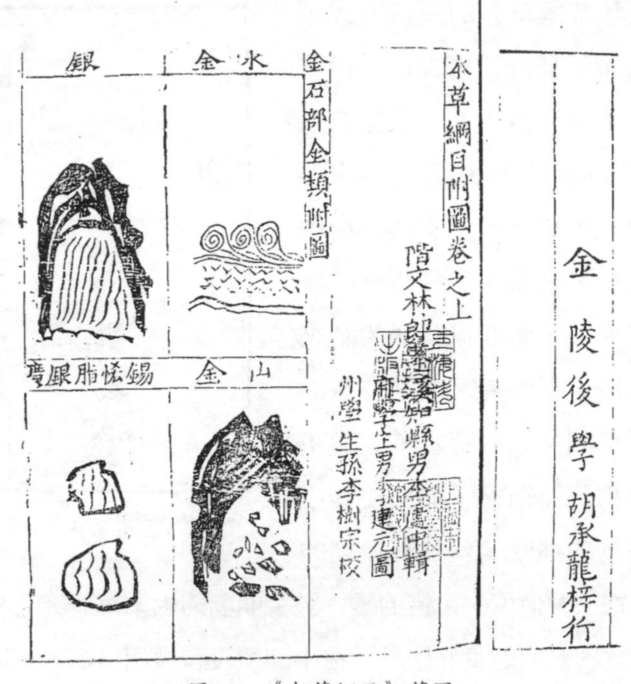
金陵後學胡承龍梓行
本草綱目附圖卷之上
階文林郎蓬溪知縣男李建中輯
府學生男李建元圖
州學生孫李樹宗校
金石部金類附圖
水金
銀
山金
錫恡脂屭

圖14　《本草綱目》藥圖

宋《本草圖經》、明《救荒本草》相比，差之甚遠。為什麼一部舉世聞名的偉大本草，卻配上如此粗糙的藥圖呢？當然事出有因。李時珍本人在《本草綱目》正文中沒有任何地方提到該書配有藥圖，可是書籍出版後，其正文之前卻集中刻印了千餘幅藥圖。有學者解釋：這些附圖是李時珍的兒孫所為，是應出版商的要求倉促繪成[16]。此解釋應該是可信的。因為這些附圖中甚至

16. 宮下三郎，〈本草の図として──本草綱目附図の解説として──〉，《本草綱目附図》，上卷（東京：春陽堂，1979）。

有與正文描述相矛盾之處（見穀精草、辟虺雷等藥），這就足以證明《本草綱目》所附藥物插圖並不是李時珍所為，甚至不是在李時珍指導下完成的。《本草綱目》圖卷的署名為：

「卷上：階文林郎蓬溪知縣男李建中輯／府學生男李建元圖／州學生孫李樹宗校；卷下：階文林郎蓬溪知縣男李建中輯／州學生男李建木圖／州學生孫李樹聲校。」

可見李時珍的兒孫很清楚地交代了圖卷輯、繪和校對的責任人，揭示了該書正文和插圖非出自一手的歷史事實。儘管李時珍的兒孫們可能為《本草綱目》編撰出過力，儘管他們也可能從小耳濡目染瞭解許多藥物知識，但他們都是以儒為業，以後也無人繼承李時珍的事業，因此他們不可能像李時珍那樣熟知全書的內容。他們並非專職的畫師，故無法繪製出精美的插圖。有鑑於此，對《本草綱目》圖卷實在無法像對正文一樣，給予高度的評價。不過該書附圖雖有種種缺陷，但其中91.3%的藥圖屬於《本草綱目》原繪[17]，轉錄前人的本草插圖只占很小的比例。李時珍的兒孫最接近李時珍，因此其藥圖也最接近李時珍的觀點，至少它反映的是與李時珍同時代的藥物辨識水準。從這個角度來看，這些藥圖對考證藥物基原仍然具有重要的參考價值。

也許是後世再版者覺得《本草綱目》金陵版藥圖過於粗劣，不甚美觀，因此在《本草綱目》流傳過程中，再版者對其藥圖有

17. 謝宗萬，〈本草綱目圖版的考察〉，見《李時珍研究論文集》（武漢：湖北科學技術出版社，1985），頁191。

過兩次大規模的改動。第一次改動發生在明崇禎十三年 (1640) 武林錢蔚起六有堂重刻本中。該版藥圖一千一百一十幅，由陸喆繪圖、當時著名的江南刻工項南洲刻版。該版改繪的藥圖達到八百五十餘幅，其中有八十四幅圖因內容全變，導致藥物品種改變，甚至無法鑑定藥物來源。第二次改動發生在清光緒十一年 (1885) 的合肥張紹棠味古齋重刊本。該本藥圖在錢蔚起本基礎上，又一次大規模地改繪藥圖。繪圖者為許功甫，他一共繪製了一千一百二十二幅圖，其中改繪圖多達四百十二幅。許氏甚至將清代吳其濬《植物名實圖考》(1846) 的植物圖直接移作《本草綱目》附圖，張冠李戴，給學術研究造成了很大的混亂。

但這兩次改繪藥圖在古代並沒有人指責其冒名頂替。相反，改繪藥圖的版本很受歡迎，成為社會流行的《本草綱目》版本主流。藥圖粗糙的金陵原版逐漸被人遺忘。這是因為對於廣大臨床醫生來說，古代本草插圖的實際作用近似繡像小說的插圖，只需要為原書增添情趣，讓讀者知其來源大概。因此越美觀的插圖越受歡迎。自從宋代醫藥徹底分家之後，醫家只管處方，藥物來自商品藥材，並沒有多少醫家會關注藥品的基原形態。為適應社會需求和醫家心理狀態，明、清出版商都喜歡給本草書增加細緻、美觀、生動的插圖，這是《本草綱目》附圖的改繪本得以暢行的根本原因。但從本草歷史和藥物鑑定的角度來看，改繪後的藥圖雖然並非一無是處，但冒充《本草綱目》附圖會造成藥物時代性的混亂，並因圖、文矛盾而給藥物鑑定帶來困難。《本草綱目》附圖以上演變過程以及改繪藥圖的種種弊病，直到二十世紀下半葉才由中、日兩國的本草史學者予以指正[18]。

李時珍及其以前的本草插圖，一直是描繪藥物的基原。但藥物學發展到明代已經有了深刻的改變。醫、藥的分業使得醫藥人員越來越少接觸藥物的原生狀態。即便是藥家，他們接觸的也是從藥農手中購得的藥材。因此，藥物鑑別的重心從原生狀態（基原）鑑別逐漸轉向藥用部位（藥材）鑑別。這一變更也波及到本草插圖的主體。雖然藥材圖早已零星見於宋《本草圖經》，但晚到明萬曆四十年 (1612) 才出現真正的藥材圖譜——李中立的《本草原始》。

李中立是一位名不見經傳的書生，雍丘（今河南杞縣）人。他不滿於當時的醫家不通藥物，「謬執臆見，誤投藥餌，本始之不原而懵懵」。在當時醫藥分家的情況下，的確已經很少有醫家再去研究、推原藥物的來源（本始）。於是他「核其名實，考其性味，辨其形容，定其施治」，並且「手自書而手自圖之」[19]，即親手書寫全書、繪製藥圖，編成《本草原始》十二卷。

《本草原始》收藥五百零八種，有插圖四百四十二幅。這些

18. 黃勝白，陳重明，〈《本草綱目》版本的討論〉，《植物分類學報》，13.4 (1975)，頁51；宮下三郎，〈本草の図として——本草綱目附図の解説として——〉，《本草綱目附図》，上卷；鄔家林，鄭金生，〈《本草綱目》圖版的討論〉，《中藥通報》，6：4 (1981.6)，頁10；謝宗萬，〈關於《本草綱目》附圖價值的討論〉，《中醫雜誌》，23：8 (1982.8)，頁82。

19. 〔明〕李中立，《本草原始・序》（明萬曆四十年雍丘李氏刻本），序頁。

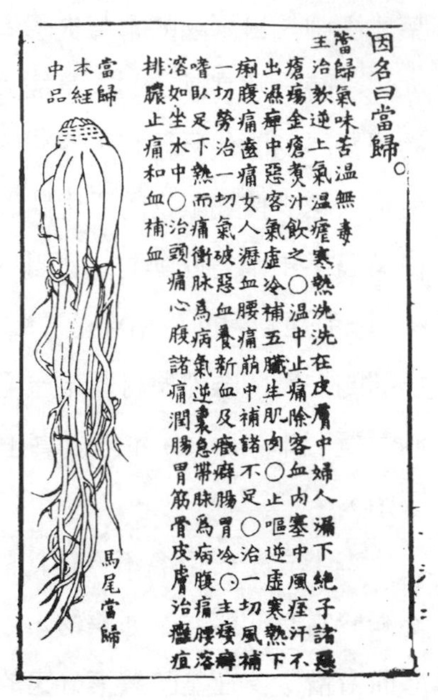
因名曰當歸。
當歸氣味苦温無毒
主治欬逆上氣温瘧寒熱洗洗在皮膚中婦人漏下絕子諸惡
瘡瘍金瘡煑汁飲之○温中止痛除客血內塞中風痓汗不
出濕痺中惡客氣虛冷補五臟生肌肉○止嘔逆虛寒熱下
痢腹痛齒痛女人瀝血腰痛崩中補諸不足○治一切風補
一切勞治一切氣破惡血養新血及癥癖腸胃冷○主痿癖
嗜臥足下熱而痛衝脈為病氣逆裏急帶脈為病腹痛腰溶
溶如坐水中○治頭痛心腹諸痛潤腸胃筋骨皮膚治癰疽
排膿止痛和血補血

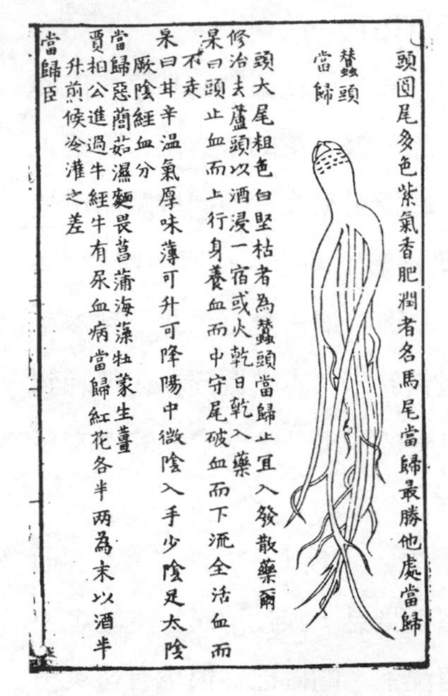
頭圓尾多色紫氣香肥潤者名馬尾當歸最勝他處當歸
頭大尾粗色白堅枯者為蠶頭當歸止宜入發散藥爾
修治去蘆頭以酒浸一宿或火乾日乾入藥
杲曰頭止血而上行身養血而中守尾破血而下流全活血而
不走
杲曰甘辛温氣厚味薄可升可降陽中微陰入手少陰足太陰
厥陰經血分
當歸惡䕡茹濕麪畏菖蒲海藻牡蒙生薑
賈相公進過牛經牛有尿血病當歸紅花各半兩為末以酒半
升煎候冷灌之差
當歸臣

圖15 《本草原始》藥圖

插圖最大的特點是放棄了表現藥物基原的舊套路，而以表現藥用部位（原藥材）為主。此外，歷代的本草插圖，大多數圖、文不出一手，分別由藥家和畫家合作完成。但李中立卻是能文善畫，因此該書絕無「圖與說異」的弊病。李中立所繪插圖，直接附載於各藥正文之中。他不僅畫出了各藥的原藥材準確形狀，還有時用文字在圖旁指示鑑別特徵，或者表現藥材的斷面，展示藥材內部的特點。以上這些繪圖方式，已經和現代的藥物科學繪圖相差無幾。更重要的是，李中立和明初《救荒本草》的作者朱橚一樣，都立足於觀察藥物的實際形態，按實際所見繪製藥圖，這就大大提高了其學術價值。

李中立的書出版以後，影響頗大。明末倪朱謨《本草彙言》、清·郭佩蘭《本草匯》，都採用了繪製藥材圖的方式。對於醫家來說，瞭解藥材形態實際上比辨認藥物基原更為實用。但是在清代某些本草書中，還是習慣插入藥物基原圖，而且多為轉錄前人本草中的插圖，其中又以轉錄宋《本草圖經》、明《本草綱目》改繪本的插圖為多。流行頗廣的《本草備要》、《本草求真》等書，其中的插圖都屬於轉錄。原創性的版刻本草插圖數量屈指可數，如清·莫樹蕃《草藥圖經》(1827)、清·劉善述《本草便方》(1870) 等書，其圖雖然簡陋，但皆屬原創，仍有重要參考價值。

清代本草插圖和前代相比，似乎每況愈下。但清末吳其濬的《植物名實圖考》(1846)，卻繪製出了一流的墨線植物圖。吳其濬 (1789–1846)，字瀹齋，號雩婁農，河南固始人。他不是醫藥界人士，而是一名官員。清嘉慶二十二年 (1817)，吳其濬考中狀元，從此仕途亨通，曾任翰林編修，江西、湖北學政，兵部侍郎，兩湖、雲、貴、閩、晉等省的巡撫或總督等職。吳氏業餘愛好是研究植物。他為官巡行各地時，處處留心考察當地的植物，並將收集到的植物資料編成《植物名實圖考長編》，又將考察所得的圖、文編成《植物名實圖考》三十八卷。

《植物名實圖考》不是藥物書，但其中含有的藥用植物非常多。該書有圖一千八百零五幅，其中將近一千五百幅圖是寫生得來，只有三百餘圖是從《本草圖經》、《救荒本草》、《本草綱目》（錢蔚起本）及《古今圖書集成》等書中轉錄而來，因此該書插圖的主體是原創的寫實圖。吳其濬對寫實繪製植物圖到了痴迷的地步。他在鬼臼一藥條下，記載了他偶遇此物的經過：「此草生深山中，北人見者甚少……余於途中，適遇山民擔以入市，花葉高大，遂亟圖之。」[20]

吳其濬的確是一個才能不凡的狀元。他繪製的植物圖不僅源於實物，而且由於他能精心體味植物鑑別的特點，又能親自繪出線條流暢精細的圖形，所以其書中的插圖大多都能突出植物特徵。與吳氏以前的版刻本草圖相比，該書插圖一個重要的進展是講究繪圖的比例。因此對難以在一圖中表現全株的喬木、藤本等，他就截取局部，突出特徵部分。其圖形結構嚴謹、氣韻生動，加之文字解說精細，所以該書插圖精確程度已接近現代的科學繪圖，具有很高的學術價值。

《植物名實圖考》產生於清末。此時西洋的植物學逐漸進入中國。中國極為豐富的植物資源，眾多的相關文獻資料，如何使之與西方先進的植物分類體系接軌，是近代以來中外學者面臨的一個重大問題。《植物名實圖考》收集資料廣泛、進行過實物考察、形態圖精確，這些有利因素決定了該書成為連結中國古代本草學、農學和近代植物學的橋樑。當代中國植物學很多植物科、屬乃至種名，都採用了《植物名實圖考》中的名稱。儘管該書並不是本草專著，但從傳承關係來說，該書仍是在古本草基礎上發

20. 〔清〕吳其濬，《植物名實圖考》（上海：商務印書館影印清光緒陸應穀校刻本，1919），卷24，頁567。

展而來的。借助吳其濬《植物名實圖考》的奮力一擊，把中國古代本草版刻插圖推向了一個巔峰。從此以後的本草插圖，逐漸被納入現代科學繪圖的軌道。

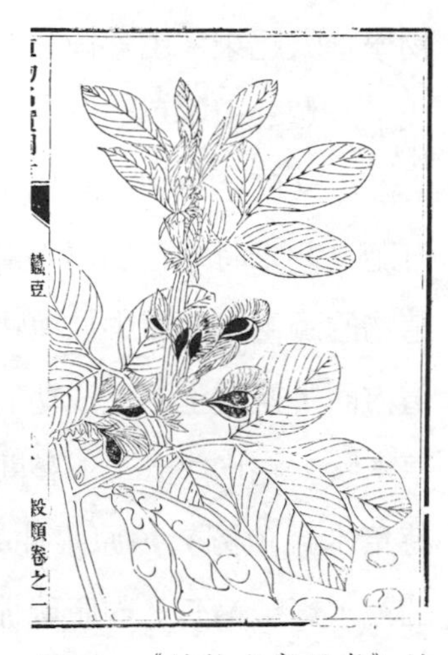

圖16　《植物名實圖考》植物圖

但在版刻本草插圖發展演變的千餘年間，早期彩繪本草圖的傳統其實一直沒有中斷，也在不斷地產生和演變。只是由於彩繪本草插圖不易複製流傳，故古人對這些手繪的彩色藥圖知之甚少，更談不上使它們發揮對本草學的促進作用了。

進入二十世紀以後，古代的彩色本草圖不斷浮現，為我們瞭解本草與美術的關聯提供了許多寶貴的第一手資料。同時，這類本草插圖孕育了一個新的本草插圖概念：藝術本草插圖。

三、宋、明畫家的彩色本草圖譜

藥物領域的主體以動、植物為主，礦物所占的分量相對比較輕。在美術領域，花鳥畫也是一個重要的分野。動、植物既是美術創作的主題，又是藥物的主體，而本草圖正好把美術創作與藥物學聯繫起來。由藝術家們繪製的本草圖就更帶有藝術色彩，形成了一類藝術本草插圖。

本文前已提到，唐代及其以前的彩色本草圖就是畫苑的一朵奇葩。北宋時的花鳥寫生畫在畫史上非常有名。如果將表現動、植物的圖畫主題集中於藥物，就成了具有科學價值的本草畫。在這方面，畫史上不乏成功的作品。例如明代彩繪本草《金石昆蟲草木狀》趙均序云：「嘗閱勝國鄭氏《通志》，謂成伯璵有《毛詩草木蟲魚圖》，原平仲有《靈秀本草圖》，顧野王有《符瑞圖》，竇師綸有《內庫瑞錦對雉鬪羊翔鳳游麟圖》，又於符瑞有靈芝、玉芝、瑞草諸圖，今皆逸而不傳矣。」[21] 史書上記載的這些作品對後世畫家關注本草圖肯定也有一定的影響，故古代畫家以藥物為題材的美術作品一直綿延不絕，即便在宋代版刻本草插圖盛行之後也從未停止過。

宋代曾經出現過幾種彩色本草圖。例如南宋・周密《志雅堂雜鈔》談到他的父親曾經在杭州收集異書，得知太廟前有一書賈尹氏，有「彩畫本草一部，不知流落何所」[22]。清代《上善堂書目》也記載：「皇宋五彩本草圖釋注義六十六本，缺三十本，季滄葦藏本。」[23] 但這些宋代的彩色本草現在都不知下落。

二十世紀初，一部南宋彩色本草終於浮現。收藏者為北京順

---

21. 〔明〕趙均，〈金石昆蟲草木狀敘〉，見〔明〕文俶《金石昆蟲草木狀》（明彩繪本），卷首。
22. 〔宋〕周密，《志雅堂雜鈔》（學海類編本），卷4，頁10。
23. 〔清〕孫從添，《上善堂書目》（湫漻齋叢書本），頁25。

義縣張化民。張氏家世業醫，祖傳彩繪本草一部。據說乾隆時有人謀此書進獻朝廷，以三莊之田作交易未獲。到張化民時，因家際萬難，此書才被出售給書商王文進，後被北京圖書館收藏，經鑑定為明抄繪本。該書即南宋·王介的《履巉巖本草》。

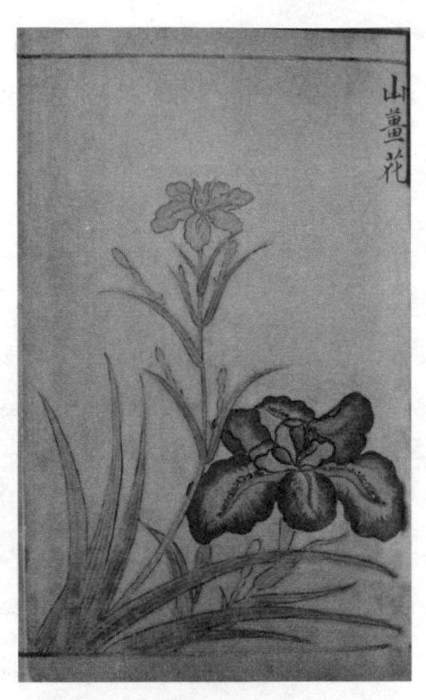

圖17 《履巉巖本草》藥圖

王介，字聖與，號默庵，琅琊人。慶元間 (1195–1220) 內官太尉，又是頗有名氣的畫家。《圖繪寶鑑》記載他「善作人物山水，似馬遠、夏珪，亦能梅蘭」[24]。他的花卉畫作品甚多。如南宋·周密記載王氏有《對苑》一書十餘冊，其中有師子橘、鳳兒花、飄花鬥葉之類的花卉[25]。其他畫史書也有不少關於王介的記載。《履巉巖本草》有王介嘉定庚辰 (1220) 自序，稱其住地周圍「草可藥者極多，能辨其名及用者，僅二百件」。於是他將這二百多種草藥繪製成冊，因居地「山中有堂，曰『履巉巖』，故以之名書」[26]。雖然王介的《履巉巖本草》不見於歷代書目著錄，但經考證，此書真實性無可置疑。王介居地在今杭州慈雲嶺

24. 〔元〕夏文彥，《圖繪寶鑑》（元至正二十六年刻本），卷4，頁22。
25. 〔宋〕周密，《志雅堂雜鈔》，卷1，頁5。
26. 〔宋〕王介，《履巉巖本草》（明抄彩繪本），序頁。

之西，所以其書反映了當地的草藥種類和運用情況。從這個意義上來說，該書屬於地方草藥專門圖譜[27]。

該書三卷，原有藥及圖（每藥一圖）二百零六，今存二百零二種。此書為畫家獨自編繪，其精粹全在繪畫，文字極為簡單，不過是摘抄本草、略述單方而已。王介擅長畫花卉，所繪植物圖（尤其是大花植物）極為精美。雖然全書沒有關於藥物形態的描述，但憑藉其圖形，就能鑑定出絕大部分植物的科屬和種類。從這個意義來說，該書的藥圖完全達到了科學繪圖的要求。

與宋代版刻的《本草圖經》相比，該書畫技最大的進步是按實物比例繪圖，而不求在小幅畫中表現全株。因此該書的許多藤蔓類或木本植物圖，僅取一段、一枝，以表現其鑑別特徵。王介這種截取局部、表現全體的畫法，是將南宋著名畫家馬遠、夏珪的山水畫法化裁運用到植物繪圖之中。馬遠、夏珪都以繪製山水「半邊」、「一角」之景見長，構圖別具一格，與北宋全景式的山水圖（如《清明上河圖》之類）大不相同。所以人稱馬遠為「馬一角」、夏珪為「夏半邊」。王介畫風受馬、夏影響，故在其本草圖中也經常運用這種「半邊」、「一角」的畫法來展示植物最有特點的部分。有人認為馬、夏畫風是受國運影響，南宋只有半壁江山，所以他們也畫些殘山剩水。其實整個南宋的學風，都崇尚簡約實用，殘山剩水之說，不無調侃意味。從本草繪圖來說，實踐證明那種壓縮餅乾式的全景示意法並不利於表現藥物特徵，

27. 鄭金生，〈《履巉巖本草》初考〉，《浙江中醫雜誌》，8 (1980.8)，頁338。

只有按比例繪製的藥物圖，才能較好體現原貌。王介《履巉巖本草》的部分文字內容通過明．胡濙《衛生易簡方》(1427) 轉載而流傳後世，可惜的是，其原本卻晚到二十世紀才重新問世，所以他的本草圖譜沒有對後世本草繪圖產生影響。清末吳其濬大量採用按比例繪圖的方法，但卻與王介畫法無關。

畫家一旦憑藉藥物實物寫生繪圖，其表現力決非一般人士所繪之圖可比。依據王介繪製的草藥圖，可以鑑定出二十多種南宋民間雖在運用、卻不見於前人本草記載的藥物。例如曼陀羅、虎耳草、醉魚草等，都首見於該書。原出《履巉巖本草》的天仙蓮一藥，後來被李時珍《本草綱目》輾轉引錄。但李時珍沒有看過《履巉巖本草》藥圖，無法知道這是什麼藥，就把此藥推到「有名未用」類。今《履巉巖本草》復出，根據其藥圖，可以輕易地鑑定出該藥就是六角蓮 (*Dysosma pleiantha* (Hance) Woods)。畫家寫實繪製的本草圖具有重要的藥學學術價值，由此可見一斑。

王介繪製彩色本草圖譜，完全是個人行為。他利用自己的繪畫特長，選擇草藥為創作題材，為中國繪畫以及本草留下了寶貴的遺產。在彩色印刷尚不發達的古代，彩色本草圖只能依靠手繪才能複製流傳，這必定要限制其傳播範圍。所以《履巉巖本草》的文字雖然被後人引錄，藥圖卻從無人知。

如果編繪者的初衷在於使其本草圖譜廣泛流傳，以促進本草學的發展，那麼他決不會採用彩繪的形式，而會像宋代蘇頌一樣，繪製墨線圖以利版刻。但是，明代卻出現了畫家所繪數以千計的彩色本草圖，這又是為什麼呢？

關於明代畫家彩色本草圖，歷史上除個別筆記中偶爾提及一兩種外，醫藥類書籍及相關書目中從來未見記載或引用。直到二十世紀初，明代官修的《本草品彙精要》才開始為宮廷外的社會所知。經過學術界近百年的不斷考察與訪求，現已發現五種明代畫家所繪彩色本草圖譜及其傳摹本，有圖一萬零七百零九幅[28]。隨著研究的深入，還有可能發現更多的明代彩色本草圖。明代大量出現彩繪本草圖，是中國藥學史中一個奇特現象，很難從本草學術發展的內在需求中找到原因。事實上這些彩繪本草圖主要在美術家之間流傳，因此，這些本草圖的產生和傳摹，並非單純與本草發展有關。

事情的原由要從官修本草談起。所謂「官修本草」，是指得到皇帝的同意、利用朝廷的名義組織人員集體撰修的本草書。中國公認最早的官修本草是唐代蘇敬主編的《新修本草》。下此以往，後蜀、北宋與南宋、元代都有官修本草。及至明代，這一傳統還要不要繼續保持？

據考證[29]，《明實錄》記載，明孝宗確有重修本草之旨，最初指令翰林院遣官二員，會同太醫院將本草舊本「刪繁補缺，纂輯成書」。飽學的文學之臣，結合太醫院醫官共同編纂，這是符合歷代官修本草組織傳統的。但在當時特定的政治背景下，太監

---

28. 鄭金生，〈明代畫家彩色本草插圖研究〉，《新史學》，2003，14 (4)，頁65–120。

29. 戴蕃瑨，〈纂修《本草品彙精要》始末與定稿後的遭遇〉，《西南師範學院學報》（社科版），1983：3，頁68–77。

張瑜與醫官劉文泰等相勾結，幾經折騰，終於獲得了由太醫院獨家編修本草的權力，組成了一個四十七人的龐大編纂班子。此外還有王世昌等八名宮廷畫師參與其事[30]。在歷代官修本草中，畫師列名還是第一次。而自唐《新修本草》之後，也是官修本草第一次配合彩繪本草圖。這次官修本草花了一年半（1503年8月–1505年3月），纂成《本草品彙精要》四十二卷，繪圖一千三百六十七幅。該書最早的原本（弘治本）今藏日本杏雨書屋，由此本又衍生出眾多畫家所繪彩色本草圖。據考該本轉繪的傳本至少有八種，更名摹繪本二種（《金石昆蟲草木狀》、《本草圖繪》），增補本兩種（《食物本草》、《補遺雷公炮製便覽》）[31]。

編纂《本草品彙精要》採用彩繪圖，首先取決於主編者的指導思想。該書的主編太監張瑜和醫官劉文泰，都是歷史上著名的佞臣。就在《本草品彙精要》纂成之後二個月，明孝宗病死，張瑜、劉文泰等因罪受審，連帶供認了攘奪編寫本草的大權、「援引所親，妄圖升賞」、規避醫學考試等陰謀[32]。據此可知，主編者編纂此書的本意就是為了迎合皇帝歡心，原本不在乎此書能否有條件印行，所以他們才決定採用更為美觀悅目，但卻不易推廣應用的彩色圖繪。

---

30. 〔明〕劉文泰等，〈進本草品彙精要表〉，見《御制本草品彙精要》（影印羅馬本）（北京：九洲出版社，2002），首卷，頁12。
31. 鄭金生，〈明代畫家彩色本草插圖研究〉，《新史學》，2003，14 (4)，頁65。
32. 戴蕃瑨，〈纂修《本草品彙精要》始末與定稿後的遭遇〉，《西南師範學院學報》（社科版），1983：3，頁68–77。

其次，彩色圖繪進入官修本草，也可能與當時明畫院花鳥畫興盛有關。王世昌等八名畫師，四人有官位（如王世昌為錦衣前所旌節司百戶），均來自明畫院。明代畫院在宣德、弘治年間頗為繁榮，其花鳥畫遠追南宋妍麗工致的畫風，近宗元人花鳥畫的意趣，而以浙派的用筆補綴樹石流泉，別開生面，氣勢雄健，乃前代所未有[33]。為本草書繪製藥圖，自然是畫院大展身手的良機。雖然至今沒有史料能證實畫師參與這次本草編修究竟是被動奉命行事，還是主動請纓參與，但無可置疑的是，當時畫院確實非常投入，繪製出了藝術性很強的本草繪圖。

明畫院畫師參與本草圖的繪製，自然要賦予本草圖更多的藝術特質。該書本草插圖屬於工筆重彩，色彩豔麗。其構圖雖不如《履巉巖本草》飄逸瀟灑，但卻具有宮廷畫派構圖大方嚴謹的氣派。

畫師們講究的是藝術創新。但在一年多的時間內，要畫師們全憑寫實創作出千餘幅彩色本草圖，殊為難事。該書主編本來就沒有唐、宋官修本草那樣在全國普查藥物、繪製成圖的氣魄，這就決定了該書繪圖只能修修補補，無法重砌爐竈。經統計[34]，《本草品彙精要》畫師們根據宋《本草圖經》墨線圖（共九百三十三幅）再敷色仿繪者達到六百九十九幅。仿繪不等於臨摹，只是保持原墨線圖的結構和大致形態而已。此外該書新增藥

33. 張光福，《中國美術史》（北京：知識出版社，1982），頁400。
34. 鄭金生，〈明代畫家彩色本草插圖研究〉，《新史學》，2003，14 (4)，頁79–83。

圖六百六十八幅，可見新圖、仿繪圖基本上平分秋色。

仔細考察該書全部藥圖，可以發現六百九十九幅仿繪之圖，絕大多數都是當時北京附近無法見到其原植物的種類，例如黃連、大戟等。在這種情況下，畫師們選擇仿繪敷色方式是很自然的。但就是這類藥圖中，畫師們有時還將可得到的藥材通過寫生「嫁接」到舊圖之中，例如將黃連藥材（根部）繪入舊黃連圖的根下。這種「嫁接」方式，按現代的繪圖眼光已屬「作弊」，但客觀上，這不科學的「嫁接」畢竟為後世留下了某些藥材的寫生圖。

對於那些日常習見的禽、獸、菜、米穀、蟲魚、果類物品，畫師們則幾乎全都寫生重繪。《本草品彙精要》以這類插圖最為精美準確，其藝術和學術價值均為上乘！其中的雉、鴟、天鵝、麝、鹿、膃肭臍、鱻魚、鱖魚、鱟魚等圖，較之現代科學繪圖，精細程度毫不遜色，藝術感染力卻非現代科學繪圖可比。可能是畫家們曾利用過當時的皇家林苑，也可能是他們平時的藝術積累，否則他們繪不出極為精美的麋（四不像）、獅、孔雀等珍禽異獸之圖。

該書寫實插圖不僅是日常習見之物，還有許多常用藥，以及北方地區習用的藥物品種。例如該書的忍冬、延胡索、常山、濼州柴胡、蜀州藍葉、徐州白頭翁等，都已憑寫實重新繪圖。其桑寄生之圖與舊圖完全不同，新繪了主產北方的槲寄生 (*Viscum coloratum* (Kom.) Nakai) 形態。居於北京的宮廷畫師在《本草品彙精要》專門的驗藥形質官員配合下，充分地利用當地所產藥品進行

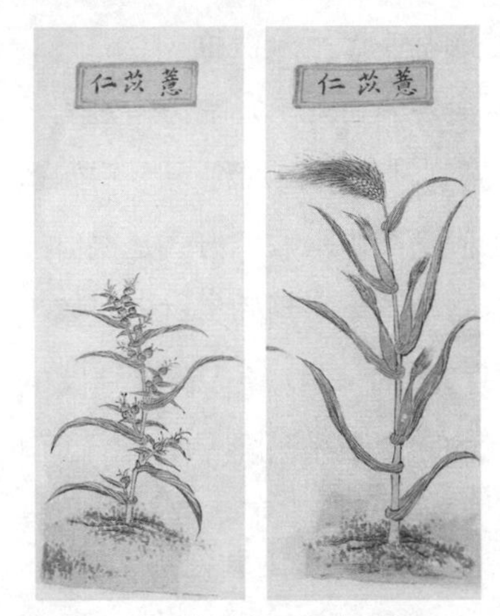

圖18 《本草品彙精要》藥圖

寫實創作，所以該書寫生圖主要反映的是明弘治年間北方藥品的實際情況。

畫師們埋頭寫實，但他們對某些藥圖的科學價值也未必十分清楚。最令人驚異的是，弘治十八年 (1505) 的畫師們居然能找到玉米實物供他們寫生！這幅中國最早的玉米圖頂著「薏苡仁」的名字和真正的薏苡並排而立，但伴隨的文字卻絲毫不涉及玉米。只有瞭解玉米傳入史的人才能為該書有玉米圖而驚訝。須知玉米原產美洲，哥倫布1492年溝通美洲大陸。短短的十來年，玉米就能登陸中國並登錄於本草？但這幅玉米圖明明白白絕非後人偽作。所以筆者揣測，可能是玉米被帶到歐洲後，很快傳入明宮廷，在內苑試種。因玉米植物形態與薏苡近似，被畫師們一併充作薏苡寫生畫入本草。

由於該書驗藥形質官和畫師的辨藥水準都很有限，使得有些藥圖雖出自寫實，卻找錯了寫實對象。例如蘭草，被繪成了蘭科植物。但不管對錯，這些寫實之作是反映明代用藥種類最可靠的資料。

那麼，面對這些單個的藥物，畫師們如何展示他們活潑的藝術構思、宣洩他們各方面的繪畫才藝呢？他們的浙派補綴樹石流泉的特長又如何體現呢？

宮廷畫師果然不俗，他們創繪了眾多的輔助圖。所謂「輔助圖」，是筆者自創的名詞，用來指那些不描繪藥物形態、卻展示藥物相關內容（如生態、產地、採集、炮製、運用、民俗、傳說等）的插圖。這類圖在最早的版刻本草圖中只出現過四幅，其中三幅表現的食鹽採集方法，一幅是「煆水銀爐」，展示抽煉水銀的器具和方法（見宋《本草圖經》）。不知明代畫師是否從這四幅圖受到啟發，總之《本草品彙精要》新繪的輔助圖急劇增多，達九十五幅，涉及人物一百四十七個，其中還有十個洋人。在本草繪圖中，出現這麼多人物，很難說是本草學術的需要，只能解釋為畫家們藝術思維的產物。這些新繪輔助圖涉及藥物製作的有十餘幅，展示了玄明粉、粉霜、水銀粉、粉錫、靈砂、熟地黃、墨、樟腦、白膠、鹿茸、酒、胡麻油等藥的加工製作過程。其中水銀粉圖是一套完整的輕粉（主含氯化亞汞，Hg_2Cl_2, HgCl）製備圖。造墨法中的「燒松煙法」所用設備，比《天工開物》的雨篷式燒取松煙法[35]顯得更加輕巧。此外，「胡麻油」圖的大型榨油器、「舂杵頭糠」圖的腳踏舂杵、「酒」、「沙糖」圖的槓桿壓榨器，不僅比《天工開物》「膏液」所出的榨具圖要早百餘年，而且有的尚屬首見。畫師們繪製藥物製備法，進一步拓寬了本草繪圖的內容，同時找到了施展畫家技藝的又一途徑。

除以上藥物製備之外的八十餘幅輔助圖，如果單純從藥物學

35.〔明〕宋應星，《天工開物・丹青第十六・墨》，卷下，頁1428–1436。

的角度進行考量，實在無法給予高度評價，甚至難以理喻畫家們為什麼要為之虛耗筆墨。不過如果站在畫家的立場，似乎就順理成章了。例如對一些無法用繪圖表現形態的液體類（如熱湯、泉水、地漿、井華水、臘雪、甘爛水等）、即便能表現形態但卻毫無美感的土石、金屬、苔蘚等類（如梁上塵、東壁土、井底沙、烏古瓦、黑羊石、白羊石、鐺墨、伏龍肝、鐵落、赤銅屑、船底苔、垣衣、屋游、土馬鬃、桑花、桑黃等），畫家們卻能別出心裁，表現他們的採集方法，借助人物和環境的烘托，提示其生產環境。需要描繪藥物生長環境，就可以盡情發揮明畫院浙派補綴樹石流泉的特長了。

與藥物相關的各種內容都可以成為畫師們創作插圖的靈感。例如屬於國外進口的降真香圖，畫著一洋人抱著一段紫紅色木材；蘇合香則畫著一洋人頭目督促二僕抬一大罐，暗示裡面是珍貴的蘇合香。底野迦是唐代傳入的西洋成藥，於是畫中繪出一洋人跪獻盤中紅丸狀物。這些插圖雖然無益於表現藥物形態，但卻能深化藥物相關內容、活潑畫面、增添插圖情趣。借助本草繪圖中眾多的人物及其活動，也許能為考察古代的服飾、民俗提供素材。例如藥物陳廩米，其插圖繪的是官倉驗米。其實本草文字內容根本沒有提到這一細節，因此該圖有可能根據明代的制度繪成。

古代畫家投身本草繪圖，當然不可能具備現代科學繪圖的思想。他們把創作激情投入到繪製輔助圖，甚至將醫家極少用的藥物（如甑帶灰、筆頭灰、屐屧鼻繩灰、敗芒箔等）也憑想像繪成燒灰圖。從本草學術角度來看，這些舉動未免過濫、過俗，毫無實用價值，實在是虛耗筆墨、畫蛇添足。但如果換個角度，將這些圖畫作為藝術品來看，就能理解這也是明代宮廷畫家藝術想像力的體現，甚至可能是擅長人物畫的某畫師一時技癢的宣洩之作。總之，此類輔助圖雖無多大學術價值，但卻是明代畫家本草插圖的一個無傷大雅的特色。

作為畫家，疏於辨藥是可以理解的。畫家憑藉文字或傳說，繪出想像中的圖形，在藝術品中也是允許的，所以民間才有許多龍、鳳、麒麟的圖像。但在本草寫實插圖中，表現藥物相關內容的輔助圖尚可網開一面，虛無縹緲的藥物圖則絕對不應該出現。可是畫師們似乎不瞭解本草插圖的特殊性，仍然按其習慣的創作套路，繪出一些子虛烏有的藥物。最明顯的例子是在本草書中首次繪出了傳說中的「龍」圖，以作為龍骨一藥的基原。其餘類似的藥圖竟不下百餘幅。尤其是木部的某些藥物，或者像繪製山水畫一樣大寫意地畫一棵樹，根本看不出花葉細部形態；或者根據極簡單的文字，師心自用地繪出一些想像的植物圖。其實這些藥物的來源，僅憑簡單的文字描述，即便現代的植物學家也鑑定不出其科屬，而畫家們卻似乎無所不能，將他們想像的藥物畫得栩栩如生。他們好像忘記了是在為本草繪圖，就像為《山海經》或者傳奇小說繡像那樣隨心所欲。例如「三賴」圖，畫家完全按照文字，創造出了一種世間從未有過的古怪植物。此類例證還可見於三白草、獼猴桃、列當、鴨跖草、小天蓼、及己、鬼督郵等近百個藥物圖。像這樣脫離真實「創作」出來的本草圖，不管它有多高的藝術性，在本草書中都是不可原諒的敗筆！其惡劣影響，一直波及到此後出現的兩種畫家所繪彩色本草圖。

《本草品彙精要》作為明代諸多畫家所繪彩色本草圖的源頭，它的優點和缺點都很突出。該書在專門的驗藥形質官的配合下，仿繪和重繪的藥圖達到一千三百六十七幅，其中通過實物寫生繪製的三百三十八幅精美的動、植物圖，是我國本草及畫苑的珍品，堪稱學術與藝術雙優。另外新創作的九十五幅輔助圖，藝術構思精巧，同時也反映了某些與藥物相關的內容。此外，該書還有百餘幅根據文字或想像繪製的虛假藥圖，雖然看似豔麗、生動，但從本草學術的角度，這樣的藥圖容易對後世用藥種類產生誤導。

如何看待《本草品彙精要》中的非寫實插圖？筆者認為可以引進一個新的概念：藝術本草插圖。在現代攝影中，有記實攝影與藝術攝影之分。實際上從明代《本草品彙精要》肇始，本草插圖也分化出了寫實插圖與藝術插圖兩種類型。所謂「寫實本草插圖」，是指基於藥物寫實繪製的本草插圖。「藝術本草插圖」雖然也可能部分寫實，但整幅插圖卻經過藝術構思或藝術加工，很難歸入寫實之列。「藝術本草插圖」的表現方式多種多樣，前述的藥物輔助圖、憑文字記載或想像繪製的本草插圖都屬於此類。作為本草學術研究，要特別注意甄別寫實與藝術插圖，但作為藝術欣賞，那就各隨其意了。

《本草品彙精要》成書之後不久，其主編獲罪，故該書在明代未得到應有的重視。此書深藏宮中，雖未能以官修本草的名義頒布全國，但作為一種藝術品，卻一直為畫家臨摹複製，向社會傳播。僅有的一次官方明文記載的複製品是清代康熙三十九年 (1700) 赫世亨等的重繪本。該本利用宮廷所藏弘治原本再次重繪。此外，通過弘治正本或副本的摹繪本至少還有七種，現分別保留在國內和日本、義大利、德國等地。這些摹繪本在明清時期均不見書目記載。唯有兩種更名轉繪本被視為美術珍品見載於清人文集筆記之中。其一是明末女畫家文俶 (1595–1634) 的《金石昆蟲草木狀》，其二是明末清初女畫家周淑祜（一名祜）、周淑禧（一名禧）姐妹合繪的《本草圖譜》。前者存圖一千三百一十五幅（含新增圖二幅，但無文字內容），後者僅存圖七十二幅（各藥由其父周榮起撰簡略文字）。

最近的研究已經基本明瞭上述兩種女畫家所繪的彩色本草圖譜源流[36]。文俶之夫趙均所作序中明確介紹：「此《金石昆蟲草木狀》，乃今內府本草圖彙祕籍為之」[37]，說明此圖譜確是轉繪宮廷所藏本草之圖。地處江蘇吳縣寒山的文俶怎樣才能得到內府本草祕籍加以臨摹？目前一個比較通行的說法是文俶先祖文徵明在京為官時得見內府所藏《本草品彙精要》副本，摹繪以歸，成為文俶再次摹繪的藍本。文徵明是明代著名書畫家，曾於正

36. 容鎔，〈臺灣準備出版明末畫卷《金石昆蟲草木狀》〉，《中藥通報》，4 (1984)，頁10–12；曹暉，〈《本草品彙精要》之藥圖傳摹本考辨〉，《杏苑中醫文獻雜誌》，3 (1991)，頁11；曹暉，謝宗萬，章國鎮，〈明抄彩繪《本草圖譜》考察〉，《中藥通報》，13.5 (1988)，頁6–7；曹暉，〈《本草圖譜》再考辨〉，《中國藥學雜誌》，27卷增刊 (1992)，頁32–36。

37. 〔明〕趙均，〈金石昆蟲草木狀敘〉，明彩繪本《金石昆蟲草木狀》，卷首。

德 (1506–1521) 末赴京，授翰林院待詔，確實有機會能得見《本草品彙精要》。而周氏姐妹合繪的《本草圖譜》，據清・王士禛《池北偶談》所記[38]，乃是依據文俶之本臨仿。因此，這兩種摹繪本都是畫家從藝術角度傳摹《本草品彙精要》的藥圖，其目的本非為本草學術。這兩種摹繪本在當時都引起了人們極大的興趣，被作為藝術珍品記載於筆記文集。現代的美術工具書對上述兩種女畫家的作品都有介紹，唯獨不知道它們來自更精美的《本草品彙精要》插圖。

《本草品彙精要》藏於內府，最容易得見此書的還是宮廷的畫師和太醫院的醫官。明弘治年間畫院畫師參與繪製本草圖，此後的明代畫院恐怕不至於很快忘卻這一大事。前已述及，《本草品彙精要》成書後，曾不斷為宮廷外的人士複製傳摹，那麼明畫院的畫師們守著前輩的作品，豈能無動於衷？果然，宮廷畫師的後續之作在近年陸續發現，其一是《食物本草》[39]，其二是最近才發現的《補遺雷公炮製便覽》[40]。這二書都不是《本草品彙精要》摹繪本，而是在其基礎上予以增刪，形成新的彩繪本草圖譜。

---

38. 〔清〕王士禛，《池北偶談》（北京：中華書局，1982），卷12，頁350。
39. 鄭金生，〈中藥書籍資料的查找與利用（五）〉，《中藥材科技》，6 (1983)，頁40；尚志鈞，林乾良，鄭金生，《歷代中藥文獻精華》（北京：科學技術文獻出版社，1989），頁424；鄭金生，〈明代畫家彩色本草插圖研究〉，《新史學》，2003，14 (4)，頁65–120。
40. 鄭金生，裘儉，〈新浮現《補遺雷公炮製便覽》研究初報〉，《中國中藥雜誌》，39：5 (2004)，頁389–391。

這兩書的共同特點，是取某一現成本草書，為其配圖。考察原書形制及彩繪本草圖的風格，可以肯定其書出自宮廷，其畫出於明畫院畫師之手。但《食物本草》文字為明正德至嘉靖前半期（約1506–1550）盧和、汪穎所撰，故雖配以彩繪圖，其書名不變。據此，該圖譜繪成時間大約在嘉靖後半期至萬曆之間（約十六世紀中期）。《補遺雷公炮製便覽》的文字內容主體取自明・俞汝溪（約為嘉靖、萬曆時人）《新刊雷公炮製便覽》，再補若干藥性歌訣[41]。該書繪成於萬曆辛卯 (1591)。這兩書繪圖的主題都非常明確，《食物本草》繪製的是食物，《補遺雷公炮製便覽》繪製的是藥物炮製法。這兩書都是畫家在《本草品彙精要》基礎上再拓展新的主題，表現後世畫院畫師的繪畫能力和藝術構思。

《食物本草》四卷，有彩繪圖四百九十二幅，其繪圖的原則是文中凡有名者均配一圖。其中仿繪《本草品彙精要》之圖二百一十三幅。這些仿繪圖大多是原書的精品，因為《本草品彙精要》的日常習見食品多為寫生圖。屬於《食物本草》新繪的二百七十九圖中，有四十二幅屬於輔助圖，其中水類圖占了多數（三十三幅）。水類最沒有辦法繪出形態圖，但《食物本草》的繪圖者居然能從不同水的來源、採集、傳說等角度，繪製出相關的圖形，其想像力的豐富，似乎更勝《本草品彙精要》一籌。例如

41. 白華，鄭金生，〈《補遺雷公炮製便覽》文字作者考〉，《中藥材》，26卷增刊 (2003)，頁57–59。

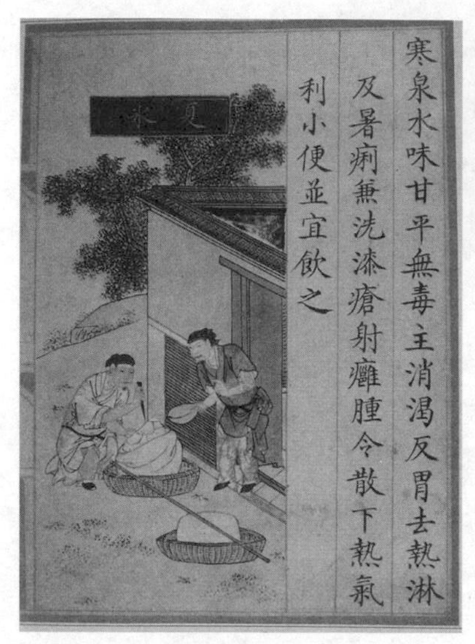

圖19 《食物本草》「夏冰」圖

「夏冰」圖，繪一賣冰人沿門售冰，這對當時賣冰習俗的考察肯定是有意義的。

該書另一個特點是繪製了十六種食物的品種圖九十二幅（新繪者八十五幅），這也是前無古人、後無來者的創作！將同一種食物因產地、栽培、製作法、外形等不同而形成的不同品種繪製成圖，即便現代的科學繪圖也是極困難的事，《食物本草》繪圖者怎麼會有這等本事呢？經考察，這些品種圖原來都是根據文字顧名思義繪製出來的，根本不是寫實之作。例如「酒」條提到了十六種酒名，畫師們就根據其名繪製成不同的圖：廣西蛇酒，畫三酒罈各纏一蛇；枸杞酒，則畫一人將枸杞連果帶枝投入酒罈……像這樣的品種圖，其實也都應該視為藝術本草插圖。

《食物本草》彩繪圖可能沒有藥學人士配合，所以書中因藥學知識（甚至是日常生活常識）的缺乏而造成的嚴重錯誤至少有五十多處[42]。例如將落花生繪成大桃狀，將比目魚畫成兩魚共一首，誤江豚（狀如海豚而小）為豬，誤鯪鯉甲（穿山甲）為魚，甚至將梅

42. 鄭金生，〈明代畫家彩色本草插圖研究〉，《新史學》，14：4 (2003)，頁98。

雨水誤認為是梅樹上的水……從藥物學的角度來看，種種謬誤，令人噴飯！筆者考察，其寫生之圖總共不過十餘種，其他新繪圖絕大多數是根據文字甚至自我想像繪製而成。該書中的藝術本草插圖的數量大大超過了《本草品彙精要》！

《食物本草》今存兩部，中、日兩國各一部（日本藏本殘去一卷），且均已影印出版。從美術的眼光來看，其圖的確可以反映明代中期畫院派花鳥蟲魚禽獸的畫技和風格，但從本草學術的角度考察，單獨由畫家繪製的本草圖，其學術價值非常有限。

《補遺雷公炮製便覽》的主題與《食物本草》雖然不同，但繪圖的基本方法及存在問題卻很相似。該書原本十四卷，今萬曆本缺一卷，存彩繪圖一千一百二十八幅（計入清抄繪本所存佚圖，共存圖一千一百六十二幅）。其中從《本草品彙精要》弘治正本仿繪的藥物形態圖、輔助圖達到八百五十五幅，新增圖二百九十八幅。該書琳琅滿目的藥物形態圖基本上都仿自《本草品彙精要》。

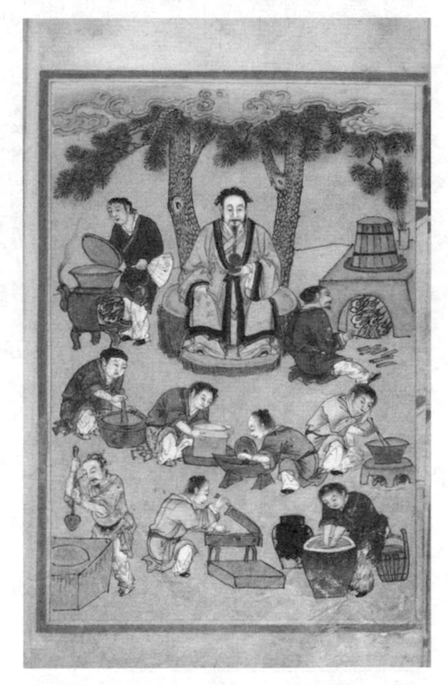
圖20　《補遺雷公炮製便覽》圖

該書最大的特色是新繪了二百二十四幅藥物炮製圖。選擇炮製題材，為畫師們創作人物活動畫提供了施展之地。筆者統計該書彩圖中出現的人物竟達九百一十一人，是《本草品彙精要》中的人物（一百七十四人）的五倍多。該書繪製炮製圖，不是根據當時炮製的實際，而是依據書中是否有《雷公炮炙論》的條文。因此，其創作的各種炮製技術圖也是憑藉文字而非寫實。但是，炮製技術可以依據文字，炮製器具的形制在《雷公炮炙論》卻沒有記載，還必須根據明代的炮製所用器具來繪製。因此，《補遺雷公炮製便覽》展示的炮製場景和各種器具，是反映當時炮製狀況非常珍貴的圖像資料。該書之前有一幅雷公炮製圖，畫著雷公端坐居中，在其四周藥工們操持各種器具炮製藥物，宛如一個小型的製藥工場。這部分炮製藥圖彌補了古代本草繪圖的不足，其意義自不待言。

和《食物本草》的畫師一樣，該書繪圖者也熱衷於繪製輔助圖（共五十四幅），其中最引人注目的是人部藥圖。人部藥就是使用人身體的某些部位或者廢棄物入藥。自從有本草繪圖以來就沒有見過人部藥圖。《本草品彙精要》甚至特意聲明：繪圖是便於識用藥物，而人身之物大家都有，所以不再繪圖[43]。但《補遺雷公炮製便覽》的畫師們不受此約束，別出心裁，繪製了十六幅人部藥輔助圖，諸如人胞、男子陰毛、人精、髮髲、亂髮、人乳汁、頭垢、人牙齒、耳塞、人屎、婦人月水、浣褌汁、懷妊婦人爪甲、人血、人膽等，盡皆有圖。例如「人胞」繪製了古代的埋

43. 劉文泰等，《御製本草品彙精要》，「凡例」，頁35。

胞圖，「男子陰毛」則取其可治蛇傷的傳說，畫一人被蛇咬、旁有男子褪褲拔毛相助。其構思奇特，場景各異，匪夷所思。

除人部藥外，還有其他數十種藥物的輔助圖。其中「天子藉田三推犁下土」一藥下有一氣勢恢弘的插圖。該圖既表現大臣請求皇帝祭壇下犁，又描繪天子扶犁親耕。天子親自扶犁耕田，是一種古老的禮俗，元旦祭祀先農之後都要表演此節目。另「古鏡」圖也表現了罕見的古代磨銅鏡的場面。所以本草輔助圖，是畫師們發揮藝術想像力的用武之地。這些藝術本草插圖對藥物學並無多大的學術意義，但對考察古代的禮俗、民俗、服飾、器具等可能有其一定的價值。

在藥物知識方面，《補遺雷公炮製便覽》的畫師似乎也不比《食物本草》畫師強多少。只是因為他們很少自己重繪藥物形態圖，所以露怯之處比較少。但只要新繪之圖涉及藥物形態，仍然可見紕謬。例如該書將「地菘」繪成小松樹，完全不知道所謂「地菘」就是形狀像「菘」（白菜）的一種小草本植物。畫家們對藥物乃至日常事物的知識貧乏，於此可見一斑。

以上兩種彩繪圖譜，都是《本草品彙精要》的後續之作。它們雖然能流傳至今，但其傳承範圍基本上是在美術界，本草界對其一無所知。這一現象也表明，明代從《本草品彙精要》肇始，其彩圖主要是作為藝術品受到畫界人士的重視和珍藏，又經畫界人士不斷地複製、增刪，形成了系列後續圖譜。這些書籍不僅繪畫風格一脈相承，而且採用的表現方法（輔助圖、憑文字記載創作新圖等）也如出一轍，使之形成了中國本草繪圖中比較特殊的藝術插圖。這些本草圖的產生並非由於藥物學發展的需求，而是畫師們從事藝術創作的一個題材。單純從本草學術對其進行考察，自然評價比較低。如果藝術史學者能參與研究明代畫家彩繪本草圖，也許會對這一時期眾多彩繪本草圖給予新的評價。

以上回顧了古代本草插圖發展的主要脈絡。本草史上的墨線寫實本草插圖真正發揮了促進中國藥物學發展的作用。遲至近百年才陸續浮現的宋、明彩色本草插圖卻一直未能為古代藥學界所用。明代畫院畫師繪製的眾多彩色本草圖中，有非常出色的寫實本草插圖，但也出現了一類新型的藝術本草插圖。這些本草插圖既展示了古代藥物的種類，也展示了與之相關的採集、炮製、相關民俗與傳說等許多方面的內容。它們和本草文字一起，完整地展示了中國本草學的全貌。

本草與文學

本草與文學看似風馬牛不相及，但在古代二者經常聲氣互通。例如本草書借助詩詞歌賦來幫助記憶和歸納要點，甚至形成了專門的本草歌賦類專著；而文學藝術又經常從藥名、藥物知識以及本草著作的形式等多方面來激發藝術創作的靈感，給後人留下了許多饒有趣味的文學藝術作品。這些作品充分顯示了古代社會對本草的關注和興趣。

一、本草中的歌賦及歌括類專著

詩歌與藥物的最早聯繫，可追溯到《詩經》。《詩經》中涉及的動植物數百種，其中有很多可作藥用。晉・陸璣有《毛詩草木鳥獸蟲魚疏》，其中的內容經常被後世本草引錄。後人甚至把「《詩》多識鳥獸草木」作為「在六經已寓有本草」的證據[1]。

1. 〔明〕倪元璐，「序」，見明・倪朱謨《本草彙言》，卷首，頁1–2。

詩歌與本草的密切相聯，以漢魏六朝最為興盛。當時詩家經常以藥詠懷，其中不乏對藥物形態、功效的描述。唐・歐陽詢《藝文類聚》(624) 中的草、寶玉、百穀、果、木、鳥、獸、鱗介諸部，就引錄了大量的漢魏六朝詩賦。例如該書所引漢・朱公叔〈鬱金賦〉，長達一百八十八字，其句如「美斯華之英妙，布綠葉而挺心」，「遠而望之，燦若羅星出雲垂；近而觀之，曄若丹桂曜湘涯」[2] 之類。類似這樣綺麗花俏、重在宏觀描述植物的詩賦，其實無關藥物實用。也許這就是那個時期有關藥物的詩賦很少被後世本草著作引錄的原因。

詩歌的簡練和韻律，使之琅琅上口，易於記憶。本草書中引錄的藥物詩多數實用性較強而又簡短易記。例如題為韓終的〈採藥詩〉詠「桂」：「開河之桂，實大如栗。得而食之，後天而老。」[3] 其中就說明了桂的產地（開河）、特徵（實大如栗）、作用（長生不老）。韓終乃秦始皇時代的方士[4]，《抱朴子》記載他是一位服食菖蒲十三年，身上長毛，日看書萬言，都能背誦[5]，跡近「神仙」的人物。韓終〈採藥詩〉和《藝文類聚》引錄的多首其他人的〈採藥詩〉相比，文學色彩很少，藥物內容卻更實在，所以得以進入本草書。梁・陶弘景《本草經集注》還引過一首朝

2. 〔唐〕歐陽詢，《藝文類聚・藥香草部》（上海：上海古籍出版社，1982），卷81，頁1394。
3. 轉引自〔宋〕唐愼微，《重修政和經史證類備用本草》，卷12，頁290。
4. 〔漢〕司馬遷，《史記・秦始皇本紀》，卷6，頁252。
5. 〔晉〕葛洪，《抱朴子・內篇・仙藥》，卷11，頁85。

鮮人寫的〈人參贊〉：「三椏五葉，背陽向陰。欲來求我，椵樹相尋。」[6]其中介紹了人參的植物特徵（三椏五葉）、習性（背陽向陰）和生長環境（椵樹之旁）。直到現代，「三椏五葉」仍然是確定古代真人參（五加科植物）的鐵證。

漢魏六朝以至唐、宋，本草學發展的總體趨勢是知識積累，因此本草著作的主流多著眼於收集、彙總，以普及藥物知識為目標的藥物歌賦比較少見。雖然六朝經常有以「訣」名書的本草書（如題為陶弘景撰《藥總訣》[7]等），然此「訣」並非歌訣，而是祕訣、要點的意思。《宋史》記載後蜀・張文懿有《本草括要詩》，但這個「詩」字恐係誤加[8]。北宋・唐慎微《證類本草》（約十一世紀末）將本草知識總結推向一個高峰之後，南宋開始出現本草簡約之風，以適應社會上不斷增多的臨床醫家的需求，藥物歌訣隨之明顯增多。南宋・陳衍《寶慶本草折衷》(1248)引錄的「十九反」、「六陳」訣[9]，就是此後中醫藥界廣為流行的藥物十八反歌、六陳歌的前身。陳衍採錄這些歌訣，目的就是「取此訣簡而易記」。此外，陳衍還引錄了《本草簡要歌》的一句

6. 轉引自〔宋〕唐慎微，《重修政和經史證類備用本草》，卷6，頁146。
7. 〔宋〕掌禹錫，「補注所引書傳」，見《重修政和經史證類備用本草》，卷1，頁39。
8. 〔元〕脫脫，《宋史・藝文志》，卷207，頁5314。該書記《本草括要詩》，然此前〔宋〕鄭樵《通志・藝文略》（北京：中華書局，1987），卷69，頁811，載為《本草括要》，無詩字，故以此書為最早的本草歌括尚難成立。
9. 〔南宋〕陳衍，《寶慶本草折衷》，卷2，記十九反六陳訣。

詩：「越瓜卻乃是梢瓜。」[10]這說明南宋已經開始有專門的藥物歌訣了。

現存最早的本草歌訣專書是元·周天錫《圖經備要本草詩訣》(1294)[11]。該書和前述《本草簡要歌》一樣，採用七言詩的形式來表述藥物主要內容。例如菊花：

> 菊花散熱苦甘平，惡泪頭風服即輕。濕痹腰疼皆可療，輕身利血更明睛。[12]

像這樣的藥性歌，雖然取用了詩歌的形式，但已經褪盡了文學色彩，只為方便初學者記憶而已。比周氏書只晚一年的元·胡仕可《圖經節要本草歌括》(1295)，其風格與周氏《本草詩訣》雷同，也是採用七言詩來概括藥性功治，以便「讀者易記」[13]。這類早期的藥物歌括比較通俗，多採用七言詩體。

從上述本草歌訣問世之後，本草歌括類書籍就一發不可收拾。李時珍說：「我明劉純、熊宗立、傅滋輩，皆有歌括及藥性賦，以便初學記誦。」但明代最為流行的並不是上述三位醫家所

10. 〔南宋〕陳衍，《寶慶本草折衷》，卷20，藥物序號744。
11. 鄭金生，《圖經備要本草詩訣》校後記，見《海外回歸中醫善本古籍叢書》9冊，頁107。
12. 〔元〕周天錫，《圖經備要本草詩訣》，見《海外回歸中醫善本古籍叢書》9冊，卷上，頁33。
13. 〔元〕胡仕可，《圖經節要本草歌括》，見《海外回歸中醫善本古籍叢書》9冊，頁115–116。

撰本草歌賦，而是李時珍提到的「後世翻為韵語，以便記誦」的《東垣珍珠囊》[14]，又名《珍珠囊藥性賦》。《珍珠囊》、《藥性賦》原是兩書，明初合刊於《醫要集覽》叢書中。後人併為一書，托名元・李杲撰。這種《藥性賦》每藥多數只用一聯括其功治，非常簡單，且其駢句或長或短，不拘一格，非常容易背誦。其開篇為：

> 諸藥識性，此類最寒。犀角解乎心熱，羚羊清乎肺肝。澤瀉利水通淋而補陰不足，海藻散癭破氣而治疝何難？……[15]

該《藥性賦》的特點是將二百四十種藥物，以寒、熱、溫、平「四性」分類。其原作者可能是明初的嚴萃[16]。就是這樣一種菲薄但切於實用的《藥性賦》，成為明代中、後期五花八門的藥性賦中的佼佼者。明清廣為流行的《雷公藥性賦》（又名《珍珠囊指掌補遺藥性賦》）就是將上述四性《藥性賦》和其他簡明本草讀

14. 〔明〕李時珍，《本草綱目》，卷1，頁9。其中提到劉純的藥物歌括，可見其《醫經小學》；熊宗立之作，乃增補胡仕可《本草歌括》，並撰《藥性賦補遺》。傳滋《藥性賦》尚未見。

15. 〔明〕佚名，《藥性賦》，見《中國科學院圖書館館藏善本醫書・醫要集覽》（北京：中醫古籍出版社，1991）。

16. 尚志鈞，林乾良，鄭金生，《歷代中藥文獻精華》，頁424。今杏雨書屋編刊《杏雨書屋藏書目錄》（京都：臨川書店，1982，頁867）直接注稱嚴萃撰。

物合編而成。一直到現代，《藥性賦》依然是中醫初學者的入門讀物。其他以記誦為主旨的專門本草歌賦，數量雖多，能久傳者卻少，大多隨生隨滅。只有明·龔廷賢用四言詩編成的《藥性歌》(1587) 還算差強人意。其歌每藥一首四言詩，比較簡明。如：

人參味甘，大補元氣，止渴生津，調榮養衛。

黃芪性溫，收汗固表，托瘡生肌，氣虛莫少。……

這篇《藥性歌》述藥二百四十味[17]，比較實用，所以明、清均有人摘引或改編。但龔氏後來又將此歌抻展為四百味的《藥性歌括》(1615)[18]，反倒少人問津。可見藥性歌賦一旦冗長繁雜，其傳播面就大大減少。

明、清是本草歌賦創作的高峰時期，出現了數十種本草歌訣類著作，風格各異。有的本草書只把詩句駢語作為點綴，用作藥物提要。例如著名的《本草蒙筌》，雖然也「創成對語，以便記誦」，但歌賦並非該書重心，其核心內容是其中的解說。還有的本草書則把詩句作為各藥綱要，其下又加注釋，以補歌訣之不足（如明·許希周《藥性粗評》、清·張秉成《本草便讀》等）。這類本草歌訣，實際上是詩、文並重，詩提其要，文釋其義，以利臨床實用。

---

17. 〔明〕龔廷賢，《萬病回春》，見《龔廷賢醫學全書》（北京：中國中醫藥出版社，1999），卷1，頁227。
18. 〔明〕龔廷賢，《壽世保元》，見《龔廷賢醫學全書》，卷1，頁501。

詩詞歌賦本是文人所長，也是文人所喜。古代仕途失意的儒生以醫為業者蔚為風尚，因此有的「儒醫」就借編寫本草歌賦一展抱屈之才。明代有位庠生徐鳳石，撰成《本草大成藥性賦》（約十五世紀）。該書藥近千味，一一為之編賦、加注，洋洋十萬言，不僅藥賦對仗工整，連注文也多用對語。諸如「蛇舌療驚風留血，蛇癇並治；鼠姑除咳逆惡瘡，鼠瘻皆除」、「土鹵輕身收大效，地筋止渴建奇功」[19]之類。但是蛇舌、鼠姑、土鹵、地筋，都是極冷僻之藥，習誦這樣的歌賦，何關實用？無獨有偶，清・龍柏《脈藥聯珠・藥性考》和《食物考》(1795) 收藥三千餘種，各藥編成四言歌訣，然後再加眉批附注。像這樣的本草歌賦，誦之不能，讀之害意。好在其注文尚有可取之處，故還能傳世。

某些詩人騷客，也偶爾借本草施展才藝。例如明代著名散曲家王磐（1470–1530，字鴻漸，號西樓）為《野菜譜》（或引作《救荒野譜》）撰寫過六十首詩，今擇其二：

> 地踏菜，生雨中，晴日一照郊原空。莊前阿婆呼阿翁，相攜兒女去匆匆。須臾採得青滿籠，還家飽食忘歲凶。東家懶婦睡正濃。
>
> 青蒿兒，才發穎，二月二日春猶冷。家家競作茵陳餅。茵

19. 〔明〕徐鳳石，《祕傳音製本草大成藥性賦》，見《海外回歸中醫善本古籍叢書》10冊，頁398。

陳療病還療饑，借問採蒿知不知？[20]

王磐野菜歌的格調果然高古，但其作和早期詠藥詩一樣，重在借物抒懷。其文學價值恐怕要高於藥學價值。

清代大臣葉志詵，也曾撰《神農本草經贊》(1850)。他取孫星衍輯《神農本草經》原文，再加贊、注。每藥之贊四言四韻，古奧詰詘，非得自己再旁徵博引來注釋其出典不可。此類本草歌賦，大抵是文人遣興之作，本不在乎醫家實用，所以醫家也不是很看重。

本草著作中能結合中國傳統文化中頗具特色的詩歌，為本草學平添色彩。同樣，中國古代的詩歌戲曲也經常從本草學中汲取題材，創作出另一番令人興趣盎然、為民間喜聞樂見的作品。

二、文學作品的藥物相關內容

本草學中的藥物名稱、藥性知識、本草著作形式等，都曾經進入古代文學藝術家創作的視野。其中藥名最多見於古代的詩詞歌賦之中。這是因為數以千計的藥物命名內容極為豐富，文學藝術作品通過諧音、會意、隱喻等手段，採納藥名，就能達到妙趣

20.〔明〕王磐，《野菜譜》，見《食物本草》（鄭金生等校點）（北京：中國醫藥出版社，1990），頁440–441。

橫生的效果。

三國之時，「合歡蠲忿，萱草忘憂」，已經是借物抒懷的常識[21]。當時贈送「忘憂」草（即萱草）勸人勿憂，贈送「合歡」勸人釋忿[22]，已然形成了一種民俗。此外，離別時贈送芍藥（一名「何離」），可委婉表達「為什麼要離別」的惋惜；贈以文無（一名「當歸」）[23]，則含蓄地表達「應該回來」的期盼。三國時原魏將姜維，投降蜀國，後「復得母書，令求當歸。維曰：良田百頃，不在一畝；但有遠志，不在當歸」[24]。這是史書記載用藥名遠志、當歸，來表達「只要有遠大志向，不在乎是否回去」意願的著名典故。類似這樣以物抒懷的習俗一直延綿不絕，文藝作品自然也就從這樣的民俗中汲取創作營養。

（一）藥名入詩

藥名入詩，最晚不會晚於六朝。六朝文尚綺麗新奇，舉凡地

---

21. 〔魏〕嵇康，《嵇中散集．養生論》，見《四部叢刊初編》（上海：商務印書館，1936），卷3，頁15。
22. 〔宋〕李昉，《太平御覽》，卷960，頁4260。「欲蠲人以憂，則贈以丹棘，丹棘一名忘憂；欲蠲人以忿，則贈以青裳，青裳一名合歡。」
23. 〔晉〕崔豹，《古今注》，「牛亨問曰，將離相別贈以芍藥，何也？答曰，芍藥一名何離，故相贈。猶相招召贈以文無，文無一名當歸。」轉引自《重修政和經史證類備用本草》，卷8「芍藥」，頁210。
24. 〔晉〕陳壽撰，〔宋〕裴松之注，《三國志．蜀書》，卷44，頁1083。

名、姓名、數字、卦名、藥名等，均可為詩。僅《藝文類聚》雜文部一卷，就收了梁・簡文帝（550在位）、元帝、庾肩吾、沈約的「藥名詩」各一首。在此之前的南齊・王融 (467–493) 也有「藥名詩」。今舉梁・簡文帝「藥名詩」為例，分析當時此類藥名詩的技巧：

> 朝風動春草，落日照橫塘。重臺蕩子妾，黃昏獨自傷。燭映合歡被，幃飄蘇合香。石墨聊書賦，鉛華試作妝。徒令惜萱草，蔓延滿空房。[25]

從字面上來看，這是一首描述婦女獨守空房的生活和情感的詩。這位婦人早看風吹春草，晚看日照池塘。白天還可遊蕩，黃昏獨自感傷。燭光下映照的被褥、床幃，都引起怨婦的惆悵。她只得寫詩、化妝，消磨獨處的時光。但該詩中每一句都巧妙地嵌入了一個藥名（或別名）。其手法多數是借用藥名的字面意義，如春草（即藥物「白薇」）、橫塘（即「莨菪」）、重臺（即「蚤休」）、黃昏（藥物「王孫」或「合歡」的別名）、蔓延（即「王孫」）等，或直接使用藥物實體，如石墨、鉛華、蘇合香（也暗含交合之義）。甚至借用藥名的深層隱喻，如「合歡」、「萱草」。「合歡」被，說明這位婦人是有夫之婦。而「徒令惜萱草，蔓延滿空房」一聯，意思是「我白白的愛惜著萱草」（據說萱草可以忘憂，又可「宜男」，

---

25. 轉引自〔唐〕歐陽詢，《藝文類聚・藥雜文部》（上海：上海古籍出版社，1982），卷81，頁1010。

佩之據說容易生男孩），可惜沒有心上人在身邊，也只有讓萱草「瘋長蔓延，占據我空落落的房間」！怨婦之哀愁，躍然紙上。

藥名詩的技巧其實比較淺近。但如果不熟悉藥物名稱，特別是冷僻的別名，就無法瞭解詩人的巧思。藥名詩興起於六朝，和當時文風皆喜調謔有關。後世藥名詩綿延不絕，亦多屬於遊戲筆墨，故藥名詩在詩壇地位並不高。只有宋人陳亞，因寫了百餘首「藥名詩」而名著一時，其書見《宋史》著錄。

宋・吳處厚《青箱雜記》[26] 曾專門談到陳亞。陳亞，揚州人，雖仕至太常少卿，但卻被當時的人視為「滑稽之雄」。他有些藥名詩曾膾炙人口，如「風月前湖近，軒窗半夏涼」。「棋怕臘寒呵子下，衣嫌春暖宿紗裁」。其中「前湖」即「前胡」，「呵子」即「訶子」（訶黎勒），「宿紗」即「縮砂仁」，均利用諧音而轉義。半夏則利用其字面意義。他的〈贈祈雨僧〉詩有一聯：「無雨若還過半夏，和師曬作葫蘆羓。」此聯辛辣地取笑祈雨的和尚，「若夏天過了一半還不來雨，連和尚（的腦袋）都要曬成乾葫蘆了」。其中的「葫蘆羓」即藥物「胡蘆巴」[27] 的諧音。

陳亞不僅寫的藥名詩多，更重要的是他還有自己的一套說法，他認為什麼藥名都可以用於詩，全憑合理運用的智慧。有人測試他：「延胡索可用乎？」他應聲曰「可！」沉思片刻即朗吟

---

26. 〔宋〕吳處厚，《青箱雜記》，見《四庫全書・子部小說家類》，卷1，頁6。

27. 胡蘆巴，豆科植物葫蘆巴 (*Trigonella foenumgraecum* L.) 的種子。與葫蘆無關。陳亞借其「巴」字音，轉義為「羓」。

曰：「布袍袖裡懷漫刺，到處遷延胡索人！」並說此聯可以送給「游謁窮措大」。延胡索即玄胡，此藥名的字面意義確實難以利用，但陳亞在「延胡索」前加一個「遷」字，其義立出。其詩諷刺當時某些窮酸失意的書生（窮措大），布袍袖裡揣著老名片（漫刺），到處晃蕩（遷延），胡亂求拜糾纏他人（胡索人）。

雖然陳亞之後，許多文學作品也時常將藥名入詩作為點綴，但論其數量和質量，恐怕沒有人能超過陳亞了。

古代文學作品中借用藥名的地方很多，最為人熟知的大概要數元・王實甫《西廂記》那首治相思的「藥方」：「桂花搖影夜深沉，酸醋當歸浸……忌的是知母未寢，怕的是紅娘撒沁。吃了呵，穩情取使君子一星兒參。」[28] 其中含有六味藥名。這一「藥方」後世多加變更，如清嘉慶間的《西廂記鼓詞》中又有發揮：

> 桂花叢中選，熟地要防風。紅娘子作引，透入天門冬。謹提防七情六欲與相火，怕的是知母、檳榔、密陀僧。只等到南天星上人參靜，我就將沉香、蓮蕊、配橘紅。使君子出上幾點風流汗，管叫你百病離身體態輕。[29]

明・吳承恩《西遊記》中也有兩首藥名詩詞。其中第二十八

28. 〔元〕王實甫，《西廂記》（日本文求堂書店影印暖紅堂、夢鳳樓本），卷3，頁20。
29. 轉引自傅惜華編，《西廂記說唱集》（上海：上海古籍出版社，1986），頁244。

回描寫孫悟空作法傷獵戶的場面：

> 石打烏頭粉碎，風吹海馬俱傷。人參、官桂嶺前忙，血染硃砂地上。
>
> 附子難歸故里，檳榔怎得還鄉？尸骸輕粉臥山場，紅娘子家中盼望。[30]

以上名著使用藥名入詩的技巧，仍然不脫古代藥名詩的窠臼。只是由於主題不同，許多藥名更多地被擬人化而已。

藥名入詩並非只有一個模式，其中值得一提的是藥名離合詩。所謂離合詩，是通過拆分文字或名詞來合成詩句的雜體詩名。宋・蔡絛《西清詩話》認為東漢已有離合體，但到唐代才使用藥名入離合詩[31]。所謂「離合詩」，就是將一物之名的二個字拆開，分別居於二句詩的尾、首。或者說把二句詩前句之尾、後句之首連起來就是一個名稱。離合詩常用於縣名、藥名。唐・張籍有一首〈答鄱陽客詩〉就是著名的例子：

> 江皋歲暮相逢地，黃葉霜前半下枝，子夜吟詩問松桂，心中有事喜君知。

30. 〔明〕吳承恩，《西遊記》（北京：人民文學出版社，1990），28回，頁203。

31. 闕名，《金玉詩話》，見〔元〕陶宗儀《說郛》（《四庫全書》本），卷81，頁43（吳曾《能改齋漫錄》卷三引作宋・蔡絛，《西清詩話》）。

其中地黃、枝（梔）子、桂心三個藥名被分開，分別置於前一句之末，後一句之首。像這樣的藥名離合詩更加詭異做作，所以後世仿效者不多。

藥名入詩歌或詞曲，可以展示詩人的機敏博學，博得讀者會心一笑。此外，古代出現過眾多的藥名對聯，本質上與藥名詩一脈相承，只是藥名對聯更注意對仗工整而已。中藥裡成千上萬的藥名，自然不乏巧妙的對仗。李時珍《本草綱目》記載：王瓜「一葉之下一鬚，故俚人呼為『公公鬚』，與地黃苗名『婆婆奶』，可為屬對！」[32] 清代《鏡花緣》第七十七回「鬥百草全除舊套，對群花別出心裁」，就像掉書袋一般，抖落出許許多多的藥名對，其巧思無人能超得過：

> 長春—半夏，金盞草—玉簪花，觀音柳—羅漢松，續斷—連翹，接骨（即續斷）—扶筋（即狗脊），木賊草—水仙花，猴薑（骨碎補）—馬韭（麥門冬），燈籠草（酸醬）—火把花（鈎吻），鈎藤—剪草，牽牛—逐馬（丹參），蒼耳子—白頭翁，人柳（檉柳）—扶桑，玉豉（地榆）—金鹽（五加），狗耳草—雞冠花……[33]

藥名在文學作品中還常用於酒令、燈謎等許多方面。本文限

32. 〔明〕李時珍，《本草綱目》，卷18，頁1274。
33. 〔清〕李汝珍，《鏡花緣》下（北京：人民文學出版社，1990），77回，頁566–572。

於篇幅，不予贅引。此外，據載1930年代，樂家老藥鋪樂仁堂主人特邀名丑蕭長華演出《幽閨記》裡的〈請醫〉一折，其中一段用三十幾個中藥名串連出一段詼諧的臺詞。現代還有人在相聲創作中使用藥名。以上各種形式雖有不同，但使用藥名的技巧與藥名入詩沒有根本的區別。

藥名既然可以入詩、作對，自然也可以跳出詩歌對聯的束縛，被其他的文學作品採用。元、明及其以後，文學作品在充分汲取藥名入詩技巧的基礎上，更多地將藥物擬人化，使之應用於敘述文體，甚至是戲曲之中。

（二）藥物擬人化與藥物劇

將藥物擬人化，對於中國藥物來說，具有先天的優勢。因為整個中藥世界本來就充滿了人情味。

漢代《神農本草經》中就已形成的早期藥物分類法，把藥物分上、中、下三品。這三品分類既對應於宇宙（天、地、人），又對應於社會（君、臣、佐、使）。也就是說，藥品內部的等級制，已充分借鑑了社會的組織形式。

《神農本草經》把藥物分成「君、臣、佐、使」，在配合用藥時，主張「宜用一君、二臣、三佐、五使；又可一君、三臣、九佐使也」[34]。君主至高無上，只能有一個，「天無二日，民無

34. 〔宋〕唐慎微，《重修政和經史證類備用本草》，卷1，頁30。

二主」，但臣下可以像寶塔一樣，越到底層面積越大，這是封建社會的結構在中藥早期分類中的反映。梁代著名藥學家陶弘景指出：「今按用藥，猶如立人之制，若多君、少臣，多臣、少佐，則氣力不周也。」[35] 陶氏的意見是，藥物配合就和社會組織一樣，違背了「立人之制」，就形不成強大的力量。

《神農本草經》三百六十五種藥，上品補養藥占了一百二十種。但同為上品藥，也有貴賤之分。所以陶弘景說：「又恐上品君中，復各有貴賤。」[36] 就好像一國之中，皇帝最高，但到分封的諸侯國裡，又可以再分貴、賤。傳統的中藥（尤其是藥學發展早期）世界和階級社會一樣，人與人並不平等，有貴賤、高下、主輔之分。因此，文學作品將那些具有補養作用的上品藥擬人化時，常賦予正人君子的角色。而那些有毒藥品，則經常被當作下等人、甚至反面人物。

由於某些藥物的特殊功能，本草書中常直接賦予它相應社會職能的官名。例如甘草，味甘、性平、能調和諸藥，因此美稱「國老」。陶弘景解釋說：「國老即帝師之稱。雖非君，為君所宗。是以能安和草、石而解諸毒也。」[37] 又如大黃，很早就有了「將軍」的別名。陶弘景的解釋是：「將軍之號，當取其駿快矣。」[38] 可見大黃是以迅捷的瀉下作用受封為「將軍」。像這樣

35. 〔宋〕唐慎微，《重修政和經史證類備用本草》，卷1，頁30。
36. 〔宋〕唐慎微，《重修政和經史證類備用本草》，卷1，頁30。
37. 〔宋〕唐慎微，《重修政和經史證類備用本草》，卷6，頁148。
38. 〔宋〕唐慎微，《重修政和經史證類備用本草》，卷10，頁247。

用官名作別名的藥物，在文學擬人化時，其角色自然非常明確。

此外，中醫早期用藥理論強調「陰陽配合、子母兄弟」[39]，即把藥物世界視如家庭，既有陰、陽（夫婦）的對立和配合，也有母子、兄弟姐妹一樣的親緣關係。連藥物之間的配合，本草書也像解釋人際關係一樣，用「七情」（單行、相須、相使、相畏、相惡、相反、相殺）來加以概括。從以上的藥物理論和藥物的命名規律，可以窺見藥物世界宛如人間的小社會。

藥物擬人化雖然早就見於藥名詩中，但那只是作為點綴。在某些以藥為主角的文章、戲曲中，藥物擬人化則成為重要的特色。在這些作品中，藥物被賦予姓氏，並被設計成與藥性相近的角色，然後借鑑藥名詩的諧音、會意等技法，完整地表達一個故事。下面不妨選明代蕭觀瀾的《桑寄生傳》來賞析藥物擬人入文的方式。

《桑寄生傳》模仿《史記》傳記筆法，如史傳一樣，介紹虛擬主角桑寄生由盛到衰的一生，最後仿《史記》行文體例，將「太史公曰」改為「作史君子曰」，對桑寄生作出評價[40]。該文較長，今節略主要內容以供鑑賞。

該傳開篇對桑寄生的里貫、性情、能力、地位予以簡介：

> 《傳》云：桑寄生者，常山人也。為人厚朴，少有遠志。

---

39. 〔宋〕唐慎微，《重修政和經史證類備用本草》，卷1，頁31。
40. 轉引自〔明〕李詡，《戒庵老人漫筆》，卷4。

> 讀書數百部，長而益智不凡。雌黃今古，談辭如玉屑。狀貌瑰異，龍骨而虎睛。膂力絕人，運大戟八十斤，走及千里馬。與劉寄奴為布衣交。劉即位，拜為將軍。

該文和藥名詩一樣，大量使用藥名的字面意義（如遠志、百部、大戟、千里馬等）。傳中的高潮內容是「桑寄生」平定反賊：

> 木賊反，自號威靈仙，與辛夷、前胡相結連，犯天雄軍。上謂生曰：「豺狼毒吾民，奈何？」生曰：「此小草寇。臣請折棰笞之。」上大喜，賜穿山甲、犀角帶，問：「何時當歸？」曰：「不過半夏。」遂帥兵往。乘海馬攻賊，大戰百合，流血餘數里。令士卒挽川弓，發赤箭，賊不能當，遂走，絆於鐵蒺藜，或踐滑石而躓，悉追斬之，惟先降者獨活，以延胡索縶之而歸。獲無名異寶不可勝計。

其中「木賊」因有賊名，被作為反面人物。而「辛夷」、「前胡」由於有「夷」、「胡」二字，就被作為番邦賊人對待了。「草蔻」諧音「草寇」、「川芎」會意為「川弓」。當然「海馬」不是馬、「赤箭」也不是箭，都不過是利用藥名某一字的字面本意而已。

此段之後，又介紹了桑寄生因功而貴，「以真珠買紅娘子為妾」。後來他「既溺於慾，又不能防風寒所侵，寖以成疾，面生青皮，兩手如乾薑，皤然白頭翁也。上曰：『吾曩者預知子之有今日矣。』賜神麴酒百斛，以皂角巾歸第，養疾而卒」。

「紅娘子」一藥本是毒性很強的一種昆蟲，但因它的名字是女性，所以在藥物擬人化的文學作品中，它從來是一個嬌娃。其他類似人間女子名字的藥物，大多也是被設計成各種類型的巾幗人物（如菊花、木香、梅花等）。

以上這篇《桑寄生傳》，雖然擬藥為人，說到底還是利用藥名玩文字遊戲，炫耀作者對藥物的熟悉、構思的巧妙而已。其文本身和藥物學沒有什麼關係。但是清代多見的藥物劇則不然，它是普及藥物知識的一個嶄新的藝術形式。

清代出現了一類以《草木春秋》、《草木傳》、《藥會圖》等為名的十幾種藥物劇本。其共同特點是劇中的人物設計往往根據相應的藥物性能。藥物的產地也就是角色的籍貫。這類劇本在歷史上是否真正演出過，目前尚無可考。但這類藥物劇劇本廣泛流傳，已足以說明其在民間影響十分廣泛。

仔細考察，這類藥物劇又有兩類。一類是利用藥物作為劇中的不同角色，但內容純粹是虛構的故事，不涉及任何藥物知識。例如題為清・雲間子演義的《草木春秋》刻本三十二回[41]，杜撰漢代故事，以藥擬人，設計了君臣狼主、強盜仙家、猛將佳人等，其中並不介紹藥物知識。

另一類藥物劇截然不同。它們雖然也是擬藥為人，但整個劇本從頭到尾，用各種形式宣傳普及藥物的基本知識。如果要進行

41. 尚志鈞，林乾良，鄭金生，《歷代中藥文獻精華》，頁504。

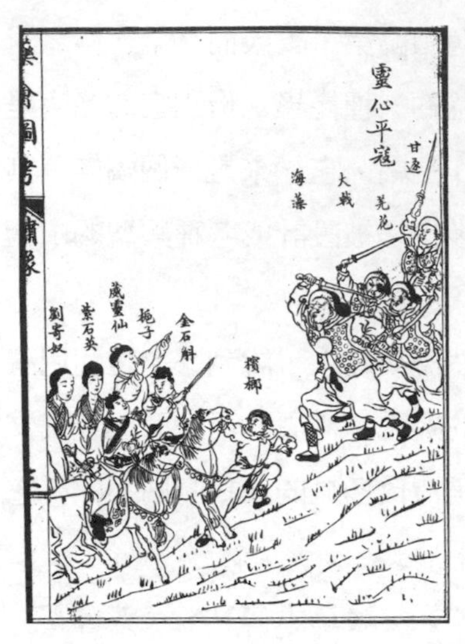

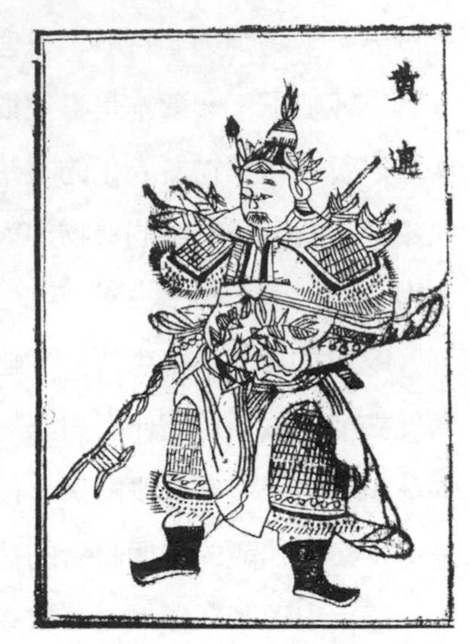

圖21　《草木春秋》圖

圖書分類的話，前一類屬於文學作品，後一類當列入藥物學著作中的一朵奇葩。

這類藥物劇隨著民間抄本的不同，情節和語言也會有差異。為了剖析此類劇本的形式和宣傳藥物知識的作用，今選其中一種《草木春秋》予以介紹。

該劇虛擬了一個朝代不明的故事。故事中角色的姓名都是藥名，性格也和各相應的藥物近似。貫穿全劇的主角「甘草」，是一位善調諸藥、解百毒的老人。他有一個女兒叫「菊花」，「菊花」的未婚夫叫「金石斛」。故事的主體圍繞著強盜要強娶「菊花」為妻，「菊花」受驚得病。「甘草」的僕人「梔子」受命外出請醫。經過種種磨難，「梔子」終於見到「金石斛」。「金石斛」滅妖除害之後，到甘府投親，與「菊花」完婚。此後，劇本又設計了「番鱉造反」、「甘草和國」兩回，講述「金石斛」在大黃將軍的統帥下，征討番邦駙馬「番木鱉」的反叛。最後在岳父「甘草」的幫助下，降伏反賊，得到封賞，以大團圓結局。在「梔子」外出求醫的過程中，又穿插了「陀僧戲姑」（和尚「彌陀僧」與尼姑「慈姑」調情）、「妖蛇出現」（烏梢蛇、白花蛇二妖蛇變成美女，迷翻了「梔子」）、「紅娘賣藥」（「梔子」與賣藥為生的「紅娘子」互相調侃）等情節。

若從戲曲藝術創作的眼光來看劇中的情節，可以說是非常庸俗淺薄。但如果這樣的劇目真在當時的農村上演，肯定也很受百姓歡迎。因為該劇熱鬧風趣、高潮迭起。其中有剿匪、平叛、黑夜鬥黑店主、人蛇大戰的武戲，又有尼姑、和尚私通、才子佳人約會、鬥嘴調情的文戲，自然容易招徠當時的鄉間百姓。

如果從普及藥物知識的角度來看待藥物劇，這卻是一個嶄新的「寓教於樂」、為百姓喜聞樂見的藝術形式，應該給予高度的評價。

藥物劇展示藥物知識的方式是多種多樣的。首先是根據藥物特性設計角色。例如主角「甘草」，他上場後的自我介紹是：「老夫姓甘、名草，山西汾州府平和村人氏。」山西汾州是甘草的主產地，「平和村」影射藥性平和。其唱詞自我介紹：

> 誰似我，性甘平，善調諸藥；也善會，解百毒，名揚千秋。就敷我，溫中去，炙也有益。

實際上就是甘草一藥所具有的調和諸藥，解百毒，溫中補益的功能。這些性質很類似人間的忠厚長者，於是「甘草」就被設計成長者，由老生扮演。該劇之末，「甘草」發揮解毒功能，制服了毒藥「番木鱉」（被設計成造反的番邦賊將），獲「國老」封號，「國老」實際上就是甘草的別名之一。

為了增加戲劇衝突，劇中設計了四名強盜和「甘草」作對，要搶奪他的女兒為妻。四個賊人是大戟、芫花、甘遂、海藻。為什麼要設計這四味藥作賊人？這是因為按照中藥「十八反」的理論，甘草與這四藥的藥性「相反」。「相反」藥如果同用，就會產生強烈的毒副作用，仿如人間仇敵，不共戴天。此外，按中藥配伍習慣，具有瀉下作用的大黃，臨床經常與枳實、芒硝配伍，因此後兩味藥在藥物劇被設計成大黃的副將。

反面人物自然多有毒性。《草木春秋》一個重要的角色「彌陀僧」，就是藥物密陀僧的諧音。密陀僧在明代以前是來自煉銀爐中殘餘的含氧化鉛 (PbO) 的一種渣腳。該藥有毒，能爛去腐肉，其藥名又有「僧」字，因此被設計成一個心術不正的僧人，由副淨扮演。他出場的臺詞是：

> 引白：浪蕩彌陀僧，熬膏治瘡疔。酒肉結朋友，相與眾醫生。白：吾乃紅爐寺彌陀僧是也。寺內銀老師，因我秉性最毒，不肯容留。多蒙眾醫生，用我熬膏，代治瘡疔。每日在外，到處結為厚友，只以吃肉為事。

所謂被紅爐寺「銀老師」趕出去，說的就是密陀僧乃煉銀爐中的廢棄渣滓。外科治療癰疽的膏藥中經常用到密陀僧，所以他說「熬膏治瘡疔」。此物能爛皮肉，所以他說「只以吃肉為事」。劇本中金石斛殺了彌陀僧，說是將他「打碎下油鍋熬膏去了」，即說明密陀僧是熬製外科膏藥的重要原料。

除了將藥物按特性設計成一個個性格鮮明的角色之外，藥物劇還通過活潑詼諧的語言和唱詞，用盡一切辦法向觀眾灌輸藥物知識。

戲曲與歌訣有相通之處，因此，藥物劇經常直接引用一些本草書中的藥物歌訣、或有關藥物的俗語諺語，作為唱詞或念白。例如劇中通過「彌陀僧」、「梔子」、「慈姑」三人的口，完整地唱出了本草書中的「十九畏」歌。又通過「烏梢蛇」告訴懷孕的妹妹「白花蛇」，孕婦應該忌服哪些藥物，其內容就出自本草書中的妊娠禁忌歌。劇中經常用一些簡短的藥性俗諺，例如：「是瘡不是瘡，先喝地丁湯。」又如：「安胎雖然艾葉好，必加阿膠始見靈。」觀眾對戲曲中這些生動的語言，自然會產生深刻的印象。

藥物劇在介紹藥物知識的時候，決不是一味讓角色背本草歌訣。劇作者經常設計一些符合角色身分的表白，來集中介紹某一類藥物（包括食物藥）的特性。例如前面介紹的壞和尚「彌陀僧」，酷好「吃肉」（腐蝕肌肉）。他洋洋自得介紹食用各種肉類的經驗：

> 我今日吃驢肉，動了風淫。吃狗肉，狗肉溫，壯陽益腎；吃羊肉，羊肉熱，大發瘡痕；吃豬肉，雖養脾，生痰有妄；吃牛肉，補脾虛，最能益人。吃鱉肉，有鱉甲，滋陰退熱；吃雞肉，有雞肫，磨積最要……

這就系統地介紹了常見動物肉類的功能和副作用。

類似上述集中介紹某一類藥物的片段，在藥物劇中多次出現，形式各有不同。把帶有某字的藥名（如「沙」、「子」、「仁」、「黃」等）集中介紹，是其中的一種方式。例如：「能治雀眼夜明砂。清熱利水海金沙，和胃安胎用縮砂。消喉腫，有硼砂。去風濕，有蠶沙。鎮心寧神用朱砂。」像這樣集中介紹藥物的方式，即便是在本草書中也很少見到。

還有一種方式是把相同來源的藥物集中介紹。劇中設計了一個情節：「梔子」耍賴，想不花錢得到「紅娘子」的藥，「紅娘子」提出建議：

> 你吃些，人中黃（受糞尿浸漬的甘草末——小字為作者所加注釋，下同），能解熱毒；你吃些，人中白（尿垢），能治牙疳。還有那，白丁香（麻雀糞），能破結毒；還有那，兩頭尖（老鼠屎），能治頭風。還有那，小童便，滋陰降火；還有那，五靈脂（鼯鼠糞），調血止疼；還有那，望月砂（兔屎），退翳明目；還有那，糞中蛆，腹結能通。

結果把「梔子」氣得直叫：「你這等說來，竟是叫我吃糞喝尿？」因為這類藥物全是源於動物的糞便！

某一性質或功效相同的藥物，劇中也常集中介紹，例如「梔子」去訪求「黃芪」醫生，設想那裡一定有許多溫性藥，於是他又說又唱：

> 我想那黃醫生，住在那溫家莊，倒有許多溫性也。唱：有一個蓽澄茄，入腎除冷。有一個高良薑，暖胃止疼。有一味覆盆子，固精暖腎。還有那蓽撥兒，去把寒攻。黑附子，能回陽逐寒益腎，有烏藥理腸痛，順氣調中。有蘆巴，益腎火，疝氣能治；吳茱萸暖肝腎，也治腸痛。白：就是他溫性奴婢，亦且不少。唱：有一個，叫麝香，能開百竅；有一個小茴香，理疝暖宮。還有那青木香，亦能散氣；白檀香，定霍亂，兼治心疼。

他一口氣開列了多種溫性藥，並將帶「香」字的藥物比擬成「溫性奴婢」，平添了許多情趣。

藥物劇的作者為了介紹更多的醫藥知識，甚至經常給劇中角色設計一些疾病，然後借其他角色的口來推薦治療方藥。

例如正生扮演的「威靈仙」覺得自己「今日寒邪反胃，嘔吐作疼，心內有些霍亂，腸中又兼泄瀉」，他的兩個老婆「紫石英」、「白石英」趕緊建議：

> 紫石英白：老爺今日之病，必得那治嘔吐、散寒、健脾、除風之藥才好。唱：你吃些，紫蘇葉，散寒下氣；你吃些，香薷兒，去去暑風。你吃些，川厚朴，理痛消脹；你吃些，白扁豆，益脾和中。劉寄奴白：還得那，滲濕和胃、止瀉定亂之藥才好。唱：你吃些，烏梅肉，治治暑熱；你吃些，藿香葉，定亂止疼。你吃些，大腹皮，利水消脹；你吃些，白茯苓，滲濕調中。紫石英白：呀，這一會我身上也兼發冷！想是感冒風寒。我又不肯使錢買藥，這該怎麼呢？有了！唱：吃一些，蘿蔔兒，去去膨脹；喝一碗，葱姜湯，散散風寒。

通過這樣的場景設計，觀眾對日常多見的受寒反胃、風寒感冒的治療藥物應該有基本的認識。

除此以外，藥物劇中也時不時介紹單方。例如「大黃」將軍的一段唱詞云：

> 他要害，休息痢，叫我難治；得一個，鴉蛋子，才保無虞。

用桂圓肉包住鴉膽子（鴉蛋子）吞下，一直到現在，還是中醫用來治療阿米巴痢疾（休息痢）的有效單方。好色的「彌陀僧」甚至念了一首房中奇方：

> 七粒丁香八粒椒，細辛、龍骨、海螵蛸。枯礬少許蜂蜜

合，十八嬌娘閃斷腰。

這首歌誇張房中奇方的效果，以為服了這壯陽藥，會使十八歲的姑娘興奮得把腰都扭斷了。

以上是藥物劇千方百計調動觀眾的情緒，進而宣傳藥物知識的幾個方面。但是，前已述及，藥物劇本來就是從藥名入詩、藥物擬人化逐漸演變過來的。因此在藥物劇中，也經常直接利用藥名的字面意義，或者借助諧音、會意、隱喻等手段，製造幽默效果。

直接利用藥名字面意義看似容易，但用得巧妙，也會讓人忍俊不已。例如劇中「威靈仙」唱：「定使個，獨活兒，治這邪風。」「獨活兒」為北方話，意思是獨門兒、絕招。按字面意義，這句話是說：「我一定要用絕招治這股邪風」。但實際表達的藥物知識卻是：「獨活能治邪風。」另一精巧的例子是藥物「牙皂」。該劇中有句唱詞：「連忙走，到衙前，先稟牙皂；叫牙皂，速通關，逐這邪風。」字面意義是請衙門的「牙皂」（皂吏、差役）趕快通報官員，驅除邪風。內含的藥物知識是：「牙皂」（「豬牙皂角」簡稱）可以通關竅，逐除邪風。

為擴大藥名使用範圍，藥物劇還常用藥名諧音。例如藥物「白礬」，可諧音「白煩」（不花錢去麻煩人）。唱詞「今日又要白礬，消痰解毒」，字面意義是「今天還要麻煩你來消痰解毒」，實際上是介紹「白礬消痰解毒」的功效。

這類藥名諧音還比較好理解，困難的是有些藥名必須「會意」或「聯想」，把握藥名特殊字詞，取其一點，不及其餘，才能體會其運用之妙。例如下面這段唱詞，表面上是人物形象描述：青面、紅鬚，戴冠、穿甲、騎馬——

> 生就的，銅青面，能醫爛眼；長就的，紅蓮鬚，還補遺精。帶一頂，白雞冠，能治白帶；穿一件，豬蹄甲，痔漏有功。身跨著，橘紅馬，化痰止嗽。

實際上每一個細節描述，都表達了一味藥的功效。

又如劇中「威靈仙」唱：

> 壯腰脊，我定要，剝你狗脊；攤膏藥，我還要，揭你狗皮。

字面看起來是「威靈仙」在罵賊，實際上這裡交代了藥材「狗脊」（植物藥）可以「壯腰脊」，而「狗皮」（動物藥）可以用來攤製狗皮膏藥。

藥物劇是清代才興起的一種傳播藥物知識的新方式。它脫離了借藥名純粹玩文字遊戲的舊套，注重藥物內容，為在民間普及藥物知識發揮了一定的作用。有關清代藥性劇的研究，以山西中醫學院賈治中教授的研究最為深入。賈教授與楊燕飛教授聯袂出版了《清代藥性劇》一書，彙集了多種民間藥性劇的抄本及現代相關研究成果[42]。但必須指出的是，藥物劇雖然「寓教於樂」，但它只是一個普及本草知識的載體，並沒有任何學術上的創新。只有那些深入到本草學術內部的文學創作，才能使文學作品對本草學有所促進。歷史上確有很多文學作品記載了各種藥物知識，並成為本草知識的一個來源。

（三）文學作品中的藥物知識

中國本草歷來重視從非醫藥書中汲取營養。北宋著名的本草著作《經史證類備急本草》（簡稱《證類本草》），其名「經史證類」，就是說該書的藥物知識有著經史書為佐證。其實該書所引的非醫藥書中，經史書占的比重並不大，更為多見的是文藝作品、地方志、筆記等。中國早期的文學作品《詩經》之類，就是本草著作的資料來源之一。此外歷代的志怪小說、筆記雜錄等書中，都有著大量與藥效發現相關的故事，這些故事成為中藥藥效「傳信」的重要途徑。有關內容，可參本書〈藥效的發現與「傳信」〉一章（141–151頁）。

受文學作品影響最有趣的例子是藥物何首烏。該藥並非始見於某本草書，而是出自唐代大臣李翺(?–844)《李文公集》卷十八〈何首烏錄〉。此後該文有《說郛》和《證類本草》（引作〈何首烏傳〉）兩種傳本。李翺諡「文」，故稱李文公[43]。

42. 賈治中，楊燕飛，《清代藥性劇》（北京：學苑出版社，2013）。
43. 〔後晉〕劉昫等，《舊唐書》，卷160，頁4209。

〈何首烏錄〉之名看起來是藥物專論，其實是一篇人物傳記類型的文學作品。以下錄其梗概：

故事主人翁是何首烏的祖父能嗣（小名田兒），順州南河縣[44]人。田兒「天生閹」（先天性器官發育不全），故年五十八還無妻子。一日田兒醉臥野外，見有異藤兩株，相距三尺餘，居然苗蔓相交，久而方解，如此交、解三四次。好奇的田兒挖出其根，遍問鄉人，無人能識。有人攛唆他服用此藥，於是他將根搗末酒服，經七日「忽思人道」（有了性需求），幾十天後更加強壯，遂娶妻。七百餘日後舊疾皆癒，十年而生數男，後改名「能嗣」。從此這味藥成了何氏傳家之寶，子孫服藥皆壽至百餘歲。因該藥據說有「烏鬚黑髮」的作用，故其孫子取名何首烏，此藥也就叫做何首烏。

這個故事於唐元和七年 (812)，茅山老人傳授給僧文象。次年李翺寫下了〈何首烏錄〉。得此祕傳的還有浙東知院殿中孟侍御（《證類本草》作明州刺史李遠）。該文除上述傳奇之外，還詳細記錄了該藥的形態和多方面的功能。此後何首烏才被五代末《日華子本草》（約十世紀初）、宋代《開寶本草》(973) 正式立條，從而融入主流本草。

一位朝廷大臣為什麼要為何首烏立傳？如何解釋故事明顯的神話色彩？何首烏真的能使頭髮變黑嗎？對此，德國醫史學者文

---

44. 順州南河縣，承人民大學歷史地理系華林甫教授指教：順州南河縣在今廣西陸川縣東南的清湖。南河縣存在時間為公元622至972年，順州為773至972年。

樹德教授 (Paul U. Unschuld) 有他獨特的見解[45]。他認為李翱和韓愈一樣，是新儒家思想先驅。李翱為何首烏立傳，不過是借〈何首烏錄〉隱喻一個理念——新儒家試圖將道、佛兩教的某些教義融會到儒家學說之中來，以防止儒家思想的消亡。生來體弱的田兒或許就影射了當時的儒家思想。田兒在荒郊野外遇到了象徵著道家和佛家的兩株植物，服用了精心篩選的這兩株藥物的藥末之後，田兒才變成為「能嗣」，重新繁衍後代，子孫相傳。李翱的〈何首烏錄〉中出現了一個和尚（僧文象）、一個道士（茅山老人），以及儒家的官員，文樹德教授認為大概就是該文隱喻的旁證。

文樹德教授把〈何首烏錄〉作為隱喻，類似一個寓言，此說目前還是一家之見。李翱為什麼能篤信（或者說杜撰）這樣一個傳奇故事，還值得研究。但不可否認的是，在此以前的醫藥書中，確實沒有關於何首烏的記載。何首烏是蓼科植物，和大黃同科，含有許多和大黃一樣的瀉下成分。如果根據〈何首烏錄〉記載的服用方法（曝乾擣末），該藥只能引起瀉下。即便是明代何首烏的九蒸九曬炮製法，也沒有可靠的臨床證據證實炮製後的何首烏就一定能烏鬚黑髮。認定何首烏能烏鬚黑髮，很明顯是一種傳奇，本來就當不得真。明代多位醫家反對何首烏補益之論。如葛小溪指出：「此藥味極苦澀，生用氣寒，性斂有毒；製熟氣溫，無毒。前人稱為補精益血，種嗣延年。又不可盡信其說。但觀《開

45. Paul U. Unschuld, *Medicine in China. A History of Pharmaceutics* (Berkeley: University of California Press, 1986) , p. 232.

寶》方所云：治瘰癧，消癰腫，滅五痔，去頭面熱瘡，蘇腿足軟風，其作用非補益可知矣！」陳月坡則云：「前人雖有多服延齡種子之說，實未必然，屢有服此而後得急疾至死，而人不能識、不能醫者，皆服此藥之毒而不覺也。觀其氣之腥惡，味之慘烈，原非甘溫和平之品。製非九次，勿寢其毒。」倪朱謨對其功效記載亦深表懷疑。他說：「有人依法修製，信服有年，亦未見其確驗，但生子延壽之說，似屬荒唐！」[46]現代亦有服用何首烏後對肝臟產生傷害的報導。但由於李翺〈何首烏錄〉的影響太大，即便時至今日，何首烏能烏鬚黑髮的說法依然在許多人頭腦裡根深蒂固。由此可見，文學作品對藥物的渲染，其產生的影響是如何之大！

古代的文學家，大多博學多才。他們的作品裡經常會記錄或反映一些辨藥用藥的經驗。唐代詩人李商隱有一首「無題」詩，其中膾炙人口的一聯是：「身無彩鳳雙飛翼，心有靈犀一點通。」為什麼說「心有靈犀一點通」？《唐詩三百首》注釋引《抱朴子》言：「通天犀角，有白理如線。」又云「謂中央色白通兩頭」[47]。應該說這些注解都不錯，但是對於一個不瞭解犀角鑑別特徵的人來說，讀以上注解仍是霧裡看花，似明非明。其實所謂「一點通」，是鑑別犀角的重要特徵之一。

當代犀牛屬於保護動物，犀角已經禁止入藥。但在古代，犀

---

46. 〔明〕倪朱謨，《本草彙言》，卷6，頁47。
47. 〔清〕蘅塘退士編，陳婉俊補注，《唐詩三百首》（北京：中華書局，1959），卷6，頁22。

角一直是非常珍貴的藥品。大凡貴藥都有人做假。要將犀角和其他動物之角相區別，就必須找出它的特徵。尤其是當犀角被剜刻成杯、碗形狀後，鑑定起來困難更多。古人辨認犀角，特別重視其紋理。本草書有關記載很多，如梁・陶弘景云：「通天犀角，上有一白縷，直上至端。」《唐本草》注：「雌犀文理細膩，班白分明，俗謂班犀。」唐代藥學家陳藏器說一種好犀角具有「白星徹端」的特點。宋・蘇頌則歸納說：「數種皆有粟文，以文之粗細為貴賤。貴者有通天花文。」[48] 儘管有這麼多說法，但要讓很少見過犀角的讀者理解「靈犀一點通」，解說還宜更通俗些。

將犀角縱剖開，其紋理一般是直紋。如果用木材作比喻，犀角就好像是杉木，其紋一般是直上直下；而牛角、羊角等則如其他雜木，紋理紊亂扭曲。再打個形象的比喻：犀角的構成，好像是將一大把特殊材料製成的白線，用某種膠質物黏成犀角形。因為「線」和「膠」顏色不同，切開就可以見「班（斑）、白分明」。縱向剖開犀角，如果看到一條條的白色紋理（即「線」）「直上至端」，這就是所謂「通天花文」，也就是唐詩注提到的「有白理如線」與「中央色白通兩頭」。而犀角的橫斷面，則露出「線」頭如「粟」文，如「白星」。這點點的粟狀「白星」可以從角底部一直追溯到角尖，這就叫「一點通」！有時從犀角的尖端還能手捫到一根根粗糙的線頭狀物，那就是形成所謂通天紋的物質基礎。通天犀具有「通天花文」、一紋到底的特徵，被認

48. 均見〔宋〕唐慎微，《重修政和經史證類備用本草》，卷17「犀角」，頁383。

為是質量最好的犀角，亦即「靈犀」。「靈犀」的鑑別特徵經過李商隱的藝術提煉，就形成了「心有靈犀一點通」的名句。心心相印的人們，借此表達身雖隔阻，兩心卻彷佛是靈犀之紋、一線直通。

附帶說明的是，犀牛種類很多，不是所有的犀角都具有「通天花文」，其中又有「正插」（角一半以上通）、「倒插」（角一半以下通）、「腰鼓插」（中斷不通）等等。好在做詩不是鑑定藥物，不需要過分地講究。

詩詞文章、小說評話裡涉及醫藥的地方非常多。有的是根據傳聞和本草杜撰出來的情節，如《三國演義》第七十五回的關雲長刮骨療毒，《西遊記》第二十四回裡的五莊觀樹上長的人參果之類。也有的情節的確反映了當時社會的醫藥實際情況。例如《紅樓夢》第四十五回寶釵建議黛玉進食燕窩、冰糖粥，「若吃慣了，比藥還強，最是滋陰補氣的」[49]。這正是當時富貴人家時興的補品。《水滸傳》第十六回智取生辰綱用蒙汗藥麻翻楊志一行，其故事雖然是虛構，但使用藥物麻醉卻非空穴來風。宋以後的藥物麻醉法中，曼陀羅一直是重要的組成部分（參400–403頁）。《金瓶梅》裡西門慶是開藥店的，其中涉及的醫藥內容更加豐富。各種神話傳奇、武俠小說，也經常有靈芝、悶香之類的記載。這些記載真真假假，或真假參半，給人們帶來的影響非常之大，讓許多閱歷不深、醫藥知識有限的讀者將信將疑，或信以為真。

49.〔清〕曹雪芹，《紅樓夢》（杭州：浙江文藝出版社，1999），45回，頁279。

絕大多數文藝作品涉及的一些藥品內容，只是藝術構思的需要，並非刻意宣傳某藥。但也有極少數的文學作品，作者借著小說角色之口，表達自己對當時社會用藥習俗的意見。這方面最突出的例子莫過於清代李汝珍的《鏡花緣》。

李汝珍的醫藥知識非常深厚。前面提到他在《鏡花緣》借小姐們鬥對聯，賣弄了他的藥名對。此外他借治病為由，在書中直接獻出了很多單方驗方、簡易療法，不可等閒視之。尤其是《鏡花緣》第十二回「雙宰輔暢談俗弊」中，李汝珍借著君子國宰輔吳之和的口，暢快淋漓地抨擊了清代崇尚燕窩的陋習：

> 更可怪者，其肴不辨味之好醜，惟以價貴的為尊。因燕窩價貴，一肴可抵十肴之費，故宴會必以此物為首。既不惡其形似粉條，亦不厭其味同嚼蠟，……今貴處以燕窩為美，不知何所取義：若取其味淡，何如嚼蠟？如取其滋補，宴會非滋補之時。況葷腥滿腹，些須燕窩，豈能補人？[50]

這看起來是諷刺清代社會誇富鬥奇的陋習，實際也是對社會用藥習俗貴遠賤近、重價輕效、追風用藥的抨擊。燕窩自清初才有記載，據《本草綱目拾遺》所引文獻，此物最早不過就是海濱之人的一種蔬菜[51]，後來被作為平補肺陰之藥。該藥力量微弱，清代名醫張璐認為：「今人以之調補虛勞咳吐紅痰，每兼冰糖煮

50.〔清〕李汝珍，《鏡花緣》，第12回，頁75。
51.〔清〕趙學敏，《本草綱目拾遺》，卷9「燕窩」，頁377。

食，往往獲效。然惟病勢初淺者為宜。若陰火方盛，血逆上奔，雖用無濟。」[52] 但隨著崇尚燕窩的風氣越演越烈，民間至今濫採燕窩，嚴重危及了金絲雨燕的生態環境，也打破了生物鏈的某些環節。至於燕窩的滋補功能，或褒或貶，至今有著針鋒相對的意見[53]。所以《鏡花緣》反對崇尚燕窩的高論，恐怕至今也有其現實意義。

以上談的是文學作品如何利用藥名和藥物知識來豐富其內容。此外，還有一類很有趣的與藥相關的文學作品，它們雖然不取藥物知識，但卻看中了藥物書籍的編寫方式，創造出了一類有「本草」之名、無「本草」之實的文學書籍。

（四）另類「本草」書

在中醫藥書籍中，本草書從形式上來說雷同者多。尤其是藥物各論，幾乎千篇一律都是按照藥名、性味、畏惡反忌、歸經、功效、主治的順序介紹各個藥物。這樣的書籍在古代社會，並非只有醫生才閱讀，一般有文化的人都可能有興趣涉獵。因此有些文人就襲取本草論藥的格式，談些非醫藥的內容。

最早的此類著作是宋・釋慧日《禪本草》，將禪、講、戒、

52. 〔清〕張璐，《本經逢原》，頁908。
53. 張靜茹，〈燕窩——從餐桌走上談判桌？〉，《光華》，19.10 (1994)，頁88–95。

定、淨土分別擬為藥物，講述其性味功能[54]。明代袁中道（約1570–1623）又撰《禪門本草補》，內容多同[55]。另明・董說《夢本草》(1644) 也以夢喻藥，以禪說夢。這類著作的共同特點是都把描述的對象以藥物為比喻，按性、味、功能、服用方法、禁忌等諸方面講述相關內容，詼諧之餘，發人深省。

唐代張說，一說為清代著名詩人袁枚 (1716–1798) 也借助說藥的形式撰寫了一篇〈錢本草〉[56]。他把錢的好處、弊端、對錢的運用方法等，採用本草說藥的方式，一一羅列，其文如下：

> 錢：味甘，大熱，有毒。偏能駐顏，采澤流潤。善療饑，解困厄之患立驗。能利邦國，污賢達，畏清廉。貪者服之，以均平為良；如不均平，則冷熱相激，令人霍亂。其藥採無時，採之非理則傷神。比及流行，能召神靈，通鬼氣。如積而不散，則有水火盜賊之災生；如散而不積，則有饑寒困厄之患至。一積一散謂之道，不以為珍謂之德，取與合宜謂之義，無求非分謂之禮，博施濟眾謂之仁，出不失期謂之信，人不妨己謂之智。以此七術精練，方可久而服

54. 〔宋〕釋慧日，《禪本草》，見《中國本草全書》（北京：華夏出版社，2000），卷399，頁217。另《九江府志》(1874) 著錄為南宋・文雅撰。
55. 〔明〕袁中道，《禪門本草補》，見《中國本草全書》，卷400，頁247。
56. 〔清〕袁枚，《隨園隨筆》，卷5，見《中國本草全書》，卷401，頁189。

之，令人長壽。若服之非理，則弱志傷神，切須忌之。

此文把錢作為一種藥物，認為它有其功用（療饑解困），也有副作用（弱志傷神），關鍵是採擇合理，用之得法。〈錢本草〉能使人會心一笑，為袁枚對錢的精闢見解而嘆服。以上關於禪、夢、錢的本草，從形式上都屬於同類作品。

但同樣托本草之名的《本草妓要》（日本題為「陽腎男」者所撰，1754年刊行）[57]，其趣味就頗為低下。該書體例模仿中國清代汪昂的《本草備要》，連書名也只改動了一個字。其書採用汪昂說藥的方式，介紹江戶當時著名妓女的有關情況。說該書是掛羊頭，賣狗肉，恐怕毫不為過。

以上略述了本草與文學互相滲透、互相啟發的若干歷史情況。醫藥與文學都是人們社會生活不可或缺的內容。借助文學的表現形式，某些藥物知識得以廣泛傳播，造福民眾。而藥物世界極為豐富的內容，又為文學創作提供了很多的靈感和題材，為讀者帶來了樂趣和知識。其中藥物劇的出現，是民間普及藥物學知識的一種新嘗試。古本草從來不拒絕從文學作品中汲取有用的知識。但歷史上文學作品中的藥物知識則要加以分析，因為其中魚龍混雜，既不乏真知灼見，也不乏混珠的魚目。

57. 〔日〕陽腎男，《本草妓要》（寶曆四年刊本），見《中國本草全書》，卷400，頁343。

歷代藥王與藥王廟

明清時期，中國許多行業所供奉的行業神祇，都逐漸定型，但中醫藥行業卻始終沒有形成一個主神。民間患者有病痛，見菩薩就拜，似乎只要是有廟有神，都得管人間的疾患。其實中醫藥行業也有若干神祇，但醫家尊崇的黃帝、神農、張仲景並沒有占據主要地位。這些書本上的醫藥祖師或名家反而很少享用醫藥神祇的香火，民間供奉的是另外一些醫藥神。例如藥王，偏於藥業，也管醫療保健；觀音菩薩則作為送子娘娘，是婦女的保護神；眼科另有光明菩薩；還有痘神，專管天花等等。各種專門醫藥神祇中，又以藥王的影響最大。尤其到清代，「藥王」的名聲越來越響，幾乎家喻戶曉。《紅樓夢》第二十五回就提到藥王面前上供的事[1]，清代的藥王廟也最為繁盛。但是，如果要問藥王是誰？這卻是一個很不好回答的問題。就連專門的藥業人士，也未必清楚歷代藥王的名姓，只知道藥王有十餘人之多[2]。歷代藥

1. 〔清〕曹雪芹，《紅樓夢・魘魔法叔嫂逢五鬼》（北京：人民出版社，1982），25回，頁350。
2. 劉貽仁，〈中國歷史最久之藥號西鶴年堂訪問記〉，《光華醫藥雜誌》，2 (1933)，頁40。

王的來源和形象五花八門，即便清代各地藥王廟供奉的藥王，其形象也或有不同。今擇歷代影響較大的藥王及其廟宇，簡述其發展源流。

一、韋姓藥王

「藥王」並不是中國早已有之的詞彙。在中國早期的神話世界裡，見不到「藥王」的身影。「藥王」最早見於佛經譯本。《大藏經》中提到了「藥王菩薩」[3]、「藥王、藥上菩薩」[4]。這些佛經翻譯的時代在東晉、六朝之間，因此，也就是在此之後，中國才出現了「藥王」。據佛經記載，藥王、藥上是兩兄弟，都是慈悲為懷的菩薩。其中藥王菩薩成佛後，又號「淨眼如來」、「藥師琉璃光如來」。隨著佛教在中國的傳播，救人危難的「藥王」也就廣為人知，並產生了中國本土的藥王。

最早的中國藥王出現在唐代。饒有趣味的是，中國早期有名有姓的三個唐代藥王居然都姓韋！

第一個韋藥王是唐代王松年《仙苑編珠》記載的韋善俊（一

3. 〔東晉〕三藏鳩摩羅什譯，《妙法蓮華經》，見《中華大藏經》影印本（北京：中華書局，1985），卷6「藥王菩薩本事品第二十」，頁581。
4. 〔劉宋〕三藏畺良耶舍譯，《佛說觀藥王藥上二菩薩經》，見《中華大藏經》影印本（北京：中華書局，1985），卷6「藥王菩薩本事品第二十」，頁20–857。

稱韋俊）[5]。據說善俊「賣藥愈疾於人間」，身邊常跟著一條黑狗。這一形象很像是古代的一個走方醫。武則天如意中 (692)，韋善俊過嵩山少林寺，請求用齋飯餵他的狗。僧怒，善俊就含水一噴，其狗化為黑龍，載著善俊上天。但這個故事中，並沒有將韋善俊稱為藥王。善俊乘龍的故事流傳後世，就更加繪聲繪色。例如宋代《太平廣記》所引的多個故事都是從上述故事演化而來，其中所引《驚聽錄》「韋老師」的傳說，也與韋善俊同，可是還都沒有稱其為藥王。直到宋・韓元吉《桐蔭舊話》才記載韋善俊是藥王。這裡面還有一個故事：宋代的韓億（謚忠憲，或誤作忠獻）六、七歲時得了重病，其父母守在他身邊。忽然韓億張口做出飲藥的樣子，並說有道士牽狗餵他吃藥。一會兒病孩汗出病癒。後來其家就畫道士牽狗的圖像用於祭祀。據韓元吉所見《列仙傳》，這個道人當是韋善俊，據說是「唐武后朝京兆人，長齋奉道法。嘗攜黑犬，名烏龍，世俗謂為藥王云」[6]。儘管今本《列

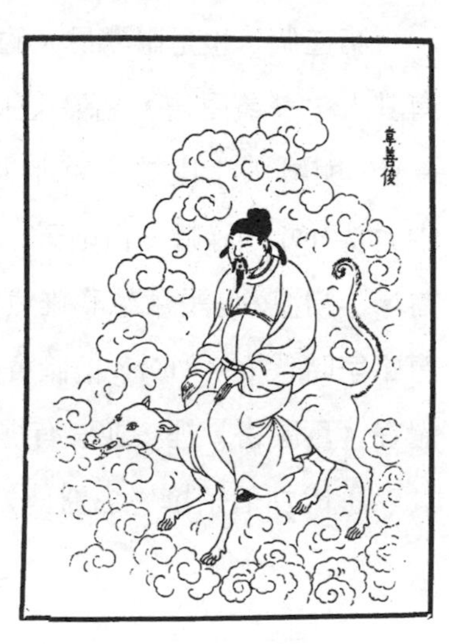

圖22　韋善俊

5. 〔唐〕王松年，《仙苑編珠》，見《道藏要籍選刊》6冊（上海：上海古籍出版社影印，1989），頁601。
6. 〔宋〕韓元吉，《桐蔭舊話》，見《叢書集成初編》2761冊（上海：商務印書館，1935），頁1。

仙傳》不見此記載，但至少宋代已經將韋善俊供為藥王。

另一個韋藥王名叫韋古。據元・趙道一《歷世真仙體道通鑑》記載，韋古字老師，疏勒國人，身穿毛袍，腰懸數百葫蘆，頭戴紗巾，手持藜杖，也常常帶一條黑犬同行。「唐玄宗時入中國，每施藥餌以救人疾痼，行莫不癒。玄宗重之，敬稱藥王。厥後其犬化為黑龍，乘之沖天而去。時在開元二十五年 (737) 也。」[7] 很明顯，這個故事與韋善俊相似，都是唐代人，且都帶著一條黑狗隨行。不同的是，這個韋藥王是疏勒國（古西域，故治在今新疆喀什市）人。

第三個，也是影響最大的韋藥王是唐代的韋慈藏。韋慈藏實有其人，《舊唐書》名醫〈張文仲傳〉中曾經談到韋氏：「（文仲）少與鄉人李虔縱、京兆人韋慈藏，並以醫名……慈藏景龍中 (707–709) 光祿卿。自則天、中宗已後，諸醫咸推文仲等三人為首。」[8] 也就是說韋慈藏雖然名氣高不過張文仲，但在武則天和唐中宗時代 (684–709)，他確實是當時頂尖級的三位名醫之一。不過在《舊唐書》裡，並沒有提到韋慈藏被封為藥王。

唐代甘伯宗撰《名醫傳》七卷[9]，據說「自三皇始而迄於隋

---

7. 〔元〕趙道一，《歷世真仙體道通鑑》，見《道藏要籍選刊》6冊（上海：上海古籍出版社，1989），頁255。
8. 〔後晉〕劉昫，《舊唐書・張文仲傳第一四一》，卷191，頁5099–5100。
9. 〔宋〕歐陽修，宋祁等，《新唐書・藝文志》（北京：中華書局，1975），卷59，頁1571。

唐，繪列成圖」[10]。該書今已失傳，但在此書基礎上，經宋代許慎齋增補人物圖而成《歷代名醫探源報本之圖》、明代熊宗立增補傳文而成的《醫學源流》(1450)，都保留了甘伯宗《名醫傳》的內容。今本熊宗立《醫學源流》中，就記載了「藥王韋慈藏」。其文曰：

> 藥王姓韋氏，名訊，道號慈藏。醫中之聖，藥中之王。靈應如神，人皆仰之。今醫家皆圖繪其像而祀之。
>
> 名醫圖贊曰：大唐藥王，德號慈藏。老師韋訊，萬古名揚。

其中的傳文有可能是熊宗立補撰，但「名醫圖贊」卻可能是唐・甘伯宗的原文，至少也應該是宋・許慎齋所補。由此可知，韋慈藏被民間作為藥王繪圖祭祀，可能在唐宋之間。以上有關藥王韋慈藏的文字，亦見於明代多種醫書，如徐春甫《古今醫統大全》(1556)、李梴《醫學入門》(1575) 等書，內容大同小異。

明・熊宗立的《醫學源流》一書未見附有韋慈藏圖，但明・陳嘉謨《本草蒙筌》(1565) 卷首附載的熊宗立《原醫圖》（又作《歷代名醫圖姓氏》）卻圖文並茂，其中藥王韋慈藏傳文同上所引，另繪製了一黑犬隨行的藥王韋慈藏圖[11]。這些文字和藥王韋慈藏的形像，在以後的醫書中廣為引用，因此韋慈藏可以說是歷史上有文

10. 〔明〕熊宗立，《名方類證醫書大全・醫學源流附遺》，頁21。
11. 〔明〕熊宗立，《歷代名醫圖姓氏》，見《本草蒙筌》（北京：人民衛生出版社，1988），卷首，頁44。

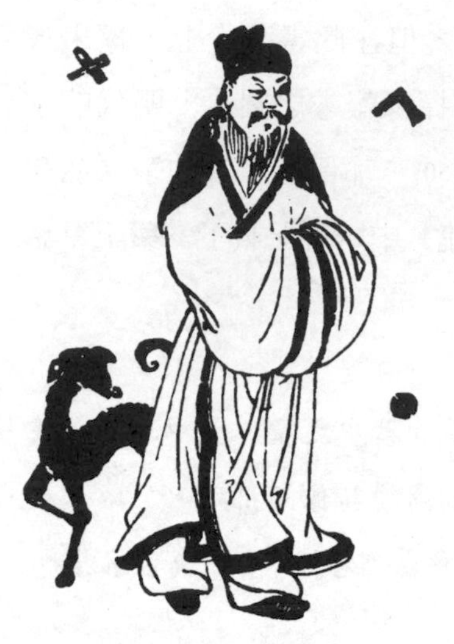

圖23 藥王韋慈藏

字記載的早期藥王。至於這三個唐代韋姓的藥王之間，究竟誰先誰後、其間有什麼關聯，已經很難考證，也無須妄猜。總之自元明以來，韋慈藏作為藥王，已經進入了廟宇，接受人間的香火了。

不過直到元明之時，還沒有見到有專門的藥王廟供奉藥王韋慈藏。藥王最早還是借助「三皇」的光輝，逐漸在三皇廟占了一席之地。

三皇是指伏羲、神農、黃帝。元朝元貞元年(1295)，朝廷下令各地郡縣通祀三皇。一時間全國各地許多地方建立了三皇廟。可能是因為中國最古老的醫學經典著作《黃帝內經》明確記載了黃帝和他的許多醫家臣下討論醫學，因此，在元代三皇廟的兩廡站立的從祀之神，就都是醫學之臣。據《元史》記載，三皇廟的建制是，廟內兩廡廊以「黃帝臣俞跗以下十人，姓名載於醫書者，從祀兩廡。有司歲春秋二季行事，而以醫師主之」[12]。也就是說，一座三皇廟，實際上成了醫學祖師爺聚集的地方。據說伏羲首創八卦、制九針；傳說神農嘗百草，才有了藥物的發明；中醫最早的醫學經典理論著作《黃帝內經》，就托名黃帝所撰。這三位既

12. 〔明〕宋濂，《元史．祭祀志第二十七》（北京：中華書局，1976），卷76，頁1902。

是中華民族的始祖、又是傳說中的醫學創始人，再帶上兩廡廊十幾位名醫，所以三皇廟就成了名副其實與醫學相關的廟宇。也正因為如此，每年春秋兩次的祭祀工作就由醫生來主持了。

據元代著名文人吳澄的記載，當時江西宜黃縣的三皇廟乾脆就建在當地的醫學校裡：「醫有學，學有廟，廟以祀三皇，肇自皇元，前所未有也。」也就是說在醫學校裡建三皇廟是從元朝開始。在元以前，「唐天寶間 (742–755) 制立三皇廟，與五帝廟同置，命有司以時祭享，蓋曰祠古聖爾。非如今日醫學之專廟特祭也」[13]。也就是說，在元代以前雖然也有三皇廟，但只是一般的古聖祠，不屬於醫學的「專廟特祭」。而元代不僅醫學校中建三皇廟，甚至有的醫師也私人建起了三皇廟。例如太原有個叫趙國器的醫生，「即其家起大屋，立三聖人像事之，以歷代名醫岐伯而下凡十人侑其坐」[14]。連偏遠州縣的醫學校、醫家私人都能建立三皇廟，京城就更不在話下了。所以據考元代元貞年間在明照坊就建立了三皇廟，廟內陳列了三皇及歷代名醫像[15]。所謂歷代名醫像，自然就不限於傳說中黃帝時的少數醫臣了。其中有沒有藥王韋慈藏，尚未見到明確的記載。但是明代的三皇廟，則可以肯定其中韋藥王已經占據了顯著的地位。

13. 〔日〕多紀元簡，《醫賸》，卷上，頁22, 34–35。
14. 〔金〕元好問，《遺山先生文集》，見《四部叢刊》影印本（上海：商務印書館，1933），卷32，頁328–329。
15. 〔元〕王圻，《續文獻通考》，見《萬有文庫》第二集（上海：商務印書館，1935），卷85「群廟一」，頁3549。

在醫學校建立三皇廟的制度，被明、清沿襲下來。據考明嘉靖二十二年 (1543)，從侍醫之請，在太醫院建立了「景惠殿」（實際就是三皇廟），「以祀先醫」[16]。這些先醫已經不限於黃帝時的十名臣子了，又增加了十八名醫家，其中就包括了唐代的藥王韋慈藏和真人孫思邈[17]。韋慈藏沒有留下醫學著作，他能廁身三皇廟，自然是由於他有藥王的頭銜。

一座以醫為主題的廟宇，卻叫三皇廟，讓人不能立即與醫學聯繫在一起，這當然是一種遺憾。於是明萬曆十八年 (1590) 詹景鳳修南京太醫院裡的三皇廟時，認為「三皇」的名稱，「於醫無取，更額曰聖醫廟」[18]。但是也有人稱之為「京師醫王廟」[19]，或者「藥王廟」。例如清代的《京師坊巷志稿》引《萬曆沈志》中就提到「藥王廟」[20]。據記載，明代北京城內就至少有五處藥王廟[21]。雖然廟名不同，但是廟內祭祀的廟神卻和過去的三皇廟相差無幾。例如明・劉侗《帝京景物略》所記天壇北面明武清侯李誠銘建的藥王廟內制度為：

---

16. 〔日〕多紀元簡，《醫賸》，卷上，頁22、34–35。
17. 〔清〕孫承澤，《春明夢餘錄》，見《四庫全書・子部雜家類》，卷22，頁1。
18. 〔日〕多紀元簡，《醫賸》，卷上，頁22、34–35。
19. 呂超如，《藥王考與鄭州藥王廟》（實學書局，1948），頁94。
20. 朱一新，《京師坊巷志稿》（北京：北京古籍出版社，1982），頁214。
21. 〔清〕吳長元，《宸垣識略》（北京：北京古籍出版社，1981），卷5，頁82、121、149、150、156。

> 廟祀伏羲、神農、黃帝……左次孫思邈……右次韋慈藏，左將一丸，右蹲黑犬，人稱藥王也。側十名醫：三皇時之岐伯、雷公，秦之扁鵲，漢之淳于意、張仲景，晉之王叔和、皇甫謐、葛洪……[22]

這種藥王廟的建制是很奇特的：名為藥王廟，主要祭祀的卻是三皇。廟內確實有藥王韋慈藏，但他卻和真人孫思邈分列左右，並不是廟內的主角。為什麼會形成這樣的格局？可能是因為後來的京師藥王廟，實際上就是元代因襲下來的三皇廟建制。明代以後把三皇配祀的神醫擴大到秦漢以後的名醫，藥王韋慈藏、真人孫思邈等許多名醫得以進入神醫的殿堂，但他們畢竟無法喧賓奪主。群體上占優勢的名醫，使三皇廟最終改名通俗的藥王廟，但韋慈藏作為藥王，不得不屈居左右。文獻記載的藥王韋慈藏，最終之所以未能成為中國民間廣為人知的藥王，可能還是他自己缺乏顯耀業績的緣故，使他無法繼續擴大他的影響。

中國歷史上也有藥王廟確實供奉的是藥王，而不是中國醫藥始祖的三皇。其中影響最大的三個藥王就是扁鵲、皮場王、孫思邈。

---

22. 〔明〕劉侗，《帝京景物略》（清乾隆金陵崇德堂刻本），卷3，頁53。

二、扁鵲藥王

扁鵲是中國正史有傳記的著名醫家。漢代司馬遷《史記》中的〈扁鵲倉公列傳〉就已經比較詳細的記載了扁鵲的生平和他神奇的醫術。據說扁鵲姓秦名越人，渤海郡鄭人。一位奇人長桑君傳授給他「禁方」，讓他喝「上池之水」，從此扁鵲可以看見牆另一邊的人。用現在的話，他具有了透視的特異功能，治病就能看見人的臟腑癥結。《史記》繪聲繪色地講述了他的幾個神奇醫案，其中有廣為人知的治虢太子尸蹶（假死）、望齊桓侯而知疾病深淺的故事[23]。扁鵲是戰國時一位具有傳奇色彩的神醫，除《史記》以外，還有好些戰國、秦、漢的文獻記載了扁鵲的事跡，甚至傳說扁鵲可以施行換心的手術[24]。

但是近人根據現有的史料考證，如果把這些史料中和扁鵲曾經相遇的人羅列出來，就會發現他們生活的年代竟然相差四百零四年[25]。也就是說，如果認定戰國到秦漢有關扁鵲的史料是確實的話，那麼扁鵲至少活了四百多年。對此，醫學史家陳邦賢認為：「周秦的時候，凡稱良醫，都叫扁鵲。」[26]也就是說，扁鵲

23. 〔漢〕司馬遷，《史記・扁鵲倉公列傳第四十五》，卷105，頁2785–2793。
24. 〔戰國〕列子，《列子・湯問》，見《諸子集成》3冊（上海：上海書店，1986），卷5，頁59。
25. 呂超如，《藥王考與鄭州藥王廟》，頁30–31。
26. 陳邦賢，《中國醫學史》（上海：商務印書館，1937），頁23。

實際上是周、秦時期許多名醫的化身。也有人認為秦越人是實有其人，因為他的技藝和軒轅時的名醫扁鵲相類，所以人們乃「號之為扁鵲」[27]。從唐代以後，中醫經典著作之一的《難經》被題為秦越人撰[28]，此舉就把具有傳奇色彩的扁鵲秦越人，變為醫學史上一位有專著存世的醫家了。

扁鵲其人的存在既然都有疑問，關於他的故里就更難認定了。雖然《史記》說扁鵲是渤海郡鄭人，但注家或以為「鄭」是「鄚」字的形誤（鄚州在今河北任丘縣）。不管史實究竟如何，後世的文獻確實記載了任丘存在著扁鵲的遺跡。例如《明一統志》記載：「扁鵲故宅：在任丘縣北，莫（鄚）州東門外，有藥王祖業莊。又北約三里，有古冢及廟。」[29]另外，唐・楊玄操《黃帝八十一難經・序》記載扁鵲「又家於盧，因命曰盧醫」[30]。《任邱縣志》又稱：「盧國在任丘盧國莊，或云在鄚州東。」[31]關於扁鵲的故里或其家舊址的考證，實在沒有必要在本文詳引。但無可爭論的是，河北任丘至少在明代，已經成為當時聞名一時的扁

27. 〔唐〕楊玄操，《難經集注・序》，見《四部叢刊初編》（上海：商務印書館，1936），頁1。
28. 〔日〕多紀元堅，《黃帝八十一難經解題》，見廖平《難經經釋補正》（北京：中國書店影印，1985），「總論」，頁24。
29. 〔明〕李賢，《明一統志》，見《四庫全書・史部地理類》，卷2，頁45。
30. 〔唐〕楊玄操，《難經集注・序》，見《四部叢刊初編》（上海：商務印書館，1936），頁1。
31. 〔清〕劉統修，劉炳等纂，《任邱縣志》（乾隆二十七年刻本），卷1，頁23。

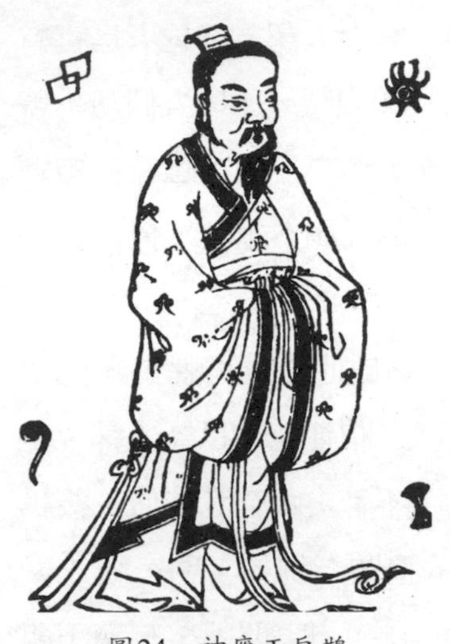
圖24　神應王扁鵲

鵲故里。

扁鵲既然如此聲名顯赫，因此後世對其崇敬祭祀，也就綿延不絕。早在唐代段成式 (?–863) 的《酉陽雜俎》中就有記載：「盧城之東，有扁鵲冢，云魏時針藥之士，以卮臘禱之，所謂盧醫也。」[32] 意思是盧城東有扁鵲墓，據說魏國之時的醫生們用酒、肉等祭品供奉扁鵲，祈禱庇佑。古代的扁鵲墓並非一處，但只要有扁鵲墓的地方，就會有人頂禮膜拜。南宋・范成大 (1126–1193) 路過伏道時，見有扁鵲墓，墓上有幡竿，說明一直有人照料此墓。「人傳云四傍土可以為藥。或於土中得小團，黑褐色，以治疾。伏道艾，醫家最貴。」[33] 可見人們對扁鵲的崇敬，已經是到了神化的地步了。但這樣紀念扁鵲的方式，畢竟是民間自發的行為。扁鵲真正得到朝廷為之封侯建廟祭祀的殊榮，是在北宋之時。

為扁鵲建廟的起因頗有戲劇性。北宋名醫許希，在景祐元年 (1034) 用針刺法治癒了宋仁宗的危症，得到皇帝封官賜物的獎

32. 〔唐〕段成式，《酉陽雜俎》，見《叢書集成初編》276冊（上海：商務印書館，1935），卷7，頁57。

33. 〔宋〕范成大，《攬轡錄》，見《叢書集成初編》3110冊（上海：商務印書館，1935），頁3。

勵。這個許希，在拜謝了皇恩之後，竟然又朝西方朝拜。他奇特的舉動引起了皇帝的好奇，於是問其原由。許希說：「扁鵲臣師也。今者非臣之功，殆臣師之賜，安敢忘師乎？」[34] 於是他請求用賞賜給他的錢為其師扁鵲建廟。皇帝自然不會讓他破費，於是就敕令建廟於城西，封扁鵲為「靈應侯」。這樣一來，扁鵲廟成了學醫者聚集的場所，後來乾脆把太醫局也設在廟旁邊。

從現代的眼光看來，許希不過是在玩裝神弄鬼的噱頭。他把千年以前傳說中的扁鵲拉作自已的老師，已經是虛玄之極。可是他還要假作謙虛，把功勞歸於扁鵲，甚至擺出要用賞錢為「老師」建廟的架勢，最後誘使朝廷給扁鵲封侯建廟，真是工於心計！至於這個扁鵲廟何時完工，《宋史》並沒有記載。但可以肯定的是，從北宋始建的扁鵲廟，從此在各地發展，香火不絕。據元好問 (1190–1257) 記載，他所見的扁鵲廟建成於宋元豐八年 (1085)，儘管宋室南遷，當地病人仍然常到廟中祈禱，甚至把廟裡的香灰燭燼當作藥來服用。「閭里間相傳以為神。斗酒彘肩，禱謝日豐。積習既久，莫有能正之者。」[35] 扁鵲本是以醫著名，他的廟宇成為民間求禱健康的場所，是再順理成章不過的了。

自從北宋汴梁建立扁鵲廟以後，北方地區的山西、河北等地也都相繼建立扁鵲廟。前已述及，河北任丘（古鄚州所在）有扁鵲

34. 〔元〕脫脫，《宋史》，卷462，頁13520。
35. 〔金〕元好問，《遺山先生文集》，《四部叢刊》影印本，卷32，頁328–329。

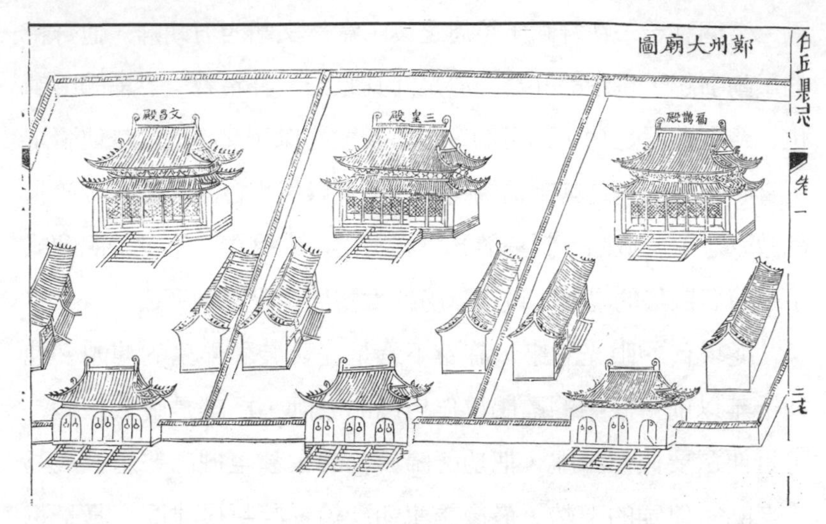

圖25　鄭州大廟圖

故里的說法，因此在任丘也有為扁鵲建立的藥王廟（以下稱之為鄭州藥王廟）。關於鄭州藥王廟的歷史，近人呂超如曾記錄其廟中的碑文，為考察其源流提供了寶貴的證據。

鄭州藥王廟與宋代始建的扁鵲廟有一定的淵源關係。萬曆十二年(1584)「御制重修鄭州藥王廟」碑文載：「鄭州藥王廟，相傳為扁鵲廟，其來若干年。邑里疾癘，有禱輒應。」[36]根據這一碑文的記載，在萬曆年間重修鄭州藥王廟以前，該廟還是一個小廟，基址狹窄，神像布局很不嚴謹，房屋破爛。重修之後，「廟貌奕奕」，煥然一新。七年以後，據說是因萬曆皇帝「玉體違和」，皇太后遣人到鄭州藥王廟進香，使得「聖體

36. 呂超如，《藥王考與鄭州藥王廟》，頁90。

悅康，慈情欣慰」，於是派遣太監、近侍，再次重修鄭州藥王廟。這次的重修是在原廟之西再加擴建，造起了三皇正殿、配殿、宮門、圍廊，又塑造了三皇正神、配神、名醫等像。其規模式樣，大抵是把北京從三皇廟演變而來的藥王廟移植到鄭州藥王廟。但不同的是，其廟神為主的還是扁鵲。所以萬曆二十一年(1593)「敕重修鄭州藥王廟碑」明確記載：

> 鄭之有藥王廟，獨祀春秋扁鵲。扁鵲鄭人也，一名秦越人。世傳其受術長桑，治病神應，故前代因封為神應王，而土人亦遂以藥王稱之，即其地祀焉。……特仿京師醫王廟之制，加祀三皇，而以歷代之名醫祔之。[37]

儘管擴建了三皇殿，但整個廟宇還是叫藥王廟，這個藥王還是扁鵲。明人朱國禎《湧幢小品》也記載：「藥王廟：鄭州土城無門扉，相對如闕，中有藥王廟，王即扁鵲，州人也，封神應王。……建三皇殿於中，以歷代之能醫者附焉。」[38] 只是鄭州藥王廟融合了宋代始建的扁鵲廟和元代盛行的三皇廟，而扁鵲的藥王封號，實際上為當地百姓所封。至於藥王扁鵲的形象，自然也與前述牽條黑狗的韋藥王有所不同。據呂超如先生描述：「白面

---

37. 呂超如，《藥王考與鄭州藥王廟》，頁94。
38. 〔明〕朱國禎，《湧幢小品》，見《筆記小說大觀》（揚州：江蘇廣陵古籍刻印社，1983），卷1，頁12。

善樣，烏鬚被胸，戴著冕旒，狀類王者。」[39] 可惜經過民國間的「拉廟運動」，以及後來的「文革」破「四舊」，扁鵲藥王的形象再也無法恢復。此是後話，暫且不提。

由於明萬曆間朝廷主持重修，鄭州藥王廟很快就成為一座遠近聞名的大廟。直到清初，鄭州藥王廟的香火仍然很盛。清代高士奇《扈從西行日錄》記載：鄭州城遺址東北有藥王莊，「城外藥王廟，專祀扁鵲，香火最盛」[40]！在傳統社會的經濟活動中，廟會是一種很重要的形式。香火繁盛的廟宇，就會有集市形成。據清咸豐十一年 (1861)〈重修藥王廟碑記〉記載，清初鄭州藥王廟廟會規模非常之大。每年四月，「諸商雲集，列肆開場，而世之祈福報賽者，亦復熙熙攘攘，絡繹不絕……求其浩大殷繁，蓋未有如斯之盛也」[41]。當時為促進廟會經濟發展，在藥王廟周圍建立了藥王行宮，有許多方便過往商賈的設施，使得鄭州藥王廟會成為河北最為繁華的商業集市。以至於當地至今留有民諺：「天下大廟屬鄭州」，「北京城裡人全，沒有你和我；鄭州廟上貨全，沒有金糞叉銀糞筐。」河北民間為了誇示見多識廣，常有口頭語：「走過京（北京），闖過衛（天津衛），趕過二年鄭州會。」可見鄭州藥王廟會在當地的影響之大。

然而好景不常，樂極生悲。人群的高度集中，木結構為主的

---

39. 呂超如，《藥王考與鄭州藥王廟》，頁100。
40. 〔清〕高士奇，《扈從西行日錄》，見《四庫全書．史部傳記類》，頁22。
41. 呂超如，《藥王考與鄭州藥王廟》，頁96。

建築，加之缺乏有效的避雷、防火設施，使鄚州藥王廟在康熙戊午 (1678) 發生火災[42]。當地人募捐重建，以維持昔日的盛況。但乾隆戊申 (1788)，「正值香期，廟門突然火起，烈焰飛騰。男女驚奔，自相踐踏」[43]。這場大火把整個廟宇化為灰燼，死者屍積縱橫，使鄚州藥王廟元氣大傷。後來該廟雖屢次重建，又屢遭火災，於是景物消歇，再也無法復原。

饒有趣味的是，河北鄚州藥王廟的漸次消沉，卻促成了與其相鄰數十公里安國藥王廟的興盛。而安國藥王廟供奉的藥王卻是一個頗有爭議的皮場王。

三、皮場王與藥王

河北安國縣的南關，至今有一座不算很大的藥王廟。以這座藥王廟為中心，安國的藥業在清代也著實興隆過一陣子，以至於獲得了「北藥都」的稱號。鄭合成先生認為安國縣的天然環境沒有一個條件足以使它成為一個經濟中心、全國藥市的重鎮，且能賡續數百年之久。其繁華的原因「據說是完全由於社會上迷信藥王的力量所致」[44]。作為藥史研究者，筆者從1979年起多次實

42. 呂超如，《藥王考與鄚州藥王廟》，頁96。
43. 〔清〕劉統修，劉炳等纂，《任邱縣志》，卷1，頁24。
44. 鄭合成，〈北方最大之國藥市場安國縣調查〉，《光華醫藥雜誌》，7 (1934)，頁49。

地考察該廟，廟中的介紹把漢代雲臺二十八將之一的邳彤作為廟神的原型，令我大為疑惑。為此我仔細研究各種縣志和廟內的碑記、參考了近人鄭合成先生的實地考察報導，並採訪了當地的老藥工，才解開了某些疑團（見筆者發表的幾篇小文[45]）。

安國始建於漢代，宋改為蒲陰，明代入祁州，直到1914年才又復設安國縣。邳彤（？–30），信都（今河北冀縣一帶）人，《後漢書》有載。其功績全在武功，於醫無關。今存明代《祁州志》，沒有見到當地有藥王廟的記載，更沒有把邳彤稱為藥王者。二十世紀三十年代鄭合成先生曾實地考察廟中保存完好的碑記，結論是「明朝以前的碑文上，只說是一個皮場廟」，廟神不知姓名。只是到了清末光緒年間的幾個碑文上，才說藥王是邳彤。

當今的安國藥王廟形制是：門前左右各樹一根七八丈高的蟠龍鐵旗杆，旗杆中間夾著一座牌樓，牌樓上前後各有一塊橫匾，分別書有「顯靈河北」、「封加南宋」。大門中間懸「藥王廟」匾額，據說是清代著名書法家劉墉（1719–1804）所書。廟內有鐘鼓樓、馬殿、藥王墓亭、大殿、後殿及廊廡。墓亭中供有一木柱，上書「敕封明靈昭惠顯佑王墓」。兩廡有十大名醫像。正殿的藥王神像頗似一書生，面為金色。後殿也是藥王像，但奇特的是其左右竟各站立一位女神像，以至於近人懷疑「豈是藥王在後殿去

45. 鄭金生，'Anguo—"Medical City"'，《中國建設》，8 (1980)，頁42；以仁（筆名），〈安國藥王廟小史〉，《中藥材科技》，3 (1984)，頁42、43；鄭金生，〈中國歷代藥王及藥王廟探源〉，《中華醫史雜誌》，26.2 (1996)，頁65–72。

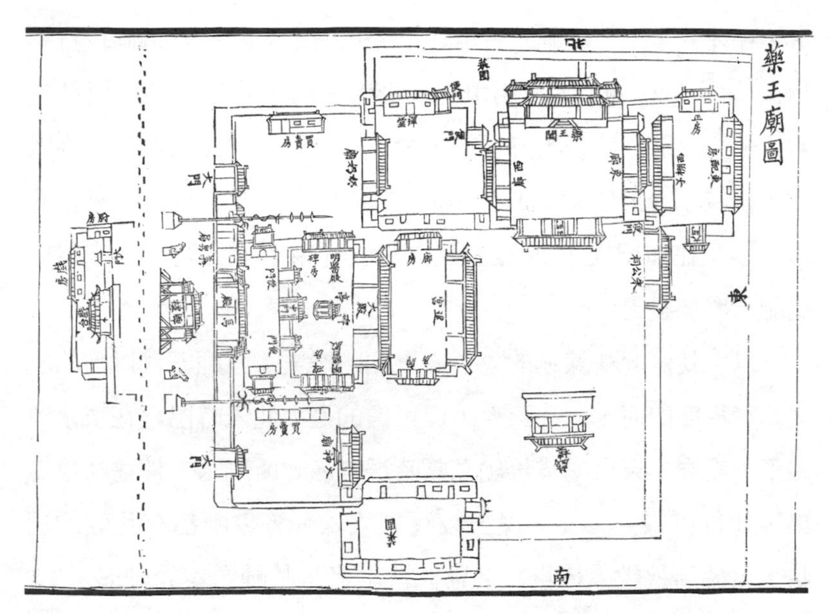

圖26 藥王廟圖（祁州）

享受家庭之樂歟？」[46] 上述這些建築和文字正是解開該廟歷史疑案的重要線索和旁證。

原來在北宋時的東京（今河南開封），有一座舊祠「皮場廟」。關於此廟歷史，見於北宋・周秋撰於政和五年 (1115) 的一段長長的記文[47]。其大意為：

漢代的張天師偶然到衡陽（今湖南），聽當地老人說這裡有神農炎帝的神祠，非常靈驗。於是張天師描畫聖像，奏漢光武皇

46. 鄭合成，〈北方最大之國藥市場安國縣調查〉，《光華醫藥雜誌》，7 (1934)，頁49。

47. 〔宋〕潛說友，《咸淳臨安志》（清道光庚寅刻本），卷73，頁7。

帝，在建武辛未[48] 建祠於古洛之東。東漢末，張角 (?–184) 攻打相州（今河北臨漳一帶），皮場鎮之人虔誠祈禱，雨雪並下，幫助戰勝了張角。這一功勞被歸功於炎帝的顯靈，於是由漢獻帝賜廟號為「皮場」。到唐貞觀戊申 (648) 立祠長安。五代時因「殲寇助順」，又在顯德戊午 (958) 重建廟於古汴東京顯仁坊。北宋整肅廟祀，屢加褒封。

以上就是周秋陳述的東京皮場廟的歷史。該廟五代以前的歷史真實程度如何，已不可考，但可信的是，北宋時已經在東京建立了皮場廟。東京的皮場廟在當時很有名，所以宋・樓鑰《攻媿集・北行日錄》、元・吳自牧《夢粱錄》等書中都有此廟的記載。至於周秋說「皮場」名稱源於地名，其神像本於神農（然其功績則與醫藥無關），則後世又有不同的說法（參下文）。

東京皮場廟在北宋屢次加封的記載十分詳細，計有：

建中靖國元年 (1101) 六月封「靈貺侯」。

崇寧元年 (1102) 三月封公，四年 (1105) 閏二月封「靈惠王」，七月加封「靈惠顯通王」。十月封其配「靈婉夫人」，十一月改封「靈淑夫人」。

大觀元年 (1107) 十一月改封「明靈昭惠王」，三月賜額「顯靈應感廟」。

政和五年 (1115) 七月改賜額曰「靈應」。（以上均見《咸淳臨安志》「東京舊祠」）

---

48. 「建武辛未」疑有誤。建武 (25–55) 無辛未年。

綜上所述，到北宋末，東京皮場廟已經改封為「靈應廟」，廟神則封為「明靈昭惠王」。朝廷封賞時大概依據當時有關廟神的傳說（見下文所引《夷堅志》提到的廟神張生），於是頗有人情味地給廟神封了個夫人。

周秋為東京皮場廟作記文後沒幾年，宋室受金兵侵犯南遷。有一個名叫商立的人，攜帶了皮場廟神的畫像遷到杭州，在吳山看江亭建皮場祠（後來發展到四座）。當時稱此廟之神是神農，所以杭州人有疾者，都去祈禱，據說很有靈應。此後南宋的皇帝又屢次加封，例如咸淳五年 (1178) 廟神加封「顯佑」。但由於當時缺乏考證，只聽廟祝之言，所以就把其夫人在北宋時先後兩個封號（靈婉、靈淑）當成了兩個夫人，分別加封為「嘉德靈婉夫人」、「嘉靖靈淑夫人」（見《咸淳臨安志》「東京舊祠」）。從此皮場廟（南宋後改稱「惠應廟」）廟神就有兩個夫人分立兩旁了。現今安國藥王廟匾額上的「封加南宋」，就是依據這段史實。該廟墓亭中的墓碣上「敕封明靈昭惠顯佑王墓」的封號、以及後殿藥王身邊有兩名夫人，都切實證明，安國的藥王廟源自南宋加封的皮場廟。其廟神就是皮場王。從南宋開始，中國地不分南北，都建立了皮場廟。

關於皮場廟神的來歷，可以說從北宋・周秋之後以至明、清，不斷有新的說法。例如南宋・洪邁《夷堅志》記載：秀州外科張生，其妻遇神人，自稱皮場大王，授以《癰疽異方》一冊[49]。明・田汝成《西湖遊覽志》記載：「相傳有神張森，相州湯陰人。縣故有皮場鎮，萃河北皮鞟，蒸潰產蝎，蜇人輒死。神時為場庫吏，素謹事神農氏，禱神殺蝎，鎮民德之，遂立祠。凡疹疾瘡瘍，有禱輒應。」[50]按田氏的說法，「皮場」雖還是鎮名，立祠的事因卻與周秋所說完全不同。廟神張森（可能是《夷堅志》所載張生之音轉）雖也沾點神農的光，但畢竟是個普通人。無論張生還是張森，他們的業績都與醫藥有關。皮場鎮是以加工皮革得名。北方硝皮之處容易產蝎子，居民容易生外科疔疽，確實言之成理。但是否完全真實，年代久遠，也就無法深究了。清代俞樾在姑蘇盛家浜見有一個小廟，題榜為「宋敕封皮場大王廟」，因此他懷疑皮場大王是古代瘍醫供奉的廟神[51]。張生因妻子遇神人而得異授，可能是皮場廟神旁邊有夫人的來歷。清代周城《宋東京考》在「皮場公廟」之下又引了好幾家之說[52]，例如：

「皮場即皮剝所」：據說是明太祖處治贓吏的剝皮場。相傳其廟神是皮場的土地神，專門管理治療危重的瘡瘍。

「皮場公即鄭大夫鄭子皮」：鄭子皮和其父鄭子展都是鄭國的上卿，執掌國政。相傳鄭國遇饑荒，子皮賑濟百姓，「鄭人德

49.〔宋〕洪邁，《夷堅志》，見《四庫全書・子部小說家類》。

50.〔明〕田汝成，《西湖遊覽志》，見《四庫全書・史部地理類》585冊（上海：上海古籍出版社，1987），頁585–183。

51.〔清〕俞樾，《春在堂隨筆》，見《筆記小說大觀》26冊（揚州：江蘇廣陵古籍刻印社，1984），卷6，頁35。

52.〔清〕周城，《宋東京考》（北京：中華書局，1988），卷15，頁272。

之，立廟以祀」。因為汴梁距離鄭國不遠，所以汴梁也就建廟祭祀。

這些說法，或者將「場」附會於「瘍」，或者將「皮場」牽扯上鄭子皮。眾說混亂，越來越甚。但不管是南北哪一處的皮場廟，直到清初，都沒有被稱之為藥王廟者。為什麼只有安國的皮場廟演變成清代頗負盛名的藥王廟呢？

筆者查考了所能見到的明清《祁州志》，梳理了有關當地皮場廟的歷史，僅知明代的祁州南關只有皮場廟，而且是一座不大的土地廟。

據《祁州志》記載，明成化十七年 (1481)，祁州南關就有「皮場王廟」。成化丙午 (1486) 知州童潮撰《重修皮場祠記》中提到：「祁之土祇曰皮場，慶昔有廟兮祁之相，醫宋之時兮云有秦王。」[53] 可見這座廟最值得顯耀的歷史是在宋代顯靈治癒了秦王。在宋代開封建立皮場廟以後，周邊地區也相應建廟，祁州的皮場廟可能就是當時北方眾多皮場廟之一了。但此後弘治年間 (1488–1505) 的《保定郡志》中就把遷播到南方杭州的皮場廟歷史與祁州皮場廟相聯繫：「皮場廟在城南，宋封贈明靈昭惠顯佑王。郡民每以疾病禱之，屢應。」[54] 其中「顯佑」就是南宋咸淳五年 (1178) 所封。至於祁州皮場廟是北方原有皮場廟的延續，還

53. 〔明〕郭應響，《祁州志》，崇禎元年 (1628) 原刊，康熙十九年重印，卷3，頁12。

54. 〔明〕張才，《保定郡志》，見《天一閣藏明代方志選刊》（上海：上海古籍出版社，1981），卷20，頁10。

是元、明一統之後從南方返傳而來？無法確考。但從該廟之神的封號，以及廟中特有神像，都說明祁州皮場廟的建制已經受到了南方皮場廟的影響。

可能因當地人不瞭解皮場廟的詳細歷史，所以對皮場廟神的推溯，又結合了當地流傳的說法。筆者在廟中殘剩的明萬曆二十五年 (1597) 石碑上，見到將「皮場」改為不知來歷的「丕揚」。明末郭應響纂修的《祁州志》則比較謹慎，只是說廟神為「祁州南門人」：「先朝有秦王得疾，諸醫莫療。一醫後至，進藥數丸立愈。問其姓名，對曰祁州南門人也。遣使即其地問之，始知其為神。」[55] 從其所載的宋代各種封號，可知還是南方遷移過來的皮場廟。這個姓名不詳的祁州南門人，又引發了後世文人和民間百姓的許多遐想。在明代鄰縣任丘鄚州藥王廟如日中天的繁盛時期，祁州的皮場廟還只是一個連廟神姓名都不知道的土地廟。直到康熙年間印行的《祁州志》，仍沿襲明代皮場廟叫法，並無藥王一稱。

但是從清乾隆二十一年 (1756) 編修的《祁州志》開始，皮場廟有了新的說法：「邳彤王廟：俗呼為皮場王，即藥王也，在南關。按本州土神，自宋迄今，以醫顯靈。有疾者禱之即癒。」[56] 原本延續了數百年的「皮場王」，被編修縣志的文人貶低為俗稱，而將廟神附會成當地的漢代名將邳彤。後來還有人將皮場附會成元朝左副元帥賈輔的，也是因為賈輔是安國本地人。

55. 〔明〕郭應響，《祁州志》，卷3，頁12。
56. 〔清〕羅以桂，《祁州志書》（乾隆二十一年刻本），卷2，頁22。

究其原因，恐怕都是因為嫌「皮場」一詞不雅，為了褒揚鄉賢，遂將皮場附會成本鄉的名人。至於民間，就不管雅與不雅了。至今在當地廣為流傳的故事，將皮場王說成是一個皮匠，酒醉誤揭了朝廷為公主治病張貼的黃榜，被帶到宮中，情急之下用身上的污垢搓成藥丸以進，然後逃之夭夭。誰知公主服藥之後，嘔吐一番，疾病痊癒。朝廷派人快馬追皮匠領賞，皮匠以為問罪的來了，於是在祁州南門外樹上自縊而死。朝廷即其地建廟祭祀，名叫皮匠廟云云。這個故事據說流行於鄭州[57]，但筆者在安國也聽到這個故事，而且認為這個故事更適合廟神不明的祁州皮場廟。

那麼，祁州的皮場廟又是怎樣演化為藥王廟、進而怎樣使安國成為「藥都」的呢？這還要歸結到當時經濟活動的需求。古代廟會、墟集是人們交流物資的重要形式。安國有皮場廟，鄰縣任丘又有名氣很大的鄚州藥王廟，因此明代後期當地的廟會經濟如火如荼。萬曆二十六年 (1598)《重修明靈昭惠顯佑王祠記》（即皮場廟）已經提到：「時清明寒食，四方瞻仰進香，賽禱於祠下，車轂填門。」萬曆三十六年 (1608)《重修明靈昭惠顯佑王廟記》則說：每年清明、寒食節，「四方貨物雲集。貢牲帛金錢告虔者，肩摩而轂集」。可見安國明末圍繞皮場廟，也形成了廟會集市。

但直到清乾隆之時，安國才真正成為全國藥材集散的中心。當地文人刁顯祖有一首《祁陽賦》，描述了當時圍繞皮場廟形成的繁華集市：

57. 呂超如，《藥王考與鄭州藥王廟》，頁49–50。

> 又有顯佑之神，是曰皮場。初封土地，歷晉侯王。男女祈禱，奔走若狂。年年兩會，冬初春季。百貨輻輳，商賈雲集。藥材極山海之產，布帛盡東南之美……[58]

從其廟會的時間來看，與鄰縣的鄭州藥王廟廟會非常接近。當地的貿易雖然以百貨為主，但藥材是其中最有特色的貨物。所以乾隆《祁州志》首次明確提到：「每年清明及十月十五日，商賈輻輳，交易月餘，蓋大江以北發兌藥材之總匯云。」[59] 安國「藥王廟」廟名的題字，據說是清代著名書法家劉墉所書，則祁州皮場廟正式改稱藥王廟，也當在乾隆年間。此時鄰近的鄭州藥王廟經康熙、乾隆數次大火開始走向衰落，而祁州藥王廟卻越來越興盛。河北任丘一帶已經延續了上百年的經貿活動因鄭州藥王廟火災受到挫折，但經濟發展的需求必須要有一個替代的場所。比鄰的祁州皮場廟本來就有一定規模的廟會，加之其廟神確與醫藥有關，因此商賈就近將交易轉移到祁州，從而促進了當地廟會的發展。祁州皮場廟改稱藥王廟，可能是為了加強藥材交易市場的號召力。

祁州（安國）藥王廟是借助鄭州藥王廟發展起來的推斷，不僅有時間、地理等方面的證據，就是民間的口頭傳說，也能提供證明。鄭合成先生考察安國藥王廟時，就提到「據當地人傳說，

---

58. 〔清〕羅以桂，《祁州志書》（乾隆二十一年刻本），卷2，頁22。
59. 〔清〕羅以桂，《祁州志書》（乾隆二十一年刻本），卷2，頁22。

安國藥市的前身乃是茂（鄚）州和望都兩處的藥市」[60]。1979年筆者考察安國時，老藥工劉鶴明、陳尚德師傅告訴我，當地素有「先有鄚州，後有安國」的說法。從乾隆以降，祁州成為北方藥材主要集散地，獲得了「藥都」的美稱。每年兩次的廟會，聲勢非常龐大。其貿易雖以藥材為特色，但也有其他貨物的交易。祁州廟會到晚清、民國初，形成了十三邦（以藥業為主）、五大會（百貨）的組織形式，這在商業、藥業史上自有它的地位。祁州廟會活動拉開序幕的第一個節目，就是藥業人員集體到藥王廟祭祀藥王。但從考察歷史的角度來說，祁州藥王的歷史實在是短暫得很，而且不無冒牌之嫌。

近現代著名藥學家趙燏黃先生曾經對祁州藥市和藥材進行過深入的考察，結果他幽默地說：「余以為藥材固有真偽，不料藥王亦有真偽。」[61]當然這偽藥王不能歸罪泥塑的皮場王，而是當時的人們出於商業活動、藥業交易或者精神需求創造或曰偽造出來的。人們固然虔誠地對自己塑造的藥王菩薩頂禮膜拜，但在某種意義上，還是希望藥王為自己的生產或者生活服務。因此，歷史上塑造藥王的舉動不僅在安國，也在其他地方不斷地進行。清代以來在全國影響最大的藥王孫思邈，實際上也是屬於後來居上新創造出來的藥王。

60. 鄭合成，〈北方最大之國藥市場安國縣調查〉，《光華醫藥雜誌》，8 (1934)，頁52。

61. 趙燏黃，《祁州藥誌》（福州：福建科學技術出版社，2004），頁9。

四、孫思邈藥王

時至今日，孫思邈藥王的影響最大，以至於許多人認為自古藥王只有孫思邈一人。的確，現在走遍中國南北，最多見的藥王塑像就是孫思邈。其神像特徵是「坐虎針龍」（又叫「降龍伏虎」），非常容易鑑別。1979年，筆者與學友曾仔細考察過孫思邈故里陝西耀縣，又遍查耀縣及相關的地方志，尋找孫思邈成為藥王的足跡。後來又在北京、山西、湖南、四川等地見到過許多藥王塑像。德國慕尼黑大學醫史所文樹德教授收藏的數十座藥王塑像更使我開了眼界。藥王孫思邈的塑像多種多樣，有木雕、泥塑、石刻、紙繪等不同，但共同點都是孫思邈「坐虎針龍」，其形象煞是雄壯：藥王一部長髯，頭戴官帽，身穿官服，胯下一頭馴服的老虎，頭上盤旋一隻龍。藥王左手把龍鬚，右手用針刺，很有藝術風味。

但經過考證，才發現孫思邈獲得藥王頭銜的時間並不長，既比不過扁鵲藥王，更不如韋慈藏藥王。但若要從身世和業績來說，民間最終奉孫思邈為藥王還真是恰如其分。

孫思邈 (581–682) 是唐代京兆華原（即陝西耀縣，1980年劃歸陝西銅川市所，改作耀州區）人。耀縣孫家塬據說就是他的故里。他是一位非常著名的醫學家，因此無論《舊唐書》、《新唐書》都為他立傳。他撰寫的《備急千金要方》（簡稱《千金方》）三十卷、《千金翼方》三十卷，是反映唐初及唐以前醫學發展的集成之作，至今仍為中醫所珍重。「千金方」的命名，是因為孫思邈認為：「人命至重，有貴千金。一方濟之，德逾於此。」[62]由此也可見其醫德之高尚。他的名言「膽欲大而心欲小，智欲圓而行欲方」[63]，被《舊唐書》引載。他又是一位歷史上有名的長壽者。關於他的實際年齡，至今仍有爭議，但一般認為他壽至百餘歲。因此即便是在正史中，也賦予他先知先覺的神奇色彩。《舊唐書》記載他卒於永淳元年 (682)，卒後月餘，顏貌不改。舉屍就木，猶若空衣。正史記載尚且如此，無怪乎他身後許多道家書和筆記傳奇中，有關他的神話傳說層出不窮。道家一直把孫思邈作為重要人物，稱之為「真人」（詳見下文），「坐虎針龍」是關於藥王孫思邈的美妙神話。

孫思邈「坐虎針龍」的神像是依據傳說塑造的，而這些傳說又經過長時間的演化才逐步定型。

孫思邈和龍的傳說早在唐代就已有之。例如唐・李亢《獨異志》記載了孫思邈修表奏天庭，使伊、洛二水之龍降雨救旱的故事[64]。唐・段成式的《酉陽雜俎》中也有孫思邈解救昆明池龍的記載。故事說孫思邈隱居終南山，時大旱，有西域僧想要昆明池龍的腦髓為藥，就借祈雨為名，在昆明池結壇行法術，欲竭昆明池水。昆明池龍求助於孫思邈，孫思邈以索取龍宮三千仙方為條

---

62. 〔唐〕孫思邈，《備急千金要方》，「序」，頁6。
63. 〔後晉〕劉昫，《舊唐書・孫思邈傳第百四十一》，卷191，頁5096。
64. 〔唐〕李亢，《獨異志》，見《叢書集成初編》2837冊（上海：商務印書館，1935），頁318。

件，解救了昆明池龍的危難。所以孫思邈著《千金方》三千卷，每卷有一首龍宮方[65]。這個故事開始了孫思邈救龍的種種傳說，同時也將傳世的《千金方》神祕化。

孫思邈似乎是龍的救星，有關他解救龍的傳說非常多。其中孫思邈解救涇陽小龍的故事也與《千金方》有關。此故事的情節大致是：孫思邈路見一小青蛇被人所傷，解衣求贖，以藥封裹，放入草中。這條小青蛇實際是涇陽水府的小龍。後來孫思邈被請到龍宮，殷勤款待。但孫思邈不愛寶物，龍王遂捧仙方三十首為獻。據說孫思邈《千金方》三十卷，逐卷隱一仙方[66]。這個故事在明代熊宗立《歷代名醫圖姓氏》中也有更詳細的記載（可能是轉錄南宋・許慎齋《歷代名醫探源報本之圖》），後又因《本草蒙筌》[67]的轉載而廣泛流傳。孫思邈獲海上方的故事很早就被刻成圖畫，可見於陝西耀縣藥王山金代重刻《耀州華原妙應真人祠記》碑首[68]。

但是這些解救龍的神話都不涉及用針刺法治療龍的疾病。直到宋・陳衍《寶慶本草折衷》(1248) 才第一次記載了孫思邈針龍的故事。據說一次驟雨時，孫思邈掬起一捧屋檐之水，就說龍有病。一會兒一個老嫗扶杖而來，孫思邈讓她顯出真相，須臾「雲

65. 〔唐〕段成式，《酉陽雜俎》，卷2，頁12–13。
66. 〔宋〕陳衍，《寶慶本草折衷》，卷3，「孫真人傳」，頁3。
67. 〔明〕陳嘉謨，《本草蒙筌・歷代名醫圖姓氏》，頁42–43。
68. 陝西衛生志編纂委員會辦公室，《藥王孫思邈》（西安：陝西科學技術出版社，1990），頁66。

罩病龍，俯首斂鱗，徐徐向下療之」[69]，然後乘雲騰躍而去。這個故事明顯是從更早的馬師皇針龍的故事移植而來。唐天台道士王松年《仙苑編珠》「醫龍師皇」故事記載：「《列仙傳》云：馬師皇者，黃帝馬醫也。有龍下向之張口，皇曰：此龍有疾，乃針其唇下，以甘草湯飲之而癒。後數數有龍出陂，告而治之。一旦乘龍而去。」[70]元・趙道一《歷世真仙體道通鑑》記載的「馬師皇」故事與前大同小異，云「馬師皇者，黃帝時馬醫也。知馬形氣死生之診，理之輒愈。後有龍下向之，垂耳張口。師皇曰：此龍有病，知我能理，乃針其唇下口中，以甘草湯飲之而愈」[71]。但這個久遠故事裡的馬師皇在宋代被孫思邈取代。

孫思邈伏虎的故事也有一個演化的過程。唐代的韋慈藏藥王有一條道具式的黑犬隨行，而後世孫思邈也有一頭虎作為坐騎，這隻虎的來由是怎樣的呢？

孫思邈治虎的文字記載最早還是見於南宋・陳衍的《寶慶本草折衷》。故事情節比較簡單，說有隻病虎，「傴僂痿乏，蹲

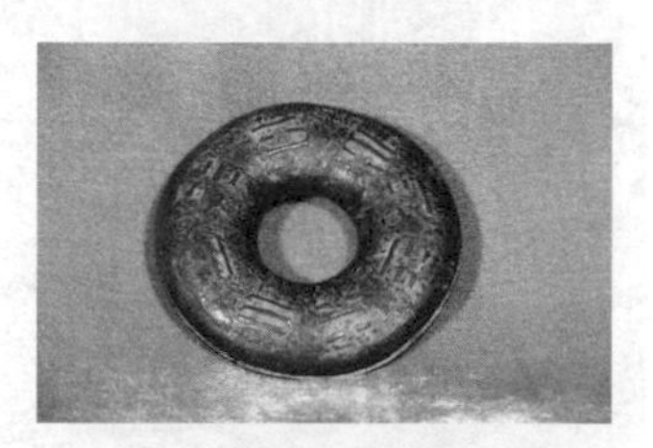

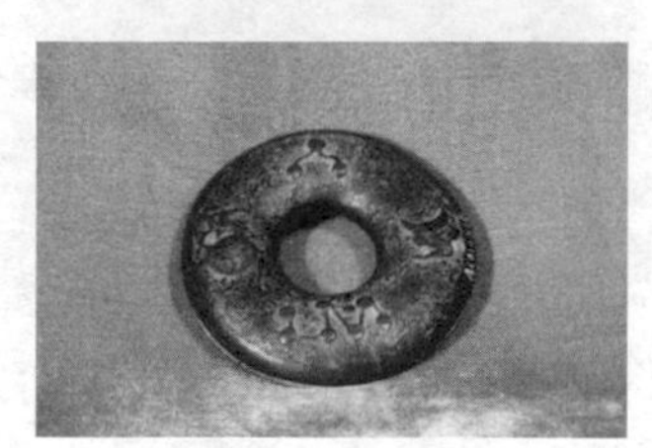

圖27　宋代虎撐（串鈴，兩面）

69. 〔宋〕陳衍，《寶慶本草折衷》，卷3，「孫真人傳」，頁4。
70. 〔唐〕王松年，《仙苑編珠》，見《道藏要籍選刊》6冊（上海：上海古籍出版社，1989），卷上，頁581。
71. 〔元〕趙道一，《歷世真仙體道通鑑》，卷3，頁18。

伏拜投」請孫思邈治病。治好病虎之後，從此這隻虎「擁衛真人，不敢離也」[72]。但這個故事在民間流傳，情節就豐富得多。相傳孫思邈見一猛虎當道，詢問之後，才知道老虎因吃了一個婦人，被一根金釵卡住了喉嚨，因此攔路求醫。孫思邈想伸手去拔，又怕老虎痛時閉口，咬住手腕，於是用一個鐵環套住手腕，撐住虎口，從環內伸手取出金釵。據說後來這鐵環就成了走方郎中套在手指上一搖就嘩啦嘩啦響的串鈴，名字就叫「虎

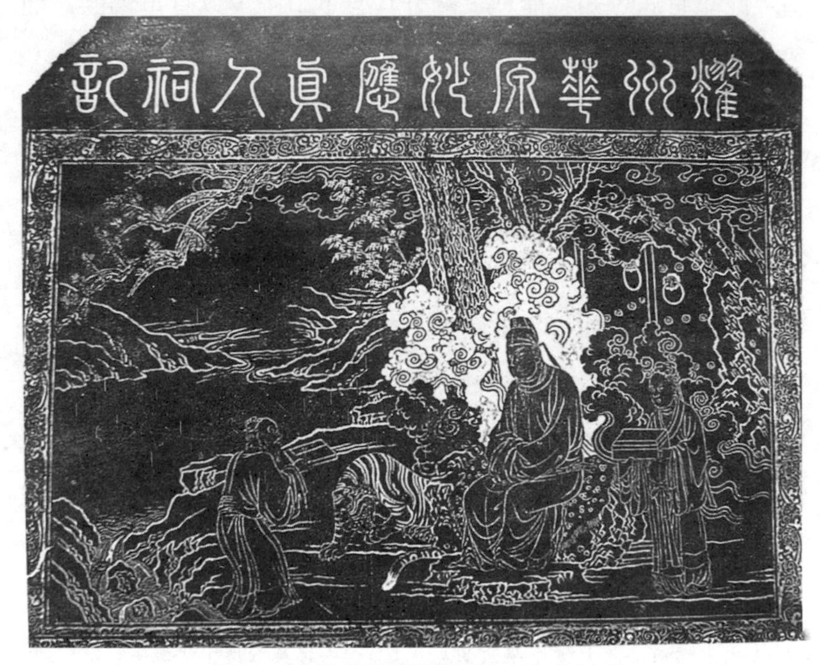

圖28 《耀州華原妙應真人祠記》碑首

72. 〔宋〕陳衍，《寶慶本草折衷》，卷3，頁4。

撐」[73]。

如果考察碑刻，可知孫思邈與虎的關係實際上在南宋以前已經形成。今存的《耀州華原妙應真人祠記》碑首龍王獻海上方圖中，孫思邈身邊就有一隻猛虎。該碑為北宋元豐四年 (1081) 立，金大定九年 (1169) 重刻[74]。即便是重刻之年，也早於南宋・陳衍的文字記載。

孫思邈治虎的故事雖然晚到宋代才出現，但在這個故事出現之前，還有相似的故事。令人驚異的是，歷史上還真有人為虎治病！《晉書》記載郭文（字文舉）就曾治過虎。郭氏特喜歡遊山林，甚至寄居在深山樹上十幾年，也沒有遇到過野獸的侵害。「嘗有猛虎忽張口向文，文視其口有橫骨，乃以手探去之。猛獸明日致一鹿於其室前。」[75] 這個正史中的故事在唐、宋的道家書中大肆渲染，郭文也就變成了一個大仙家。宋代道士陳葆光《三洞群仙錄》中，郭文治虎的故事沒有太大的改變，但結局更美好：「自後虎常馴擾於左右，亦可撫而狎之。文舉出山，虎亦隨焉。雖在城市眾人之中，虎伏首隨行，不敢肆暴，如羊犬耳。」[76] 此後的病虎擁衛孫思邈的故事，有可能就是從郭文事跡演變而來。

---

73. 呂超如，《藥王考與鄭州藥王廟》，頁15。
74. 陝西衛生志編纂委員會辦公室，《藥王孫思邈》（西安：陝西科學技術出版社，1990），頁66。
75. 〔唐〕房玄齡，《晉書》，卷94，頁2440。
76. 〔宋〕陳葆光，《三洞群仙錄》，見《道藏要籍選刊》6冊（上海：上海古籍出版社，1989），卷4，頁423。

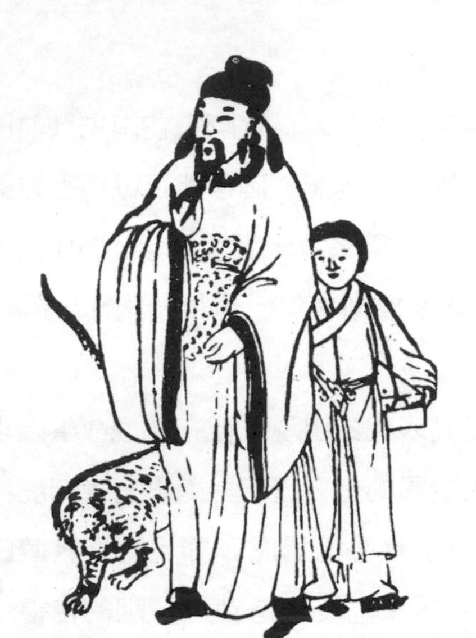

圖29　真人孫思邈

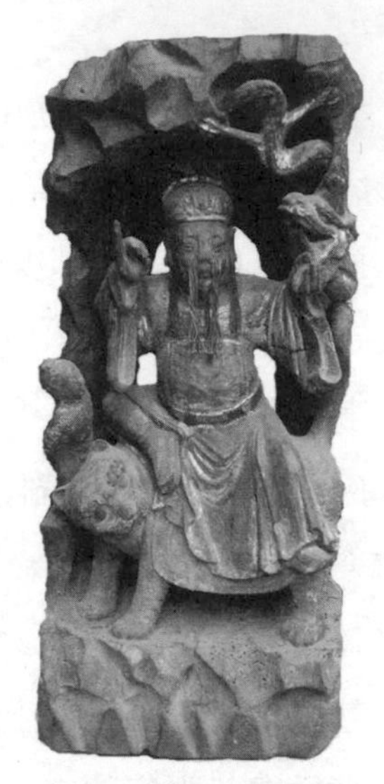

圖30　坐虎針龍木雕

明初熊宗立《歷代名醫圖姓氏》中有一幅「真人孫思邈」圖，其中就有一隻老虎隨行[77]，但卻沒有文字說明其虎的來源。這幅圖很有可能出自南宋末許慎齋《歷代名醫探源報本之圖》。虎擁真人的形象在以後明代的醫書中經常出現。

孫思邈針龍、坐虎的傳說，在南宋《寶慶本草折衷》一書同時出現。所以該書〈孫真人傳〉的贊語說：「最可驚詫，龍虎蒙成。」也就是說龍、虎的疾病都承蒙孫思邈的高超醫術得以治癒。這樣生動神奇的故事自然成為後人塑造孫思邈「坐虎針龍」神像的最佳素材。

77. 〔明〕熊宗立，《歷代名醫圖姓氏》，見〔明〕陳嘉謨《本草蒙筌》，頁42。

但孫思邈又是怎樣成為藥王的呢？這要從他的「真人」稱號談起。孫真人是醫藥書中最多見的對孫思邈的尊稱。「真人」稱號從何時開始，還有不同的說法。

孫思邈故里保留「唐代敕封妙應真人之先塋碑」[78]，似乎其真人稱號始於唐代。但此碑鐫刻時代已晚，難以憑信。南宋・陳衍記載：「孫思邈號泰元真人，此號見《千金髓方》首」[79]。《千金髓方》據載也是孫思邈撰[80]，如果此書確實出自孫氏手筆，則其真人之號，當從唐代始。可惜《千金髓方》早已散失，無法核實。但耀縣藥王山（舊稱五臺山）南庵保留的北宋元豐四年 (1081)《耀州五臺山孫真人祠記》碑文稱孫思邈為「妙應真人」，北宋崇寧三年 (1104) 碑文記載孫氏加號為「妙應真人」[81]。另外北宋治平三年 (1066) 校定的《備急千金要方》也使用「孫真人」[82]。所以孫真人之號至少在北宋之時已經非常普遍。

孫真人既有貨真價實的醫學巨著，又有許多傳奇故事，他得到後世尊崇是當之無愧的。最晚在十一、二世紀間，附會到孫思邈身上的針龍、治虎傳奇已經完成。到了明代，孫思邈的聲譽更

---

78. 馬伯英執筆，〈孫思邈故里紀念建築現狀及沿革〉，《中華醫史雜誌》，11.4 (1981.10)，頁205–207。
79. 〔宋〕陳衍，《寶慶本草折衷》，卷3，「孫真人傳」，頁3。
80. 〔宋〕歐陽修，宋祁等，《新唐書・藝文志》，卷59，頁1571。
81. 陝西衛生志編纂委員會辦公室，《藥王孫思邈》，頁65–67。
82. 〔宋〕高保衡等，〈校定備急千金要方後序〉，見〔唐〕孫思邈《備急千金要方》，頁544。

是與日俱升。本文前面已經提到，元代開始興建的三皇廟，到明代嘉靖時已經在兩廡增加了歷代的名醫塑像。而兩廡名醫的排頭者，分別是藥王韋慈藏、真人孫思邈。明代許多醫藥書籍的扉頁上端，都專門繪有這兩位大家在一起的圖像。他們的身邊各有一隻黑狗和一隻老虎。這說明在當時的醫學界中，藥王和真人兩人最受崇敬。但因為韋慈藏已經占了藥王稱號，所以在三皇廟中，並沒有把孫思邈作為藥王。筆者至今還沒有在明代書籍中發現稱孫思邈為藥王者。但毋庸置疑的是，孫思邈在三皇廟（明代後期改稱藥王廟）中占據顯要位置，對他在明以後取代韋慈藏成為藥王肯定有很大的影響。

清代的書籍和廟宇碑記已經開始有很多藥王孫思邈的記載。

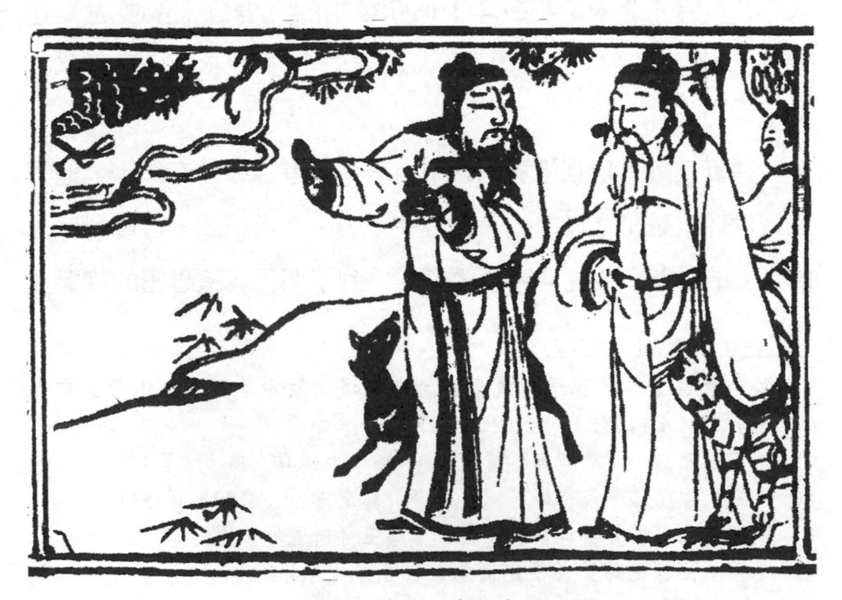

圖31　藥王、真人合圖

孫思邈故里陝西耀縣的五臺山也改稱藥王山。在藥王山的北洞建築群中，依山建起了藥王大殿。山門前矗立著兩根高高的鐵旗杆，也是盤龍纏繞[83]。這座藥王大殿中的明代碑記，都還是用真人一稱。該廟「藥王」一名始於何時，尚無深入的考證。因為陝西耀縣的位置比較偏僻，故這裡雖是孫思邈故里，卻沒有形成很大規模的廟會。由於孫思邈的傳奇故事廣泛流傳，「藥王孫思邈」在民間的名聲越來越大，民間的藥王塑像也都趨向於孫思邈坐虎針龍。

在所有關於孫思邈的民間故事中，有一種《藥王卷》的影響甚大。呂超如先生曾經將他獲得的《藥王卷》公諸於世。呂先生認為這種經卷是天地門做會的時候朗誦的經卷。念經人誦經之前，必須先淨手漱口，念畢用黃布包好，「門外人要想借來看看，無異與虎謀皮」[84]。但筆者近年得見多種清末民初時北方民間《藥王真經》、《藥王寶卷》手抄本，內容與呂超如先生所錄基本一致。這說明《藥王卷》的故事其實在民間已經廣泛流傳。

《藥王卷》的全名是《救苦忠孝藥王寶卷》，二卷，講述的是藥王一生經歷。該書最特殊之處，在於它把藥王菩薩、扁鵲藥王和孫思邈藥王聯繫起來，將他們說成是藥王在不同時代轉生出來的化身。

---

83. 李經緯，程之範，《中國醫學百科全書・醫學史》（上海：上海科學技術出版社，1987），頁117。另陝西衛生志編纂委員會辦公室編寫的《藥王孫思邈》書中有「耀縣藥王山北洞」全景圖。

84. 呂超如，《藥王考與鄭州藥王廟》，頁52–53。

該書前的引子所說的藥王是扁鵲：「藥王者，天生聖人，世世名醫。生於春秋，降住燕地。姓秦名越人，字稱盧醫，道號扁鵲。」這個藥王「鄚州立廟，感動君王，奉敕修建」。可見該書的作者對扁鵲的歷史、尤其是對河北鄚州藥王廟的歷史，是完全瞭解的。但隨後書中說：

> 藥王變化廣無邊，累劫傳留萬萬年。十代名醫輪流轉，保佑天下萬民安。

意思是藥王能通過變化永遠保佑後世，十代名醫不過是藥王輪流的變化而已。這就把扁鵲藥王和後來的孫思邈藥王聯繫起來。

《藥王卷》故事的主人翁是唐代的孫思邈。他的父親是山東兗州府泗水縣孫家莊的員外。孫員外良田千頃，卻膝下無子。於是買藥施捨，感動了靈山釋迦文佛，差遣藥王菩薩臨凡，投胎做了孫員外的兒子，起名就叫孫思邈。此後書中穿插了幾個孫思邈藥王的故事：一是孫思邈救白蛇（東海龍子所變），赴龍宮得海上仙方；二是赴長安救治秦王，加封真人；三是聞風雨，知有病龍，治好龍病；四是遇病虎，取虎口金釵，從此猛虎跟定藥王，修行伴道。

藥王孫思邈修行得道成正覺以後，在鄚州立廟，退歸深山，隱姓埋名，六百年不曾出世。直到明朝永樂皇帝得大病，才下山搭救。不料治好永樂以後，被皇帝強留在京。藥王遂偷出北京城，但在鄚州被朝廷人馬趕上，只好拋卻凡胎肉身。永樂皇帝聞知以後，加封藥王之位，就地重建藥王廟。從此孫思邈在鄭州藥王廟掌定山場、慈心救人。

以上就是《藥王寶卷》的主要內容。此經卷產生的準確年代已不可考，但從內容來看，應該是清代的作品。因為該書將鄭州藥王廟的藥王附會到孫思邈身上，這是該廟所有明代碑記都不曾記載過的。鄭州藥王廟的重建與萬曆皇帝病癒有關，並不是永樂皇帝。鄭州藥王廟在萬曆重建之後，確實有孫思邈神像在內，但那時孫思邈還只是和藥王韋慈藏一樣，站在廊廡兩旁而已。本文前已提到，清・高士奇《扈從西行日錄》還認定鄭州「城外藥王廟，專祀扁鵲」。因此將藥王附會成鄭州藥王

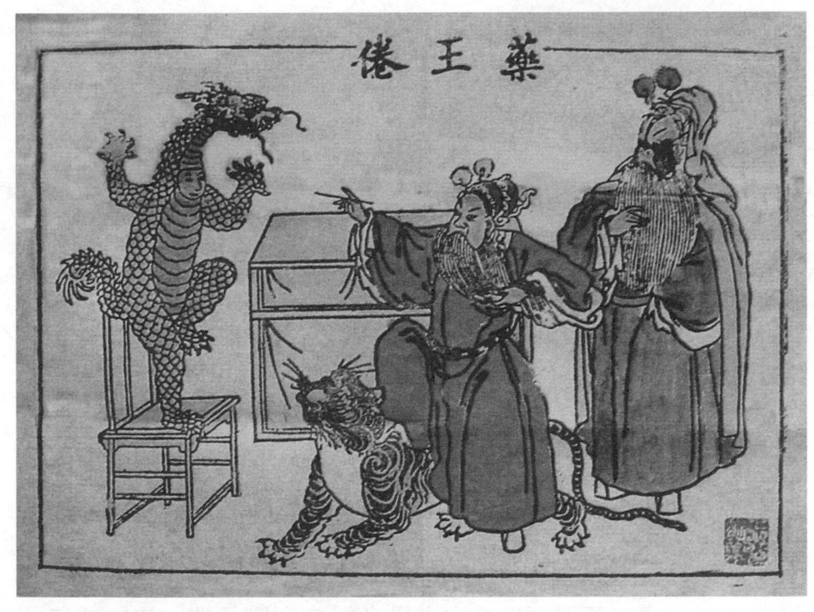

圖32　楊柳青版畫「藥王倦（卷）」（清・錢慧安繪）

廟的廟神，應該是清代的事。

《藥王寶卷》的高明之處，是把多種藥王的傳說融於一爐，通過「轉世」的說法，處理不同時代的藥王傳說。孫思邈獲海上方、降龍伏虎等傳說，乃至於祁州皮場廟神治秦王、民間流傳的藥王自縊死於藥王廟址等傳說，都被揉合在一起。該經卷是要經常誦讀的，容易為民眾所知。民間不僅有多種抄本，還曾把它改編為劇本上演。所以清代（尤其是清代後期）孫思邈為藥王的說法廣為流傳。可能這種說法流行已晚，所以除了陝西耀縣的藥王廟以外，其他地方的藥王廟還是以三皇廟演化而來的居多。河北任丘、內丘一帶的藥王廟供奉的是扁鵲，安國藥王廟的藥王前身是皮場王。但是，清代以孫思邈坐虎針龍為題材的塑像大量產生於民間。人們把孫思邈藥王直接供奉在家裡，這實在比建廟求禱更為簡捷。綜上所述，孫思邈藥王之說雖然比較晚，但卻是後來居上、力蓋其他藥王。

二十世紀上半葉，由於兵燹災變，中國大陸各地的藥王廟不少已然遭劫。1949年以後，尤其是十年「文革」浩劫，一些名氣不大的藥王廟更是殘毀不堪。直到「文革」結束之後，劫後尚存的藥王廟才逐漸受到重視，或修繕、或重建。例如安國的藥王廟在二十世紀八十年代以後重塑金身，還仍然配上兩個夫人，使該藥王廟在再度興起的「藥都」之中顯現傳統文化的光彩。陝西耀縣的藥王廟屬於文物保護單位，得以躲過劫難，全貌尚存。最可惜的是顯赫一時的河北任丘鄚州藥王廟，經過數百年劫難，已經蕩然無存。北京藥王廟數量本來最多，當今僅孑遺一二，或殘留半壁，或就地重建，已無法窺見舊日風采。今北京東直門內大街尚存「敕建福世普濟藥王廟」一座廟門。

歷代藥王之中，孫思邈最為幸運。近幾十年來大陸醫史研究中，孫思邈的研究非常熱門，因此其藥王的地位更加鞏固，以至於彙集孫思邈醫學著作的書籍也被命名為《藥王全書》。回顧歷代藥王和藥王廟發展演變的歷史，不難看出，藥王是不同時代、不同地區的人們根據不同的需要創造出來的。紀念先醫功績、祈禱身家平安，乃至振興當地經濟，弘揚傳統文化，這些原因都促成了一代代的藥王產生。至於誰是真藥王、誰是假藥王，看來實在沒有辨析的必要了。

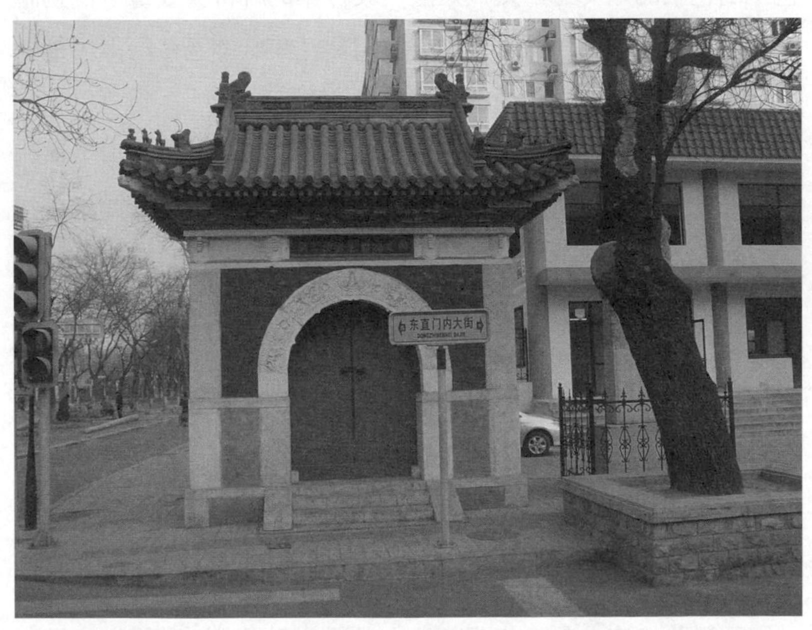

圖33　「敕建福世普濟藥王廟」殘存廟門

蒙汗藥、麻沸散與麻藥

明、清小說與醫藥相關的內容中，蒙汗藥出現的頻率頗高。《水滸傳》第十六回智取生辰綱，晁蓋等用巧計將蒙汗藥撒入酒桶，賺得楊志手下爭飲藥酒。結果楊志一行就在晁蓋等人「倒也、倒也」的嬉笑聲中癱軟如泥。蒙汗藥的神奇，令每一個初讀《水滸》的人感到新鮮。黑店店主用蒙汗藥麻翻過往行人，劫財害命，是明清小說常有的情節。

蒙汗藥究竟是真是假？既是小說家言，不免虛構。但虛構如果沒有真實生活為基礎，也就難以產生逼真效果。蒙汗藥確實在中藥裡存在，但其神奇之力，實得益於小說家的生花之筆。本文先從醫藥角度說說蒙汗藥的來龍去脈。

一、「蒙汗」涵義與方藥

蒙汗藥能使人在短時間內失去知覺、痛覺或活動能力，這在醫藥學中，屬於麻醉藥。對蒙汗藥的名稱，日本學者多紀元簡有比較深入的考證[1]。

多紀元簡所舉最早的「蒙汗」一稱，是《十便良方》(1196) 所引《雞峰方》：「解中毒蒙翰，昏悶不省。」《雞峰方》即宋・張銳《雞峰普濟方》(1133)，該書今本卷二十三「解諸毒」中的文字與《十便良方》所引略有出入，作「蒙昧昏悶不省」。多紀氏據音近而認為「蒙翰」即「蒙汗」。

多紀氏的友人山田宗俊又考證：「蒙汗即『悶』之反切，猶『秀』之為『唧溜』、『團』之為『突欒』之類。」[2] 後世小說家有「悶香」，「悶」確實具有悶倒、麻醉的意思。因此，從音韻角度認為「蒙汗」是「悶」的反切，言之成理。再者，民間的祕密藥經常使用「反切」來隱晦其名，如宋・陳言的「舉卿古拜散」，根據《唐韻》，「舉卿古拜」就是「荊芥」一藥之名的反切（舉、卿為荊，古、拜為芥）。這是因為民間借「隱語以祕其方也」[3]。因此民間用「蒙汗」來隱指「悶」藥，並非無理。據多紀氏以上考證，即便是「蒙汗」的近似名稱，最早也只見於南宋。

清・王翃（一作翃）《萬全備急方》(1683) 在「中蒙汗藥毒，冷水解之」條下注曰：「蒙汗，俗名麻汗。」[4] 這裡出示了蒙汗

---

1. 〔日〕多紀元簡，《醫賸》，卷中，頁159。
2. 〔日〕多紀元簡，《醫賸》，卷中，頁159。
3. 〔明〕李時珍，《本草綱目》，卷14，頁914。
4. 〔清〕王翃，《萬全備急方》，見《海外回歸中醫善本古籍叢書》8冊（北京：人民衛生出版社，2003），「諸藥毒部」，頁484。

藥的一個別名。麻藥是古代麻醉藥的通稱。「麻」有令人麻木、麻醉的意思。這一別名很明瞭地指出了蒙汗藥的特性。

近人陸澹安《戲曲詞語彙釋》(1983) 把「蒙汗」解釋為「蒙漢」（蒙是蒙昧，汗是漢的假借字），意思是可以麻翻漢子。該書所引元曲《黑旋風》中提到的「蒙汗藥」，可能是「蒙汗」一詞的最早出處。近人張宗棟不同意陸澹安的觀點，他認為「蒙汗」藥既能麻翻漢子，也能麻翻女中豪傑，何能獨稱「蒙漢」？張宗棟依據發音，考證「蒙汗」當為山東一帶的「瞑眩」方言。他引據《方言》：「凡飲藥而毒，東齊海岱間或謂之瞑，或謂之眩。」又引郭璞注：「傳言瞑眩極者，言悶極藥乃行也。」張氏認為在元曲等通俗文學作品中，用字隨意，故將「瞑眩」錯寫作「蒙汗」[5]。對此觀點，很快就有人表示反對。反對者認為從未有醫家將瞑眩與麻醉或類似麻醉的醫療用語聯繫起來使用，也未見一例在古代詩文戲曲小說中將瞑眩作為蒙汗的替換語使用[6]。更有人依據蒙汗藥的主要成分為曼陀羅花，服用之後會出現「汗蒙而不發」的生理現象，認為這才是蒙汗藥一名的涵義[7]。

以上「蒙翰」、「蒙汗」、「麻汗」、「蒙漢」、「瞑眩」等說法，都各有道理，但畢竟無關實質，姑且不去糾纏。那麼，

---

5. 張宗棟，〈蒙汗藥初探〉，《中華醫史雜誌》，26:2 (1996.4)，頁84–86。
6. 萬方，〈「蒙汗藥」音義一解〉，《中華醫史雜誌》，27:4 (1997.10)，頁228–229。
7. 方曉陽，陶曉葵，〈「蒙汗藥」一詞新解〉，《中華醫史雜誌》，31:4 (2001.10)，頁210–212。

小說家筆下的蒙汗藥究竟是實是虛呢？古人對此也有討論。例如明・郎瑛《七修類稿》就曾談到他個人對蒙汗藥認識的轉變：「小說家嘗言蒙汗藥，人食之昏騰麻死，復有藥解活，予則以為妄也。」但他讀了宋代關於押不盧、草烏、曼陀羅花麻醉作用的記載之後，才改變看法：「據是則蒙汗藥非妄！」[8] 清・俞樾《茶香室叢鈔》根據明・魏濬《嶺南瑣記》關於曼陀羅的麻醉記載，認為「此藥今尚有之，即小說家所謂蒙汗藥也。然可以治喘疾，其法用吸煙之筒，即雜置煙內，吸而食之，初試頗有效」[9]。但上述肯定蒙汗藥存在的意見都是文人根據前人筆記推斷而來，究竟醫藥書中有沒有蒙汗藥的記載、古人是否真有用過蒙汗藥的體驗呢？

在醫書之中，這「蒙汗」一詞的出現，可能數《普濟方》(1390) 最早。該書曾用白扁豆「治蒙汗毒，目瞪、口不能言、如醉」[10]。這裡記載的蒙汗毒症狀，和《水滸傳》描寫的情景非常近似，但卻沒有出示蒙汗藥的方藥組成。

日本醫家多紀元簡從兩種中醫古籍中發現了蒙汗藥的組成[11]。他所依據的醫書在中國失傳已久，近年複製回歸並校點出版，始可從中得知蒙汗藥的真面目。

---

8. 〔日〕多紀元簡，《醫賸》，卷中，頁159。
9. 〔清〕俞樾，《茶香室叢鈔》，卷22，轉引自陶御鳳，朱邦賢，《歷代筆記醫事別錄》（天津：天津科學技術出版社，1988），頁407。
10. 〔明〕朱橚，《普濟方》（北京：人民衛生出版社，1959），卷251「諸毒門・中藥毒」，頁4155。
11. 〔日〕多紀元簡，《醫賸》，頁159–160。

歷史上首次記載蒙汗藥組成成分的本草可能是明·梅得春《藥性會元》(1595)。該書羊躑躅條下記載：「味辛，溫。有大毒。其花似萱草花，甚不可服，誤則令人顫抖，昏倒一晝。如用，可拌燒酒蒸三次，即無慮矣。同它羅花、川烏、草烏合末，即蒙汗藥。」[12] 其中的它羅花就是曼陀羅花。但梅氏介紹的該蒙汗藥主要用來治療風邪瘡毒疼痛及痛風，並無麻人記載。昏倒是作為其毒副作用。

此後清·張中和（介石）《資蒙醫徑》(1669) 在「蒙汗藥」方名之下，詳細地介紹了蒙汗藥的組成、用它麻醉動手術的詳細過程、服用後藥力發作的時間、解除麻醉的方法等。張氏的「蒙汗藥」方為鬧揚花（即羊躑躅）、川烏、草烏、瓦龍子、自然銅、乳香、沒藥、熊膽、硃砂、麝香共十味藥，為極細末，「用熱酒調服，乘飲一醉，不片時渾身麻痹」，就可以動手術了。其麻醉的效果主要是「痹麻肢體，經一日夕方醒。濃煎甘草湯灌飲即解」。張氏介紹此方主要是用於軍陣外科，可以對鋒鏑、箭頭、彈子所傷進行手術，並不是用來麻人竊財[13]。此外，該書用於外科諸惡毒止痛的「鐵布衫」，「又名蒙汗藥。少服則止痛，多服則蒙汗」[14]。由此可見，蒙汗藥並非是小說家憑空杜撰。在醫藥

12. 〔明〕梅得春，《藥性會元》，見《海外回歸中醫善本古籍叢書》9冊，卷上，頁551。
13. 〔清〕張中和，《資蒙醫徑》，見《海外回歸中醫善本古籍叢書》6冊，卷中，頁534。
14. 〔清〕張中和，《資蒙醫徑》，卷中，頁539。張中和字介石，其文曾被多紀元簡引錄。但今人或以為張介石是張介賓，故謂《證治準繩》有此方，經核對原文，張介賓並無此方。

書中，確實有蒙汗藥，但都是用於戰傷外科或癰瘍止痛等治療正途。

多紀元簡又在清・何鎮（培元）《本草必讀》（全稱《本草綱目類纂必讀》，1672）中讀到：「蒙汗藥，煙草子所造。」多紀氏認為「煙草豈宋元時得有之」[15]？但是多紀氏可能誤會了，何鎮所說的煙草子，不是抽煙的煙草，而是罌粟的果殼。罌粟 (*Papaver somniferum* L.) 俗稱大煙，用其殼提取製成的鴉片可以用做麻醉劑。這只能說明到清代，蒙汗所用的藥已經有了改變，而不能說何鎮之言不對。

此外，多紀氏還引錄《祕方集驗》(1657) 提到的蒙汗藥，「俗呼燒悶香」。多紀氏不知悶香為何物。他引述了前人記載，云「置水榻前，以防悶香」。又說在悶香之煙進入時，必須伏地，避免中煙。因此多紀氏認為：「《水滸傳》蒙汗藥皆置酒中，無毒煙薰死事。《集驗》之說恐妄耳。」[16]

按清・王夢蘭《祕方集驗》所說悶香，是另一種麻醉藥或有毒氣體。「燒悶香」的原料藥至今不明。但即便是普通的煤炭之煙，也足以令人昏迷或窒息。故李時珍說：「人有中煤氣毒者，昏瞀至死，惟飲冷水即解。」[17] 元代李鵬飛《三元參贊延壽書》記載有人逃難入石窟中，「賊以煙薰之垂死，摸得蘿蔔菜一束，

15. 〔日〕多紀元簡，《醫賸》，卷中，頁160。
16. 〔日〕多紀元簡，《醫賸》，卷中，頁160–161。
17. 〔明〕李時珍，《本草綱目》，卷9，頁571。

嚼汁咽下即蘇。」[18]可見歷史上並非沒有用煙薰人的記載。在密閉的房間裡，只要灌進足夠的煙，使煙氣彌漫，氧氣稀少，就可以使人昏悶。對於剛放進來的熱煙，因煙升於上，人當然是匍匐在地最安全。所以對於悶香來說，恐怕無須多去考察它的成分了。只要含有一氧化碳 (CO) 的煙就可以發揮悶人的作用。清代描寫武俠或者採花大盜的小說，悶香使用尤其多。其中悶香施放者似乎只要一根蘆管，舔破窗戶紙，吹一口煙就能使人昏悶。但那是小說家言。即便是現代技術，那一蘆管煙恐怕也不足以悶倒房中的人。

從醫藥學的角度來看，蒙汗藥只不過是歷史上眾多麻醉藥之一而已。其名稱的產生大約在南宋至元代。蒙汗藥很早就被用於非醫療目的，並非打家劫舍者的專利。運用蒙汗藥最多的還是醫藥家，因為它們是外科手術最好的麻醉劑，也是某些痛症最好的止痛藥。早期的蒙汗藥多撒進酒中或拌入飯中，清代的悶香則採用燒煙的方式。這種悶香醫家不用，只見於小說人物施行。亦有確鑿證據表明，清代曾有歹徒作案，將蒙汗藥放進煙草裡，使抽煙者被迷倒遭劫。

據郭松義教授所見的七起用迷藥作案的清代刑案記錄，有歹徒用蒙汗藥從事拐賣人口、騙取財貨的勾當，時間都在乾隆年間。其中一例見於北方，其餘均在南方[19]。乾隆三年 (1738)，

18. 轉引自〔明〕李時珍，《本草綱目》，卷26，頁1617。

19. 郭松義，〈清代刑案中記錄的蒙汗藥〉，《清史論集》（北京：紫禁城出版社，2003），頁144–148。

在河北蔚州（今蔚縣），一道、一僧合謀配了一宗迷藥（蒙汗藥又稱迷藥或迷幻劑），用來劫財、雞姦。其藥物組成是鬧楊花、巴豆、蒙香、鹵（硇）砂、山葛花、人腦子[20]。「遇人吃煙，用藥放煙內，人吃了立即發迷，不能言語。」其中蒙香、山葛花係藥物別名，不明為何物。鬧楊（羊）花應該是其中主要的麻醉藥物。據犯人介紹，這一迷藥常用於「拍花」，「一袋煙吃，拍一下就走了」。另有將迷藥放進水、酒和食物中，經口服纔產生麻醉的案例。雍正十二年(1734)，廣東合浦一犯將迷藥放進酒中，迷翻人後竊財。他所用的迷藥由顛茄子、白米薯莨、青麻花三味組成。顛茄子就是曼陀羅花，青麻花可能是大麻的花穗，兩者都具有麻醉作用。白米薯莨即薯蕷科的白薯莨，含有薯蕷皂甙，中毒反應可導致昏迷[21]。此外，這些案例中或將迷藥放入糕餅或花生之內，哄誘兒童食用，然後拐賣外地。甚至有人將從藥攤上所購的成分不明蒙汗藥外用於局部麻醉。另據清代檔案，乾隆十一年(1746)安徽鳳陽人販子馬占文，用川烏、草烏、人腦等物配成迷藥，「置之手巾，路遇衛二子，將手巾繞於臉上，即便迷。」[22]這些犯人的口供雖不可盡信，但所述蒙汗藥的藥物組成，卻都包含著某些確有麻醉作用的藥物。

---

20. 同19。原文隱去藥名，後郭松義教授親自手注此藥名。人腦子絕無任何麻醉作用，用此物只能說明姦僧惡道的殘忍無知，故仍予以披露。
21. 國家中醫藥管理局《中華本草》編委會，《中華本草》（上海：上海科學技術出版社，1999），卷8，頁237。
22. 轉引自韋慶遠，吳奇衍，魯素，《清代奴婢制度》（北京：中國人民大學出版社，1982），頁52。

歷代醫藥書及非醫藥書所記載的蒙汗藥功用的方，其中所含藥物有多種。同名的蒙汗藥方，藥物組成也各不相同。因為只要是具有麻醉作用的藥物都能用於蒙汗藥，所以有必要進一步探討具有麻醉作用的藥物及其發展歷史。

二、藥酒、麻沸散與麻藥

具有止痛、麻醉作用的藥物，最適合於施行外科手術，因此古代的手術記載成為人們探討麻醉藥的焦點。

早在《列子・湯問》中就有關於外科手術的記載：「魯公扈、趙齊嬰二人有疾，同請扁鵲求治……扁鵲遂飲二人毒酒，迷死三日。剖胃探心，易而置之，投以神藥。既悟如初，二人辭歸。」[23] 由於扁鵲將他兩人的心互相置換，所以鬧出了兩人不認自家之門，反去對方之家的恢誕故事。這個故事當然不能信以為真，但其中的「毒酒迷死三日」卻很值得注意。酒是中國藥物的元老之一，運用很多，所以古代的醫字下為「酉」字。酒性熱，可以幫助藥力運行。但酒醉之後，卻令人癱軟迷糊。梁・陶弘景說：「大寒凝海，惟酒不冰。明其性熱，獨冠群物。藥家多須以

---

23. 〔戰國〕列禦寇，《列子・湯問》，見《四庫全書・子部》，卷5，頁13–14。

行其勢，人飲之使體弊神昏，是其有毒故也。」[24]其中「體弊神昏」就是酒的麻醉效果。酒醉到了這個程度，人固然可以忘憂，但也只好任人擺布。

馬王堆漢墓出土醫書中，酒作為藥名一共出現了五十一次，是最多見的藥物或者炮製輔料。《五十二病方》記載的「令金傷毋痛方」，用薺、朮二藥，再用醇酒一中杯，據說可以「有頃不痛」[25]。薺、朮二藥顯然不具備止痛效果，只有酒可止痛。又該書記載的治狗咬「令毋痛及易瘳（病癒）方」，則是用適量的酒反覆沖洗傷口以止痛，並促使傷口痊癒[26]。歷代醫藥書中關於用酒止痛或者輔助麻醉的記載非常之多，茲不贅引。古代的蒙汗藥大多是要用到酒，因為酒可以幫助溶解藥物有效成分，同時酒本身也具有很好的麻醉作用。

三國時的華佗，也有施行外科手術的記載。《後漢書》記載華佗對那些針、藥不能起作用的疾病，「令先飲麻沸散。既無所覺」，才開腹剖背，抽割積聚。病在腸胃者，還可以將其腸截斷清洗，「既而縫合，傅以神膏，四五日創癒」[27]。這是一個頗為令人驚訝的記載。一千八百年前的中國人已經能施行胸腔和腹腔手術，這必須具備兩個基本的技術，一是麻醉止痛，二是抗手術感染。上述記載顯然注意到這兩個重要環節，因此專門提到服用

---

24. 轉引自〔宋〕唐慎微，《重修政和經史證類備用本草》，卷25，頁487。
25. 馬繼興，《馬王堆古醫書考釋》，頁128、351。
26. 馬繼興，《馬王堆古醫書考釋》，頁386。
27. 〔劉宋〕范曄，《後漢書．方術列傳》，卷82，頁2736。

「麻沸散」止痛，同時又外敷「神膏」來防止創口感染。

麻沸散是什麼藥物組成的？至今還無定論。中、日兩國學者都曾推測麻沸散的組成，但他們大多將後世證明具有麻醉作用的藥物組合成方，並不能直接證明華佗時代麻沸散的組成。有一種觀點值得重視。近人楊華亭《藥物圖考》(1935) 認為麻沸散的「麻沸」，就是麻蕡，即大麻的雌花，一名麻勃。楊氏認為麻沸、麻蕡、麻勃，字音相同或近似，都是一物。經過親身體驗，楊氏認為麻蕡確實具有麻醉作用[28]。麻蕡是一味很古老的藥物，最早出自《神農本草經》。該書記載本品「多食令見鬼，狂走」[29]。說明古人發現本品具有令人致幻、興奮的作用。大麻現在屬於毒品，古人記載它使人「見鬼」，可能就是毒品引起的幻覺。不過唐代的藥學家們把麻蕡用花改為用果，所以大麻作為毒品始終未能在中國流傳開來。但用麻蕡作為麻醉藥在宋・竇材的《扁鵲心書》「睡聖散」中仍在運用，當時稱之為「火麻花」。李時珍對竇材的麻藥方最為重視。這說明麻蕡在古代確實曾經被作為麻醉劑使用。直到清初的張璐，還記載「麻勃治身中伏風，同優鉢羅花為麻藥，砭癰腫不知痛」[30]。清・趙學敏《本草綱目拾遺》引「汪連仕云：大麻子即黃麻子，性熱行血，醫人合麻藥

28. 俞尚德，〈祖國醫學關於麻醉藥的文獻〉，《上海中醫藥雜誌》，5 (1956.5)，頁28–29。
29. 〔宋〕唐慎微，《重修政和經史證類備用本草》，卷24，頁482。
30. 〔清〕張璐，《本經逢原》（北京：中國中醫藥出版社，1996），卷3，頁139。

共風茄用」[31]。風茄即曼陀羅花，可見曼陀羅和大麻花（汪氏誤作子）一直是古代麻藥的最佳組合。

華佗以後的筆記小說中還有多個類似的外科手術的記載。例如唐・段成式《酉陽雜俎》提到百姓張七，善治傷折。有軍人損脛，張七「飲以藥酒，破肉、去碎骨一片，大如兩指，涂膏封之，數日如舊」[32]。張七動手術前使用的還是古老的藥酒麻醉法，具體藥物不知。另《太平廣記》引《玉堂閑話》一個開腦治大風（麻瘋）故事：一術士犯法，刑前獻開腦取蟲治大風之絕技。其法「飲以乳香酒數升，則懵然無知，以利刀開其腦縫，挑出蟲可盈掬，長僅二寸，然後以藥封其瘡，別與藥服之」。其病立癒[33]。乳香和沒藥都是從國外進口來的樹脂，中醫主要用於活血化瘀，止痛。乳香酒可以麻醉，後世醫藥書未見單獨使用。但乳香、沒藥傷科止痛藥，卻常可以見到。

唐代使用的麻藥又有了新的進展。其中值得一提的是莨菪和草烏。據《舊唐書・安祿山傳》記載，安祿山身體肥胖，作戰困難，就「前後十餘度欺誘契丹，宴設酒，中著莨菪子。預掘一坑，待其昏醉，斬首埋之，皆不覺死，每度數十人」[34]。中國古代不乏用藥酒毒人的案例，但那都是為了致人死命。安祿山是用

31. 〔清〕趙學敏，《本草綱目拾遺》（北京：人民衛生出版社，1983），卷4「黃麻葉」，頁100。

32. 〔唐〕段成式，《酉陽雜俎》，見《四庫全書・子部》，卷5，頁6。

33. 〔宋〕李昉，《太平廣記》，見《四庫全書・子部小說家類》，卷219，頁8–9。

34. 〔後晉〕劉昫，《舊唐書》，卷200上，頁5369。

莨菪酒令他們昏醉以後再殺死，這可以說是最早的蒙汗藥了。莨菪是一味有毒藥物，含有阿托品等成分，可用於鎮痙或鎮痛，多服則會沉醉致死[35]。醫藥書記載多用治癲狂風癇，多服又會通神見鬼，令人狂走。可能是因為本品毒性甚大，故莨菪在中醫藥書中用於麻醉的記載極少。明代嘉靖四十三年(1564)二月，陝西遊僧武如香，至昌黎張柱家，見其妻美，以紅散入飯，使張柱舉家昏迷，任其奸污。然後妖僧又用魘法，使張柱發狂，見舉家皆是妖鬼，盡行殺死。李時珍認為這種令人痰迷、視人皆鬼的妖藥，就是莨菪[36]。至於紅散，可能是曼陀羅花製成的麻醉藥，下文還將提及。

唐代著名的傷外科專著《仙授理傷續斷祕方》（九世紀中）記載的麻醉方使用了草烏。該書「常用整骨藥」中，「用大草烏，刮去皮為細末，每服半錢，溫酒調下。如未覺，再添二分藥，酒下」[37]。草烏、川烏都是毛茛科植物，含有烏頭鹼，具有比較強烈的麻醉鎮痛作用。《神農本草經》記載的用烏頭煎汁製成的射罔，「殺禽獸」[38]，是古代藥箭之毒的重要藥源，可見其毒性和麻醉力的強烈。此後歷代的麻醉方中，草烏、川烏的使用頻率非常高。元代危亦林《世醫得效方》所用的「麻藥」就是「草烏散」，其中以草烏為主，再配合其他藥物組成力量很強的麻醉止

---

35. 鄭軒渠，〈中國的麻醉藥〉，《光華醫藥雜誌》，2 (1935)，頁40。
36. 〔明〕李時珍，《本草綱目》，卷17，頁1142。
37. 〔唐〕藺道人，《仙授理傷續斷祕方》，見《傳世藏書》3冊，頁5556。
38. 〔宋〕唐慎微，《重修政和經史證類備用本草》，卷10，頁242。

痛藥[39]。後世多種蒙汗藥、麻藥方中，都含有草烏、川烏。

宋元時期是中國麻醉藥最為發達的時代。此時不僅發現了多種有效的麻醉藥，而且有不少麻醉的實際例證。這一時期麻醉藥最重要的進展是曼陀（一作「佗」）羅花的使用。

曼陀羅據說原產印度[40]。據考唐代傳入的佛經《法華經》首載此名，因此或認為曼陀羅的使用「至近應從唐代始」[41]。宋代《幼幼新書》「夜啼門」中的睡洪散就用上了「佛花」一名，其下注「一名蔓陀羅花」[42]。但明・陳履端在此書所補凡例中，對佛花是否一定是《法華經》的曼陀羅花表示懷疑，認為是「今以此境白花結子、號風茄者，文以美名，權充之」[43]。也就是說借用佛經花名來命名中國的曼陀羅花。不管曼陀羅是否從唐代傳入，至少它用於麻醉是始於宋代。曼陀羅花大而美，因此它作為觀賞植物，經常出現在宋人的筆記中。但曼陀羅又有毒性，故文人在將各種觀賞植物擬人化時，戲稱它為「惡客」[44]。

39.〔元〕危亦林，《世醫得效方》（上海：上海科學技術出版社，1964），卷18，頁925。

40.〔日〕宮下三郎，〈宋元の醫療〉，見《宋元時代の科學技術史》（京都：朋友書店，1997），頁161。

41. 何傳毅，趙英魁，〈曼佗羅藥用歷史概況〉，《湖南醫藥雜誌》，3 (1980)，頁58–60。

42.〔宋〕劉昉，《幼幼新書》（北京：人民衛生出版社，1987），卷7，頁198。

43.〔宋〕劉昉原著，〔明〕陳履端刪節，《幼幼新書》（北京：中醫古籍出版社，1981），「凡例」，頁2。

44.〔宋〕程棨，《三柳軒雜識》：「花名十客，世以為雅戲」。「暇日因易其一二，復得二十客」，「蔓陀羅惡客」。見《四庫全書・子部・說郛》，卷25，頁11。

曼陀羅被用來做麻醉劑，首先不是醫藥家，而是政府官員用來在西南一帶鎮壓少數民族起義。僅在北宋，就發生過兩起用曼陀羅麻醉法捉拿對手的事件。其一用於慶曆年間 (1041–1048) 鎮壓廣西的歐希範。當時湖南轉運副使杜杞，在「五溪蠻反」之時，先用金帛、官爵引誘對手投降。然後設宴款待，暗中「飲以曼佗羅酒」，乘人昏醉，盡殺之[45]。歐希範還被活剮，令醫工將其臟腑繪成圖像。無獨有偶的是，熙寧七年 (1074) 官員熊本（字伯通）在四川瀘州授計「以曼佗羅花醉降者」百餘人[46]。這兩件事都發生在西南，而曼陀羅花當時在西南生長最多。南宋・周去非在廣西做官時，第一次詳細描述曼陀羅花的形態和作用：

> 廣西曼佗羅，遍生原野。大葉白花，結實如茄子而遍生小刺。乃「藥人草」也。盜賊採，乾而末之，以置人飲食，使之醉悶，則挈篋而趍。
>
> 昭州酒，頗能醉人。問其造酒時，採曼佗羅花置之瓮面，使酒收其毒氣。[47]

這一記載表明，其時曼陀羅花可以「藥人」，已為民間所

---

45. 〔宋〕司馬光，《涑水記聞》（學津討原本），卷4，頁10。（另司馬光《資治通鑑》亦載此事。）
46. 〔宋〕孔平仲，《談苑》，見《寶顏堂祕笈．續集》第一，卷1，頁6。
47. 〔宋〕周去非，《嶺外代答》，知不足齋叢書本，卷6，頁14；卷8，頁16。

知。盜賊用來痲人，然後拿起人家的箱子就走。北宋時官家用它痲醉投降者，有可能就是從民間使用本品的經驗受到啟發。本文前面提到的明・魏濬《嶺南瑣記》中，談到一個持印的小吏被人用藥酒痲翻，盜去印。後來捕得盜賊，才知道用的是風茄（曼陀羅）末。詢問風茄從何而來，說是「廣西產，市之棋盤街鬻雜藥者。土人謂之顛茄。風猶顛也，一名悶陀羅」[48]。可見廣西既盛產曼陀羅，也熟知本品痲醉的作用。曼陀羅為盜賊提供了一個迷蒙人的好手段。明代方以智記載，「魏二韓御史治一賊，供稱威靈仙、天茄花、粘刺豆，人飲則迷。藍汁可解，青衣可嚼」。又「以曼佗羅花釀煮鴨，日食則癡」[49]。天茄花即曼陀羅花，可見明代盜賊也慣用此物。

在醫藥書中，北宋末的《聖濟總錄》（約1117）在「紅散子方」中用曼陀羅子，治療「中箭頭，摩瘡口上」[50]。這是外用止痛法。上文提到李時珍記載的明嘉靖間妖僧武如香用紅散痲醉張柱家，可能就是這個紅散方。到南宋時，醫藥書中使用曼陀羅就非常普遍了。其中以宋・竇材《扁鵲心書》(1146) 的記載最有價值。該書的「睡聖散」中使用了山茄花（曼陀羅花）、火痲花（大痲花），治人難忍艾火灸痛，服此即昏睡。醒後可以再服

48. 〔明〕魏濬，《嶺南瑣記》，見《筆記小說大觀》34冊（揚州：江蘇廣陵古籍刻印社，1984），頁125。

49. 〔明〕方以智，《物理小識》，見《四庫全書・子部》，卷12，頁14。

50. 〔宋〕趙佶，《聖濟總錄》，卷140，頁2312。

再灸，又可以治療「風狂妄語」等，還能通過控制劑量以求麻醉適度[51]。此後南宋許多醫書都使用曼陀羅，或治小兒夜啼，或用於止痛麻醉等等[52]。明代李時珍對曼陀羅花的功效還曾做過試驗，他親自嘗試，發現飲曼陀羅酒到半醉狀態時，如果有人在旁或笑、或舞來引導，那麼飲此酒者也會或笑或舞。李時珍採用的麻醉方，取自竇材「睡聖散」，並指出「割瘡灸火，宜先服此，則不覺苦也」[53]。清代醫藥學家張璐認為：曼陀羅花「麻藥為之首推」[54]，也就是頭號首選藥。

曼陀羅在南宋廣為人知的另一個證據是，南宋畫家王介在《履巉巖本草》(1220) 中第一次描繪了曼陀羅的彩色圖，但沒有將它用於麻醉，而是用在貼瘡口[55]。綜上所述，曼陀羅花在宋代興起，成為中藥麻醉的新寵。下此以往的明清筆記小說、醫藥書中的蒙汗藥、麻藥，少有不用曼陀羅者。《水滸傳》的作者把蒙汗藥寫進北宋發生的故事中，看來有他堅實的史料基礎。

南宋末，從回回國傳入了一種神奇的「押不蘆」，有人以為它就是曼陀羅，其實不然。該藥最早見於南宋・周密的《癸辛雜識》和《志雅堂雜鈔》。《志雅堂雜鈔》把該物描寫得非常神奇

---

51. 〔宋〕竇材，《扁鵲心書》，見《醫林指月》本，卷上，頁22；「神方」，頁111。
52. 此可見宋代的《是齋百一選方》，卷16，《楊氏家藏方》，卷13、17，《雞峰普濟方》，卷24等。
53. 〔明〕李時珍，《本草綱目》，卷17，頁1211–1212。
54. 〔清〕張璐，《本經逢原》，卷2，頁112。
55. 〔宋〕王介，《履巉巖本草》（明抄彩繪本），卷下。

可怕，據說押不蘆來自數千里以外的回回國（今阿拉伯國家），外形「全似人形，如人參之狀」，但卻生在地中數丈深的地方。只要傷了此物的皮，其毒氣就會散發出來，著人就死。據傳採集的方法是：先開一大坑，可以站人，然後此人輕輕地將皮條捆紮在押不蘆上。皮條前端綁在狗腳上，再用棍子打狗。狗跑的時候拔起押不蘆，狗感毒氣而死。人再把拔起來的押不蘆另外埋在土中，過一年以後再取出曝乾，加別的藥來控制其性。此藥「以少許磨酒飲之，即通身麻痹而死，雖刀斧加之不知也」。過了三天，再以少量藥物投入，人就活過來。據說當時的御藥院還有二枚此藥[56]。周密並沒有親自見到此物，輾轉聽來，因此不免誇大其毒性。

押不蘆究竟是一種什麼植物？周密只說了出回回國，形似人參。它並非曼陀羅。曼陀羅在中國是極為普通的野生植物，周密不至於用如此神祕的口氣來描述它。再從形狀來看，也完全不是曼陀羅。據日本本草學家宮下三郎的考證，「押不蘆」是阿拉伯語 “yabrūh” 的譯音，屬於曼陀茄屬（毒參茄屬）植物 (*Mandragora officinarum* L.)「歐傷牛草」之類[57]。主要分布在地中海和喜馬拉雅。這個屬的植物有粗厚的塊根，有的很像人形。西方醫學很早就把本品用作麻醉藥，只不過晚到宋末元初才從西方傳入中國而已。至今新疆某些地區的維醫還使用押不蘆，但卻不是作為麻醉

56. 〔宋〕周密，《志雅堂雜鈔》，轉引自錢遠銘等《經史百家醫錄》（廣州：廣東科技出版社，1986），頁531。
57. 宮下三郎，〈宋元の醫療〉，見《宋元時代の科學技術史》，頁160。

藥，而是因它形似人參，被作為「熱參」使用。其毒性固然有，但絕非周密說的那麼可怕。由於押不蘆主產西方，需要進口，所以中國一般醫生很難用到此藥，醫藥書也很少記載。或以為押不蘆是「坐拏草」，這也是誤解。「坐拏草」在宋代以後也在麻藥方中使用，據考本品為茄科植物紅絲線 (*Lycianthes biflora* (Lour.) Bitter)[58]。此藥最早見於宋・蘇頌《本草圖經》，屬於本經外類藥。該藥有圖，生長在江西吉州（今吉安）及滁州（今屬安徽），根本不是從阿拉伯進口的植物。該藥主要功效是治療風痹，可以治打傷。

元代的麻藥也比較興盛，這是因為元代的戰傷外科比較發達，整合骨折損傷經常需要麻藥。危亦林是元代著名的醫家，他寫的《世醫得效方》(1337) 中有專門的「正骨兼金鏃科」一章，其中就有專門的「麻藥」一節。

「麻藥」即現在的麻醉藥。但在中國古代，只有麻或醉，卻從未見兩字連用者。「麻醉」是日本人在中醫麻藥基礎上歸納出來的一個名詞，以後又返傳中國。危氏麻藥方名叫「草烏散」，其藥物有草烏、川烏、坐拏草、木鱉子、紫金皮、皂角、烏藥、杜當歸、川芎、木香、半夏、白芷、茴香共十三味。該方主要用在損傷脫臼時，「用此麻之，然後用手整頓」。從該方加減，可以得知其產生麻醉力的主藥：「傷重刺痛，手近不得者，更加坐

58. 鄭金生，張志斌，《本草綱目藥物古今圖鑑・二草部》（北京：科學出版社，2020），頁2010。

拏、草烏各五錢，及曼陀羅花五錢入藥。」可見坐拏草、草烏、曼陀羅花是其中最重要的藥物，加重劑量就可以鎮痛麻醉。其方有坐拏草，可能因為危亦林是江西人，比較熟悉當地所產此藥。全方用紅酒調下，可以達到「麻倒不識痛處」的效果。這時「或用刀割開，或用箭去骨鋒」、「或箭鏃入骨不出，亦可用此麻之，或用鐵鉗拽出，或用鑿鑿開取出」，病人就感覺不到痛苦了。需要病人清醒，就用鹽水灌服[59]。

此外，危亦林還專門談到了「用麻藥法」，提示凡是因外傷骨肉疼痛，整頓不得的患者，都可以使用麻藥。其法「先用麻藥服，待其不識痛處，方可下手。或服後麻不倒，可加曼陀羅花及草烏五錢，用好酒調些少與服。若其人如酒醉，即不可加藥」。從中可以看出危氏對麻醉的深度、藥物及藥量的控制都是很到位的。他反覆告誡用麻藥要看人的老幼、有力無力，注意用藥的時間，「已倒便住藥，切不可過多」[60]。從這些描述中，可以得知元代在麻醉條件下的傷外科手術已經比較成熟。危亦林是江西南豐人，他的這些外科麻醉術的知識在當地影響比較大。明代吳文炳是江西南城人，其鄉與危氏故里緊鄰，他所撰的《軍門祕傳》（十七世紀初）一書就轉錄了危氏的麻藥方[61]。

明、清之時的麻藥方更加眾多。近人對明清醫藥書中的麻藥

59. 〔元〕危亦林，《世醫得效方》，卷18，頁925。

60. 〔元〕危亦林，《世醫得效方》，卷18，頁904。

61. 〔明〕吳文炳，《軍門祕傳》，見《海外回歸中醫善本古籍叢書》12冊，卷2，頁244。

方已經進行過梳理[62]，故不贅述。有些麻藥方是輾轉抄傳，也有些則有所創新。其藥物組成主要是在宋元麻藥方的基礎上再加調整。草烏、川烏、曼陀羅（洋金花）、大麻花等依然是各種麻藥方的主力。但明清之時用得較多的藥物是羊躑躅。

羊躑躅是杜鵑花科植物，即黃花杜鵑。此藥早在《神農本草經》中就有記載。從它的名字就知道它對羊具有毒性（羊吃後躑躅而死），所以又有鬧羊花、羊不食草、驚羊花等別名。因為「子類芝麻，故一名山芝麻」，其花又叫芝麻花，很容易與食用的芝麻混淆[63]。

元代及其以前，該藥雖然多用於風痰注痛、痛風走注、風濕痹痛、風蟲牙痛等，止痛作用比較明顯[64]，但在麻藥方中還沒有見到過。明清之時則不然，鬧羊花的麻藥地位陡然提高，成為外科聖藥，為方術家麻藥所需[65]。本文前面談蒙汗藥組成的時候就已經提到，明．梅得春《藥性會元》、清．張中和《資蒙醫徑》的蒙汗藥，其主藥就是鬧羊花。尤其是清代官修醫學教科書《醫宗金鑑．外科心法要訣》「麻藥類方」三方中，有兩個（整骨麻藥方、瓊酥散）含有鬧羊花。這兩個方都是用於開針、取箭頭等外科

62. 俞尚德，〈祖國醫學關於麻醉藥的文獻〉，《上海中醫藥雜誌》，5 (1956.5)，頁28–29；趙友琴，〈歷史悠久的中藥麻醉〉，《中華醫學雜誌》，3 (1975.3)，頁219–221。
63. 〔清〕趙學敏，《本草綱目拾遺》，卷3，頁80。
64. 〔明〕李時珍，《本草綱目》，卷17，頁1212–1213。
65. 〔清〕趙學敏，《本草綱目拾遺》，卷3，頁80。

手術[66]。另外還有「夾傷」所用的「瓊液散」，單用一味鬧羊花為末，每服五分，先飲醇酒至半酣，再調藥、飲至大醉為度。要求「靜臥勿語，語則發麻。至次日其麻方解」。此方主要用於消腫止疼。另「瓊液膏」也含有鬧羊花，用來外用止痛[67]。由此可見，鬧羊花已經從過去的止痛，進而被用來麻醉，成為明清新興的麻醉藥。現代的藥理實驗證明，鬧羊花的確有明顯的鎮痛作用，尤其是乾燥成熟的果序（八厘麻），其粉末鎮痛指數與鴉片相近[68]。

除上述歷代主要麻醉藥之外，用作內服麻藥或外用麻藥者還有茉莉花根、蟾酥、細辛等，但它們的使用情況都很有限，故不贅述。

儘管清代官修的醫學教材也收入了麻藥，但它們主要是用於小手術，也就是取箭頭之類，並無用於腹腔等大手術的記載。這是因為中醫學術整體已經從內、外治並重向偏好內治發展，就連最多使用手術的外科也是如此。因此，中醫的麻醉藥雖然綿延不絕，卻再也沒有宋、元時的輝煌。但是中國宋代以曼陀羅花為主的麻藥方經過日本醫家華岡青洲的改良，於1805年成功地施行了乳瘤摘除術[69]。二十世紀七十年代，中國大陸在「備戰備荒為人

66. 〔清〕吳謙，《醫宗金鑑・外科心法要訣》（光緒九年 (1883) 掃葉山房刻本），卷2，頁19。
67. 〔清〕吳謙，《醫宗金鑑・外科心法要訣》，卷15，頁5。
68. 薛開先，〈關於歷代中草藥麻醉記述的初步探討〉，《新醫藥學》，9 (1975)，頁34–35。
69. 〔日〕宮下三郎，〈宋元の醫療〉，見《宋元時代の科學技術史》，頁161。

民」的特定背景下，重新開始嘗試在現代條件下使用中藥麻醉，結果當然證明中藥麻醉是成功的。然而時代畢竟無法倒退，一旦特定背景消失，外科手術的中藥麻醉自然也就偃旗息鼓，幾乎被現代的中醫生忘卻殆盡。只有古代小說中的蒙汗藥，總是給新來的讀者留下疑團：古人真有這等厲害嗎？是，確實不假。本文已經解答了這個問題，並把中藥麻醉藥及其發展簡史粗粗地梳理了一遍。不過應該提醒讀者：現代也有蒙汗藥，其內容不過是把曼陀羅之類的麻藥換成讓人沉睡的安眠藥而已。

參考文獻

古籍類

《山海經》，見《四部叢刊初編》，上海：商務印書館，1936。

〔周〕韓非，《韓非子》，見《四庫全書・子部》。

〔周〕韓非著，王先慎集解，《韓非子集解》，見《諸子集成》5冊，上海：上海書店，1986。

〔戰國〕列子，《列子》，見《諸子集成》3冊，上海：上海書店，1986。

《靈樞經》，北京：人民衛生出版社，1963。

〔漢〕司馬遷，《史記》，北京：中華書局，1959。

〔漢〕劉安，《淮南子》，見《諸子集成》7冊，上海：上海書店，1986。

〔漢〕陸賈，《新語》，見《諸子集成》7冊，上海：上海書店，1986。

〔漢〕王充，《論衡》，見《諸子集成》7冊，上海：上海書店，1986。

〔漢〕班固，《漢書》，北京：中華書局，1962。

〔漢〕班固，〈西都賦〉，見〔梁〕蕭統《文選》，《四庫全書・集部總集》本。

〔漢〕許慎撰，〔清〕段玉裁注，《說文解字》，成都：成都古籍書店，1981。

〔漢〕張仲景，《金匱要略》，北京：人民衛生出版社，1956。

〔漢〕鄭康成注，《周禮注疏・天官冢宰下》，見《十三經注疏》，北京：中華書局，1980。

〔魏〕嵇康，《嵇中散集》，見《四部叢刊初編》，上海：商務印書館，1936。

〔魏〕吳普（尚志鈞等輯），《吳普本草》，北京：人民衛生出版社，1987。

〔蜀〕譙周，《古史考》，北京：中華書局，1991。

〔晉〕崔豹，《古今注》，見《四庫全書・子部雜家類》。

〔晉〕干寶，《搜神記》，見《四庫全書・子部小說家類》。

〔晉〕葛洪，《抱朴子・內篇》，上海：上海古籍出版社，1990。

〔晉〕葛洪，〔梁〕陶弘景，《補輯肘後方》，合肥：安徽科學技術出版社，1983。

〔晉〕皇甫謐，《帝王世紀》，見王貴民，楊志清《炎黃彙典・史籍卷》，長春：吉林文史出版社，2002。

〔晉〕皇甫謐，《甲乙經》，北京：人民衛生出版社，1982。

〔晉〕張華，《博物志》，見《四庫全書・子部小說家類》。

〔晉〕陳壽撰，〔劉宋〕裴松之注，《三國志》，北京：中華書局，1959。

〔東晉〕三藏鳩摩羅什譯，《妙法蓮華經》，見《中華大藏經》影印本，北京：中華書局，1985。

〔劉宋〕劉義慶撰，〔梁〕劉孝標注，《世說新語》，見《諸子集成》8冊，上海：上海書店，1986。

〔劉宋〕三藏畺良耶舍譯，《佛說觀藥王藥上二菩薩經》，見《中華大藏經》影印本，北京：中華書局，1985。

〔梁〕陶弘景（尚志鈞等輯），《本草經集注》，北京：人民衛生出版社，1994。

〔唐〕魏徵，令狐德棻，《隋書》，北京：中華書局，1973。

〔唐〕孫思邈，《備急千金要方》，北京：人民衛生出版社，1955。

〔唐〕孫思邈，《千金翼方》，北京：人民衛生出版社，1955。

〔唐〕孟詵，《食療本草譯注》，上海：上海古籍出版社，1993。

〔唐〕韓愈，《朱文公校昌黎先生集》，見《四部叢刊初編》，上海：商務印書館，1936。

〔唐〕李亢，《獨異志》，見《叢書集成初編》2837冊，上海：商務印書館，1935。

〔唐〕李延壽，《南史》，北京：中華書局，1976。

〔唐〕藺道人，《仙授理傷續斷祕方》，見《傳世藏書》。

〔唐〕歐陽詢，《藝文類聚》，上海：上海古籍出版社，1982。

〔唐〕司馬貞，《史記索隱・三皇本紀》，見《四庫全書・史部正史類》，卷30。
〔唐〕王冰注，《黃帝內經素問》，北京：人民衛生出版社，1963。
〔唐〕王燾，《外臺秘要》，北京：人民衛生出版社，1955。
〔唐〕王松年，《仙苑編珠》，見《道藏要籍選刊》6冊，上海：上海古籍出版社，1989。
〔唐〕楊玄操，《難經集注・序》，見《四部叢刊初編》，上海：商務印書館，1936。
〔唐〕姚思廉，《梁書》，北京：中華書局，1973。
〔唐〕房玄齡，《晉書》，北京：中華書局，1974。
〔唐〕張彥遠，《歷代名畫記》，見《四庫全書・子部藝術類》，上海：上海古籍出版社，1987。
〔唐〕張鷟，《朝野僉載》，見《四庫全書・子部小說家類》。
〔唐〕段成式，《酉陽雜俎》，見《叢書集成初編》276冊，上海：商務印書館，1935。
〔五代〕佚名，《海客論》，見《正統道藏》，東京：中文出版社，1986。
〔後晉〕劉昫，《舊唐書》，北京：中華書局，1975。
〔元以前〕闕名，《金玉詩話》，見元・陶宗儀《說郛》（《四庫全書》本）。
〔宋〕孔平仲，《談苑》，見《寶顏堂祕笈・續集》。
〔宋〕李昉，《太平廣記》，見《四庫全書・子部小說家類》。

〔宋〕李昉，《太平御覽》，北京：中華書局影印，1960。
〔宋〕王懷隱，《太平聖惠方》，北京：人民衛生出版社，1958。
〔宋〕沈括，《元刊夢溪筆談》，北京：文物出版社，1975。
〔宋〕歐陽修，《歐陽文忠公文集》，見《四部叢刊初編》，上海：商務印書館，1936。
〔宋〕歐陽修，宋祁等，《新唐書・藝文志》，北京：中華書局，1975。
〔宋〕龐安時，《傷寒總病論》，見《叢書集成初編》，上海：商務印書館，1936。
〔宋〕司馬光，《涑水記聞》（學津討原本）。
〔宋〕唐慎微，《大觀經史證類備急本草》，武昌：光緒三十年柯逢時影宋刻本，1904。
〔宋〕唐慎微，《重修政和經史證類備用本草》，北京：人民衛生出版社，1955。
〔宋〕趙佶，《聖濟經》，北京：人民衛生出版社，1990。
〔宋〕趙佶，《聖濟總錄》，北京：人民衛生出版社，1962。
〔宋〕洪邁，《夷堅志》，見《四庫全書・子部小說家類》。
〔宋〕范曄，《後漢書》，北京：中華書局，1965。
〔宋〕太平惠民和劑局，《太平惠民和劑局方》，北京：人民衛生出版社，1985。
〔宋〕太醫局，《太醫局諸科程文格》，見《四庫全書・子部醫家類》。

〔宋〕朱端章，《衛生家寶產科備要》，光緒十三年 (1887) 十萬卷樓本。

〔宋〕朱佐，《類編朱氏集驗醫方》，北京：人民衛生出版社，1983。

〔宋〕張杲，《醫說》，上海：上海科學技術出版社，1984。

〔宋〕鄭樵，《通志・藝文略》，北京：中華書局，1987。

〔宋〕王繼先等，《紹興校定經史證類備急本草》，日本神谷克楨抄本，1836。

〔宋〕晁公武，趙希弁，《郡齋讀書志・附志》，見《中國歷代書目叢刊》第一輯，北京：現代出版社，1987。

〔宋〕孟元老，《東京夢華錄》，北京：中華書局，1982。

〔宋〕陳葆光，《三洞群仙錄》，見《道藏要籍選刊》6冊，上海：上海古籍出版社，1989。

〔宋〕陳衍，《寶慶本草折衷》（元刻本）。

〔宋〕陳振孫，《直齋書錄解題》（武英殿聚珍版）。

〔宋〕程棨，《三柳軒雜識》，見《四庫全書・子部・說郛》。

〔宋〕竇材，《扁鵲心書》，見《醫林指月》本。

〔宋〕范成大，《攬轡錄》，見《叢書集成初編》3110冊，上海：商務印書館，1935。

〔宋〕方勻，《泊宅編》，見《四庫全書・子部小說家類》。

〔宋〕韓元吉，《桐蔭舊話》，見《叢書集成初編》，上海：商務印書館，1935。

〔宋〕劉昉，《幼幼新書》，北京：人民衛生出版社，1987。

〔宋〕劉昉原著，〔明〕陳履端刪節，《幼幼新書》，北京：中醫古籍出版社，1981。

〔宋〕陸游，《老學庵筆記》，見《四庫全書・子部雜家類》。

〔宋〕羅泌，《路史》，見《炎黃彙典・史籍卷》。

〔宋〕潛說友，《咸淳臨安志》（清道光庚寅 (1830) 刻本）。

〔宋〕釋慧日，《禪本草》，見《中國本草全書》。

〔宋〕王介，《履巉巖本草》（明抄彩繪本）。

〔宋〕聞人耆年，《備急灸法》（十瓣同心蘭室藏版）。

〔宋〕吳處厚，《青箱雜記》，見《四庫全書・子部小說家類》。

〔宋〕吳自牧，《夢粱錄》，見《四庫全書・史部地理類》。

〔宋〕徐鍇，《說文解字繫傳通釋》，見《四部叢刊初編》，上海：商務印書館，1936。

〔宋〕岳珂，《寶真齋法書贊》，見《叢書集成初編》，上海：商務印書館，1935。

〔宋〕張世南，《游宦紀聞》，見《四庫全書・子部雜家類》。

〔宋〕趙與旹，《賓退錄》，見《學海類編》81冊，上海：涵芬樓據清晁氏本景印，1920。

〔宋〕周密，《癸辛雜識》（學津討原本第十九集）。

〔宋〕周密，《武林舊事》，見《四庫全書・史部地理類》。

〔宋〕周密，《志雅堂雜鈔》，轉引自錢遠銘等《經史百家醫錄》，廣州：廣東科技出版社，1986。

〔宋〕周去非，《嶺外代答》，知不足齋叢書本。

〔金〕元好問，《遺山先生文集》，見《四部叢刊》影印本，上海：商務印書館，1933。
〔金〕成無己，《注解傷寒論》，北京：人民衛生出版社，1963。
〔金〕成無己，《傷寒明理論》，上海：上海衛生出版社，1957。
〔金〕劉完素，《素問病機氣宜保命集・本草論》，見《金元四大家名著集成》，北京：中國中醫藥出版社，1995。
〔金〕張元素，《珍珠囊》，見《醫要集覽》（明經廠黑口本）。
〔元〕李杲，《用藥心法》，見《金元四大家全集》，天津：天津科學技術出版社，1994。
〔元〕李鵬飛，《三元參贊延壽書》，北京：中國書店，1987。
〔元〕脫脫，《宋史》，北京：中華書局，1977。
〔元〕王好古，《湯液本草》，北京：人民衛生出版社，1987。
〔元〕王圻，《續文獻通考》，見《萬有文庫》第二集，上海：商務印書館，1935。
〔元〕王實甫，《西廂記》，日本文求堂書店影印暖紅堂、夢鳳樓本。
〔元〕危亦林，《世醫得效方》，上海：上海科學技術出版社，1964。
〔元〕夏文彥，《圖繪寶鑑》（元至正二十六年1366刻本）。
〔元〕趙道一，《歷世真仙體道通鑑》，見《道藏要籍選刊》，上海：上海古籍出版社，1989。

〔元〕胡仕可，《圖經節要本草歌括》，見《海外回歸中醫善本古籍叢書》9冊。

〔元〕周天錫，《圖經備要本草詩訣》，見《海外回歸中醫善本古籍叢書》9冊。

〔元〕朱震亨，《本草衍義補遺》，明・方廣《丹溪心法附餘》，正德丁卯存德堂刊，1507。

〔元〕朱震亨，《本草衍義補遺》，見《丹溪醫集》，北京：人民衛生出版社，1993。

〔明〕朱橚，《普濟方》，北京：人民衛生出版社，1959。

〔明〕朱橚，《救荒本草》，北京：中華書局影印太原本，1959。

〔明〕佚名，《藥性賦》，見《中國科學院圖書館館藏善本醫書・醫要集覽》，北京：中醫古籍出版社，1991。

〔明〕宋濂，《元史・祭祀志第二十七》，北京：中華書局，1976。

〔明〕熊宗立，《歷代名醫圖姓氏》，見《本草蒙筌》，北京：人民衛生出版社，1988。

〔明〕熊宗立，《名方類證醫書大全》，上海：上海科學技術出版社，1988。

〔明〕王綸，《明醫雜著》，南京：江蘇科學技術出版社，1985。

〔明〕陳嘉謨，《本草蒙筌》，北京：人民衛生出版社，1988。

〔明〕高濂，《遵生八牋》，北京：人民衛生出版社，1994。
〔明〕李時珍，《本草綱目》，北京：人民衛生出版社，1982。
〔明〕徐鳳石，《祕傳音製本草大成藥性賦》，見《海外回歸中醫善本古籍叢書》10冊。
〔明〕張四維，《醫門祕旨》，見《海外回歸中醫善本古籍叢書》4冊。
〔明〕馮時可，《眾妙仙方》，明萬曆二十三年勛襄複刻本。
〔明〕龔居中，《五福全書》，明崇禎三年序刊本。
〔明〕龔廷賢，《萬病回春》，見《龔廷賢醫學全書》，北京：中國中醫藥出版社，1999。
〔明〕張景岳，《景岳全書・本草正》，見《張景岳醫學全書》，北京：中國中醫藥出版社，1999。
〔明〕繆希雍，《神農本草經疏》，北京：中醫古籍出版社，2002。
〔明〕李賢，《明一統志》，見《四庫全書・史部地理類》。
〔明〕李中立，《本草原始》，明萬曆四十年 (1612) 雍丘李氏刻本。
〔明〕李中梓，《本草通玄》，康熙十七年 (1678) 雲南刊本。
〔明〕李中梓，《醫宗必讀》，見《李中梓醫學全書》，北京：中國中醫藥出版社，1999。
〔明〕劉侗，《帝京景物略》，清乾隆金陵崇德堂刻本。
〔明〕羅洪仙，《仙傳四十九方》，中國中醫研究院藏手抄本。
〔明〕梅得春，《藥性會元》，見《海外回歸中醫善本古籍叢書》9冊。
〔明〕沈德符，《萬曆野獲編》，北京：文化藝術出版社，1998。
〔明〕宋應星，《天工開物》，揚州：江蘇廣陵古籍刻印社，1997。
〔明〕孫一奎，《赤水玄珠》，見《孫一奎醫學全書》，北京：中國中醫藥出版社，1999。
〔明〕田汝成，《西湖遊覽志》，見《四庫全書・史部地理類》585冊，上海：上海古籍出版社，1987。
〔明〕王磐，《野菜譜》，見《食物本草》，北京：中國醫藥出版社，1990。
〔明〕王三才，《醫便》，見《珍本醫書集成》，北京：中國中醫藥出版社，1999。
〔明〕魏濬，《嶺南瑣記》，見《筆記小說大觀》34冊，揚州：江蘇廣陵古籍刻印社，1984。
〔明〕文俶，《金石昆蟲草木狀》，明彩繪本。
〔明〕吳承恩，《西遊記》，北京：人民文學出版社，1990。
〔明〕吳文炳，《軍門祕傳》，見《海外回歸中醫善本古籍叢書》12冊。
〔明〕吳正倫，《養生類要》，北京：中醫古籍出版社，1990。
〔明〕謝肇淛，《五雜俎》，明德聚堂刻本。
〔明〕姚可成補輯，《食物本草》，北京：中國醫藥科技出版社，1990。

〔明〕袁中道，《禪門本草補》，見《中國本草全書》。
〔明〕張才，《保定郡志》，見《天一閣藏明代方志選刊》，上海：上海古籍出版社，1981。
〔明〕朱國禎，《湧幢小品》，見《筆記小說大觀》，揚州：江蘇廣陵古籍刻印社，1983。
〔明〕郭應響，《祁州志》，崇禎元年 (1628) 原刊，康熙十九年 (1680) 重印。
〔明〕倪朱謨，《本草彙言》，清順治二年刻本，1645。
〔明〕方以智，《物理小識》，見《四庫全書・子部雜家類》。
〔清〕曹雪芹，《紅樓夢》，北京：人民出版社，1982。
〔清〕張志聰注釋，高世栻，《本草崇原》，見《張志聰醫學全書》，北京：中國中醫藥出版社，1999。
〔清〕張中和，《資蒙醫徑》，見《海外回歸中醫善本古籍叢書》6冊。
〔清〕張璐，《本經逢原》，見《張璐醫學全書》，北京：中國中醫藥出版社，1999。
〔清〕張璐，《張氏醫通》，見《張璐醫學全書》，北京：中國中醫藥出版社，1999。
〔清〕顧景星，《白茅堂文集》（清光緒二十八年刻本）。
〔清〕永瑢等，《四庫全書總目》，北京：中華書局，1965。
〔清〕杜文瀾，《古謠諺》，北京：中華書局，1958。
〔清〕高士奇，《扈從西行日錄》，見《四庫全書・史部傳記類》。

〔清〕蘅塘退士編，陳婉俊補注，《唐詩三百首》，北京：中華書局，1959。

〔清〕黃元御，《長沙藥解》，見《黃元御醫學全書》，北京：中國中醫藥出版社，1999。

〔清〕黃元御，《玉楸藥解》，見《黃元御醫學全書》，北京：中國中醫藥出版社，1999。

〔清〕劉統修，劉炳等纂，《任邱縣志》，乾隆二十七年刻本。

〔清〕龍柏，《脈藥聯珠‧藥性考‧遲脈》，清嘉慶十三年(1808)刻本。

〔清〕羅以桂，《祁州志書》，乾隆二十一年刻本。

〔清〕孫承澤，《春明夢餘錄》，見《四庫全書‧子部雜家類》。

〔清〕汪昂，《本草備要》，見《本草名著集成》，北京：華夏出版社，1998。

〔清〕王翃，《萬全備急方》，見《海外回歸中醫善本古籍叢書》8冊。

〔清〕王士禛，《池北偶談》，北京：中華書局，1982。

〔清〕吳長元，《宸垣識略》，北京：北京古籍出版社，1981。

〔清〕吳謙，《醫宗金鑑‧外科心法要訣》，光緒九年 (1883) 掃葉山房刻本。

〔清〕陳修園，《女科要旨》，見《陳修園醫學全書》，北京：中國中醫藥出版社，1999。

〔清〕陳修園，《神農本草經讀》，見《陳修園醫學全書》，北京：中國中醫藥出版社，1999。

〔清〕吳儀洛，《本草從新》，上海：上海科學技術出版社，1958。

〔清〕徐大椿，《神農本草經百種錄》，見《徐靈胎醫學全書》，北京：中國中醫藥出版社，1999。

〔清〕徐大椿，《醫學源流論》，見《中國醫學大成本》，上海：大東書局，1937。

〔清〕徐松輯，《宋會要輯稿》，北京：中華書局，1957。

〔清〕李汝珍，《鏡花緣》，北京：人民文學出版社，1990。

〔清〕俞樾，《春在堂隨筆》，見《筆記小說大觀》26冊，揚州：江蘇廣陵古籍刻印社，1984。

〔清〕袁枚，《隨園隨筆》，卷5，見《中國本草全書》。

〔清〕趙學敏，《本草綱目拾遺》，北京：人民衛生出版社，1983。

〔清〕趙學敏，《本草綱目拾遺》，見《本草名著集成》，北京：華夏出版社，1998。

〔清〕姚球，《本草經解要》，清雍正二年 (1724) 嵇古山房刻本。

〔清〕張叡，《修事指南》，杭州：抱經堂影印本，1926。

〔清〕張廷玉，《明史》，北京：中華書局，1974。

〔清〕孫從添，《上善堂書目》（湫漻齋叢書本）。

〔清〕唐容川，《本草問答》，見《唐容川醫學全書》，北京：華夏出版社，1999。

〔清〕仲昴庭，《本草崇原集說》，北京：人民衛生出版社，1997。
〔清〕陸以湉，《冷廬醫話》，上海：上海大東書局，1937。
〔清〕楊守敬，《日本訪書記》，卷9，轉引自李茂如等，《歷代史志書目著錄醫籍彙考》，北京：人民衛生出版社，1994。
〔清〕吳其濬，《植物名實圖考》，上海：商務印書館影印清光緒陸應穀校刻本，1919。
〔清〕曹禾，《醫學讀書志》，北京：中醫古籍出版社，1981。
〔清〕周城，《宋東京考》，北京：中華書局，1988。

近現代人著作

陳邦賢，《中國醫學史》，上海：商務印書館，1937。
呂超如，《藥王考與鄭州藥王廟》，實學書局，1948。
甘肅省博物館，武威縣文化館，《武威漢代醫簡》，北京：文物出版社，1975。
那琦，《本草學》，臺中市：全壘打字印刷有限公司，1976。
曹元宇，《中國化學史話》，南京：江蘇科學技術出版社，1979。
阮芳賦，《性激素的發現》，北京：科學出版社，1979。
辭海編輯委員會，《辭海》，上海：上海辭書出版社，1980。
尚志鈞，《神農本草經校點》，蕪湖：皖南醫學院科研處出版，

1981。
張光福，《中國美術史》，北京：知識出版社，1982。
中國歷史研究社，《三朝野記》，上海：上海書店，1982。
朱一新，《京師坊巷志稿》，北京：北京古籍出版社，1982。
尚志鈞輯校，《日華子本草》，蕪湖：皖南醫學院科研科油印，1983。
尚志鈞輯校，《藥性論》，蕪湖：皖南醫學院科研科油印，1983。
中國藥學會藥史學會，《李時珍研究論文集》，武漢：湖北科學技術出版社，1985。
徐旭生，《中國古史的傳說時代》（增訂本），北京：文物出版社，1985。
范行準，《中國醫學史略》，北京：中醫古籍出版社，1986。
傅惜華，《西廂記說唱集》，上海：上海古籍出版社，1986。
向熹，《詩經詞典》，成都：四川人民出版社，1986。
蕭源等輯，《永樂大典醫藥集》，北京：人民衛生出版社，1986。
葛兆光，《道教與中國文化》，上海：上海人民出版社，1987。
李經緯，程之範，《中國醫學百科全書・醫學史》，上海：上海科學技術出版社，1987。
錢遠銘等，《李時珍史實考》，廣州：廣東科技出版社，1988。
馬繼興，《敦煌古醫籍考釋》，南昌：江西科學技術出版社，1988。

陶御鳳，朱邦賢，《歷代筆記醫事別錄》，天津：天津科學技術出版社，1988。

尚志鈞，林乾良，鄭金生，《歷代中藥文獻精華》，北京：科學技術文獻出版社，1989。

楊劍宇，《中國歷代帝王錄》，上海：上海文化出版社，1989。

陝西衛生志編纂委員會辦公室，《藥王孫思邈》，西安：陝西科學技術出版社，1990。

謝宗萬，《中藥材品種論述》，上海：上海科學技術出版社，1990。

中華人民共和國衛生部藥典委員會，《中華人民共和國藥典》（1990年版，一部），北京：人民衛生出版社、化學工業出版社，1990。

薛清錄，《全國中醫圖書聯合目錄》，北京：中醫古籍出版社，1991。

尚志鈞，《雷公炮炙論・瀕湖炮炙法》，合肥：安徽科學技術出版社，1991。

袁珂譯注，《山海經全譯・南山經》，貴陽：貴州人民出版社，1991。

馬繼興，《馬王堆古醫書考釋》，長沙：湖南科學技術出版社，1992。

高曉山，《中藥藥性論》，北京：人民衛生出版社，1992。

谷應泰，《明史紀事本末》，瀋陽：遼瀋出版社，1994。

祝亞平，《道家文化與科學》，合肥：中國科學技術大學出版社，1995。

蒙紹榮，張興強，《歷史上的煉丹術》，上海：上海科學技術出版社，1995。

漢語大字典編輯委員會，《漢語大字典》，成都：四川辭書出版社，1996。

張希清，《宋朝典制》，長春：吉林文史出版社，1997。

胡新生，《巫術》，濟南：山東人民出版社，1998。

周新發，《神州第一陵・炎帝陵》，北京：中國大百科全書出版社，1998。

廖育群，傅芳，鄭金生，《中國科學技術史・醫學卷》，北京：科學出版社，1998。

馬繼興等，《敦煌醫藥文獻輯校》，揚州：江蘇古籍出版社，1998。

中國文化研究會編，《中國本草全書》，北京：華夏出版社，2000。

王家葵，張瑞賢，《神農本草經研究》，北京：北京科學技術出版社，2001。

王貴民，楊志清，《炎黃彙典・史籍卷》，長春：吉林文史出版社，2002。

鄭杰祥，《炎黃彙典・文論卷》，長春：吉林文史出版社，2002。

鄭金生，《海外回歸中醫善本古籍叢書》，北京：人民衛生出版社，2002。

趙燏黃，《祁州藥志》，福州：福建科學技術出版社，2004。

外文著作

〔日〕丹波康賴，《醫心方》，北京：人民衛生出版社，1955。

〔日〕陽腎男，《本草妓要》，寶曆四年 (1754) 刊本，見《中國本草全書》。

〔日〕多紀元胤，《中國醫籍考》，北京：人民衛生出版社，1983。

〔日〕多紀元堅，《黃帝八十一難經解題》，見廖平《難經經釋補正》，北京：中國書店影印，1985。

〔日〕多紀元簡，《醫賸》（日本《近世漢方醫學書集成》影印本，1973）。

〔日〕森立之，《本草經考注》，北京：學苑出版社，2002。

〔日〕渡邊幸三，《本草書の研究》，大阪：杏雨書屋，1987。

〔日〕藪內清，〈宋元時代にすける科學技術の展開〉，《宋元時代の科學技術史》，東京：中村印刷株式會社，1967。

〔日〕岡西為人，《本草概說》，東京：創元社，1977。

〔日〕岡西為人，《中國醫書本草考》，大阪：南大阪印刷センタ，1984。

〔日〕宮下三郎，〈本草の図として——本草綱目附図の解說として——〉，《本草綱目附図》，上卷，東京：春陽堂，1979。

〔日〕宮下三郎，〈宋元の醫療〉，見《宋元時代の科學技術史》，京都：朋友書店，1997。

〔日〕神農五千年刊行委員會，《神農五千年》，東京：斯文會，平成七年。

〔英〕詹・喬・弗雷澤，《金枝》，北京：中國民間文學出版社譯本，1987。

〔德〕Paul U. Unschuld, *Medicine in China. A History of Pharmaceutics* (Berkeley: University of California Press, 1986).

雜誌

汪企張，〈中國鴉片歷史的考據〉，《醫藥評論》，46 (1930.11)。

劉貽仁，〈中國歷史最久之藥號西鶴年堂訪問記〉，《光華醫藥雜誌》，2 (1933)，頁40。

鄭合成，〈北方最大之國藥市場安國縣調查〉，《光華醫藥雜誌》，7 (1934)，頁49。

鄭軒渠，〈中國的麻醉藥〉，《光華醫藥雜誌》，2 (1935)，頁40。

范行準，〈胡方考〉，《中華醫學雜誌》，22.12 (1936.12)，頁1243。

范行準，〈兩宋官藥局〉，《醫文》，1–4 (1943)，頁29–38、33–40、31–38、27–32。

俞尚德，〈祖國醫學關於麻醉藥的文獻〉，《上海中醫藥雜誌》，5 (1956.5)，頁2。

周夢白，冉小峰，〈介紹十二世紀偉大的科學家寇宗奭及其本草衍義〉，《上海中醫藥雜誌》，8 (1957.8)，頁10–15。

趙友琴，〈歷史悠久的中藥麻醉〉，《中華醫學雜誌》，3 (1975.3)，頁2121。

黃勝白，陳重明，〈《本草綱目》版本的討論〉，《植物分類學報》，13.4 (1975)，頁51。

薛開先，〈關於歷代中草藥麻醉記述的初步探討〉，《新醫藥學》，9 (1975)，頁3。

何傳毅，趙英魁，〈曼佗羅藥用歷史概況〉，《湖南醫藥雜誌》，3 (1980)，頁50。

陳重明，〈吳其濬和《植物名實圖考》〉，《中華醫史雜誌》，10.2（北京，1980.11），頁65–70。

鄭金生，'Anguo—"Medical City"'，《中國建設》，8 (1980)，頁42。

鄭金生，〈注意中藥品種的歷史性〉，《中醫雜誌》，21.7 (1980.7)，頁77。

鄭金生，〈《履巉巖本草》初考〉，《浙江中醫雜誌》，8 (1980.8)，頁338。

鄭金生，〈神谷本《紹興本草》的初步研究〉，《中醫雜誌》，22.2（北京，1981.2），頁51。

鄔家林，鄭金生，〈《本草綱目》圖版的討論〉，《中藥通報》，6.4 (1981.6)，頁10。

吳鴻洲，〈泉州出土宋海船所載香料藥物考〉，《浙江中醫學院學報》，3 (1981.6)，頁4。

馬伯英執筆，〈孫思邈故里紀念建築現狀及沿革〉，《中華醫史雜誌》，11.4 (1981.10)，頁2007。

鄭金生，〈龜甲、敗龜、龜板考辨——論龜甲當用上下甲〉，《中醫雜誌》，3 (1982.2)，頁5。

鄭金生，〈從唐代底野迦到宋代人工牛黃〉，《中成藥研究》，2 (1982.2)，頁34。

鄭金生，〈宋代本草史〉（提要），《中華醫史雜誌》，12.4（北京，1982.2），頁204。

謝宗萬，〈關於《本草綱目》附圖價值的討論〉，《中醫雜誌》，23.8 (1982.8)，頁82。

鄭金生，〈陳承的籍貫、生平及其對醫藥學的貢獻〉，《浙江中醫雜誌》，11、12 (1982.12)，頁529–530。

鄭金生，〈中藥書籍資料的查找與利用（五）〉，《中藥材科技》，6 (1983)，頁40。

容鎔，〈臺灣準備出版明末畫卷《金石昆蟲草木狀》〉，《中藥通報》，4 (1984)，頁10–12。

以仁，〈安國藥王廟小史〉，《中藥材科技》，3 (1984)，頁3。

鄭金生，〈《證類本草》中的「唐本餘」的考證〉，《浙江中醫雜誌》，19.6 (1984.6)，頁23。

謝宗萬，〈本草綱目圖版的考察〉，見《李時珍研究論文集》（武漢：湖北科學技術出版社，1985）。

姜德有，〈《金匱玉函經・證治總例》與孫思邈《千金要方》的關係〉，《中醫藥學報》，2 (1985)，頁1。

郎需才，〈也談李時珍任院判之爭〉，《湖北中醫雜誌》，2 (1986.2)。

鄭金生，〈宋代政府對醫藥發展所起的作用〉，《中華醫史雜誌》，18.4 (1988.10)，頁200。

曹暉，謝宗萬，章國鎮，〈明抄彩繪《本草圖譜》考察〉，《中藥通報》，13.5 (1988)，頁6–7。

曹暉，〈《本草品彙精要》之藥圖傳摹本考辨〉，《杏苑中醫文獻雜誌》，3 (1991)，頁11。

曹暉，〈《本草圖譜》再考辨〉，《中國藥學雜誌》，27卷增刊 (1992)，頁32–36。

馬繼興，〈宋代的民營藥商〉，《中國藥學雜誌》，27卷增刊 (1992)，頁4。

鄭金生，〈《天寶單方藥圖》考略〉，《中華醫史雜誌》，23.3 (1993.7)，頁151。

張靜茹，〈燕窩——從餐桌走上談判桌？〉，《光華》，19.10 (1994)，頁85。

鄭金生，〈中國歷代藥王及藥王廟探源〉，《中華醫史雜誌》，26.2 (1996)，頁65–72。

張宗棟，〈蒙汗藥初探〉，《中華醫史雜誌》，26.2 (1996.4)，頁6。

萬方，〈「蒙汗藥」音義一解〉，《中華醫史雜誌》，27.4 (1997.10)，頁2229。

鄭金生，〈中藥早期藥理考略〉，《大陸雜誌》，98：6（臺北，1999.6），頁1。

方曉陽，陶曉葵，〈「蒙汗藥」一詞新解〉，《中華醫史雜誌》，31.4 (2001.10)，頁210–212。

白華，鄭金生，〈《補遺雷公炮製便覽》文字作者考〉，《中藥材》，26卷增刊 (2003)，頁5。

鄭金生，〈明代畫家彩色本草插圖研究〉，《新史學》，14.4 (2003)，頁65–119。

鄭金生，裘儉，〈新浮現《補遺雷公炮製便覽》研究初報〉，《中國中藥雜誌》，39.5 (2004)，頁381。

甄雪燕，〈明末「以人補人」用藥風氣興衰的研究〉，《中華醫史雜誌》，34.1 (2004.1)，頁1。

張同君，〈剉非銼辨〉，《醫古文雜誌》，4 (2004)，頁201。

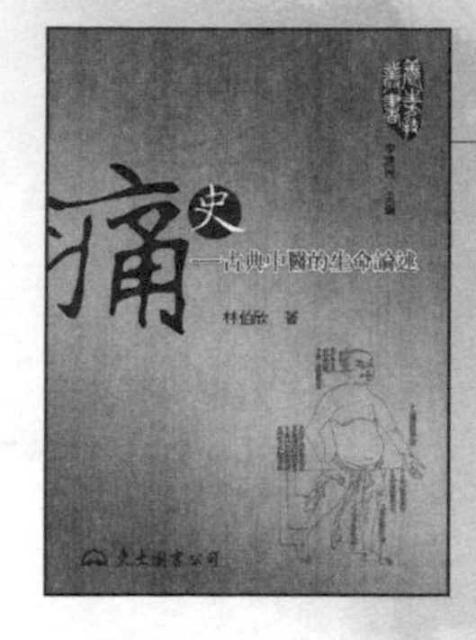

痛史——古典中醫的生命論述　　林伯欣／著

「痛」是人類共有的不愉快感覺與經驗，作者經由各種史料與文本的分析，探索歷史、文化及醫學的相互影響，審視古典中醫學裡「痛與生命」之間的關係。本書挖掘不同時空背景下，時人身體觀與身體感的多樣性、面對身心病痛的感受與態度，及其對應的醫學理論與方法。同時，也探討古典中醫在先秦兩漢萌芽期牽涉的各種生命議題，以及逐漸成形的知識群對後世的影響。

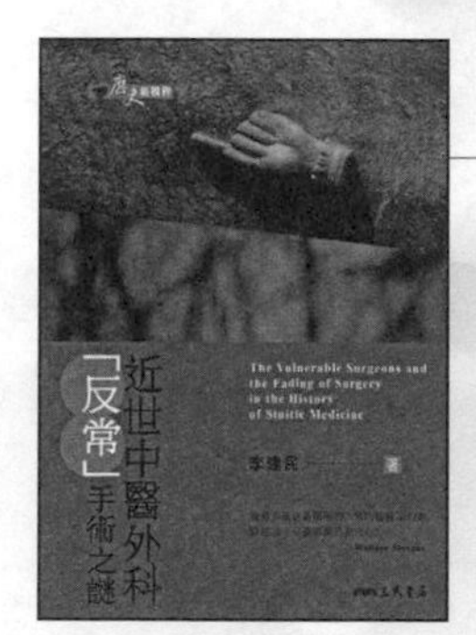

近世中醫外科「反常」手術之謎　　李建民／著

中醫外科實錄曾記載，一名病患自刎後，靠著縫合氣管、食管救活過來！？這樣「反常手術」的病例，反映中醫治療的何種特色？從何時開始，中醫外科療法逐漸式微，轉向以藥物治療為主呢？本書透過明朝「外科天才」陳實功的手術案例，探討中醫療法是在何種社會、文化背景下，由縫合手術轉變為藥物療法，及其所反映的中國醫學史遭遇的困境——明清時代外科「方脈化」的漫漫歷程。

國家圖書館出版品預行編目資料

藥林外史／李建民主編,鄭金生著.——修訂二版一刷.——臺北市：東大，2021
面； 公分.——（養生方技叢書）

ISBN 978-957-19-3279-8（平裝）
1. 中國醫學史

410.92 110010507

養生方技叢書
藥林外史

主 編 李建民
作 者 鄭金生

發 行 人 劉仲傑
出 版 者 東大圖書股份有限公司
地 址 臺北市復興北路386號(復北門市)
臺北市重慶南路一段61號(重南門市)
電 話 (02)25006600
網 址 三民網路書店 https://www.sanmin.com.tw

出版日期 初版一刷 2005年8月
修訂二版一刷 2021年10月
書籍編號 E410340
I S B N 978-957-19-3279-8

東大圖書公司